「出資持分なし」医療法人への移行に関する指南書

組織変更と相続税・贈与税の納税猶予等

安部勝一 著

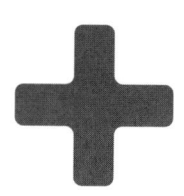

税務経理協会

はじめに

　平成19年4月1日前に設立された社団医療法人には，定款に「その出資額に応じて払戻しを請求することができる」と定められた，いわゆる「定款に出資持分の定めのある医療法人」が存在します。この出資持分の定めのある医療法人の「出資持分」は，憲法29条「財産権」の一種に相当することから，半永久的に存在することとなります。

　この「出資持分」とは医療法54条（剰余金の配当禁止）にかかわらず出資払戻請求権であり，出資社員の退社時に払戻請求があった場合には当該医療法人は，その時の出資持分の時価で払戻しをしなければなりません。

　また，当該医療法人が解散した場合は，残余財産分配請求権として，その時の価額で分配行使がなされます。もし，当該医療機関に多額の剰余金（純資産）が生じている状態で退社社員によって出資払戻請求権が行使された場合，当該医療法人のキャッシュフローは著しく悪化する可能性が考えられます。

　このようなことから，平成26年10月1日から「医療法人の事業承継税制」として「医療法人の持分に係る贈与税及び相続税の納税猶予制度等」が創設されました。

　この納税猶予等の特例措置を活用するためには，「出資持分なし」医療法人への移行手続が必要となります。移行にあたっては，医療法人制度や課税関係の理解が必須となりますが，そもそも医療法人が蓄積した利益を放棄してまで，「出資持分なし」へ移行すべきかどうかは慎重な検討を要するでしょう。

　本書は，これらを踏まえ医療機関にとってベストな医業承継を行うために必ず理解しておきたい事項を中心に解説しています。「出資持分あり医療法人」が今後の承継対策を検討する上で，いくらかでも参考になることを願っております。

　なお，第五次医療法改正では，「持分の定めのない」という文言は医療法上盛り込まれず，医療法附則において認定医療法人を経由した出資持分の定めのない医療法人の名称を「新医療法人」としています。

　これにより，非営利性の確保を目的とした，認定医療法人を経由しない「社団である医療法人で持分の定めのないもの」（従来どおり）と，医療法附則による「新医療法人」では組織変更における取扱いが異なることになります。

例えば，認定医療法人を経由して新医療法人へ組織変更し，贈与税又は相続税の免除を受けようとする者は，納税地の所轄税務署長に届出書を提出しなければなりませんが，省令に基づいて出資持分の定めのない医療法人へ直接移行する場合は，別表五(一)の記載によりますので，所轄税務署長への届出書の提出を要しないこととなります。

平成27年6月

税理士　　安部　勝一

目次 CONTENTS

はじめに

序章 納税猶予制度の創設と発端となった裁決 …… 1

1 背景となった裁決 …… 1

1 争点1「出資持分の価額は，評価通達の定めにより評価すべきか否か」…… 11
(1) 医療法54条―剰余金の配当禁止の考え方（私見）― …… 17
(2) 社団たる医療法人の社員について …… 17

2 争点2「出資持分の放棄義務は，相続財産の価額から債務控除できる確実な債務に当たるか否か」…… 18

> **参考**
> 最高裁判決　昭和48年6月15日 …… 19

3 まとめ …… 19
(1) 出資持分なし社団医療法人（親法人）と出資持分あり社団医療法人（子法人）の完全支配関係について（旧医療法人）…… 21
(2) 出資持分あり社団医療法人（経過措置型医療法人）と出資持分なし社団医療法人（子法人）の完全支配関係について（現行医療法人）…… 22
(3) 他の医療法人の出資持分（子法人化）を有することについて …… 22

2 理事長が死亡した場合の出資持分の相続 …… 22
3 退社社員の払戻し注意事項 …… 23
4 出資持分のある医療法人存続の課題 …… 25

第1章 医療法人の形態・特徴と納税猶予制度 …… 27

1 医療法人の持分に係る相続税及び贈与税の納税猶予等の創設 …… 27
1 医療法人の非営利性に疑義 …… 27
2 出資払戻請求 …… 27
3 平成18年医療法改正 …… 27

- **4** 新医療法人への移行促進 ……………………………… 28
- **5** 認定医療法人への支援 …………………………………… 28
- **6** 相続税納税猶予制度 ……………………………………… 28
- **7** 贈与税納税猶予制度 ……………………………………… 29

② 医療法人制度で理解しておく必要がある事項　30

③ 社団医療法人の相続税・贈与税の納税猶予　32

④ 基金拠出型医療法人について　32
- **1** 医療法44条5項―残余財産の帰属者― ……………… 32
- **2** 医療法50条4項―残余財産の帰属者の準用― ……… 33
- **3** 医療法50条2項―定款又は寄附行為の変更の手続― …… 33

⑤ 医療法附則の留意点―「当分の間」の解釈について―　33

⑥ 脱退社員の財産権について　35

⑦ 出資持分あり医療法人から出資持分なし医療法人への移行　36

⑧ 十分な理解が必要となる法令・通達について　39

> **参　考**
> 贈与税の非課税財産（公益を目的とする事業の用に供する財産に関する部分）及び持分の定めのない法人に対して財産の贈与等があった場合の取扱いについて
> 46

⑨ 国等に対して財産を寄附した場合の譲渡所得等の非課税　61

第2章 社員について　63

① 社団たる医療法人の社員について　63
- **1** 社員について ……………………………………………… 63
- **2** 社員の入社・退社について ……………………………… 63

② 医療法人の出資者と社員の関係　63
- **1** 株式会社など営利を目的とする法人との関係 ………… 63

> **参　考**
> 医療法人に対する出資又は寄附について
> 64

- **2** 判例―最高裁・平成15年6月27日　平成13年・受850号― …… 65

> **参　考**
> 医療法人の社員の退社について
> 65

- **3** 医療法人の社員名簿備付け義務 ………………………… 66

3 社団医療法人の社員総会の決議事項　67
   1 会議の開催状況　67
   2 社員総会の決議　67
   3 社員総会の議長選任　68
   4 社員議決権　68
   5 議事録記載事項　68
4 社員の職務　69
5 医療法人と会社の決議の方法の相違　71

第3章 旧医療法に基づく「出資額限度法人」に係る課税関係　73

1 出資額限度法人の仕組み　73

> **参考**
> 持分の定めのある医療法人が出資額限度法人に移行した場合等の課税関係について（照会）　75

2 出資額限度法人にかかる課税関係の問題点　90
   1 出資者への払戻しと他の出資者課税　90
   （1）出資社員の生存払戻しと出資者の死亡払戻し　90
   （2）他の出資者課税　90
   （3）他の出資者課税への対策　90
   2 出資者の死亡により，相続人が出資者の持分を承継　90
   （1）相続税課税　90
   （2）対　　策　90
   3 出資額限度法人としての存在価値　90

第4章 認定医療法人活用と出資持分の相続税の延納制度の活用　93

1 認定医療法人について　93
2 認定医療法人創設についての考え方　101

> **参考**
> 「持分なし医療法人」への移行に関する手引書（抄）（厚生労働省）　102

> **参考**
> 医療法人制度改正に関する定款例の新旧対照表（厚生労働省）　126

> 参 考
> 社団医療法人の定款例　第3章「基金」　　　　　　　　　　137

③ 基金拠出型医療法人の目的　　　　　　　　　　139
1 基　　金………………………………………………………139
2 相続税課税……………………………………………………140

④ 会社と医療法人との制度の違い　　　　　　　　　　140
1 基金の特性……………………………………………………140
2 法人税法上又は消費税法上における資本金の額又は
出資金の額と基金との比較………………………………141
（1）資本金又は出資金の考え方…………………………141
（2）基金の考え方…………………………………………141

> 参 考
> 「持分なし医療法人」への移行に関する手引書（抄）（厚生労働省）　142

第5章　医療法人の持分に係る経済的利益についての特例　　147

① 医療法人の持分に係る経済的利益についての贈与税の
納税猶予及び免除　　　　　　　　　　147
1 創設された制度の概要………………………………………147
2 税額の計算……………………………………………………149
3 担　　保………………………………………………………150
4 申告手続………………………………………………………152
5 免　　除………………………………………………………154
（1）税務署への届出………………………………………155
（2）記載事項………………………………………………155
（3）添付書類………………………………………………155
6 納　　付………………………………………………………156
（1）納税猶予分の贈与税額の全額の猶予期限が確定する場合………156
（2）納税猶予分の贈与税額の一部の猶予期限が確定する場合………156
（3）担保の変更命令に従わない場合……………………156
7 利子税…………………………………………………………159
8 その他…………………………………………………………159
（1）納付義務の承継………………………………………159
（2）通知規定………………………………………………160
（3）3年加算………………………………………………160

2 医療法人の持分に係る経済的利益についての贈与税の 税額控除—措法70の7の6— 160

1 創設された制度の概要 160
(1) 問 題 点 162
(2) ポ イ ン ト 162
2 放棄相当贈与額 162
3 申 告 手 続 165
4 そ の 他 166

3 個人の死亡に伴い贈与又は遺贈があったものとみなされる 場合の特例—措法70の7の7— 166

1 創設された制度の概要 166

4 医療法人の持分についての相続税の納税猶予及び免除 —措法70の7の8— 169

1 創設された制度の概要 169
2 税額の計算 169
3 分 割 要 件 173
4 そ の 他 173

5 医療法人の持分についての相続税の税額控除 —措法70の7の9— 174

1 創設された制度の概要 174
2 放棄相当相続税額 175
3 申 告 手 続 176

6 持分の定めのない社団医療法人への移行に係る会計処理 178

7 医療法人の組織変更3方法 178

1 第1の方法 178
2 第2の方法 179
3 第3の方法 179

8 医療法人の出資持分ありから出資持分なしへの組織変更 179

1 出資持分ありから出資持分なしへの課税関係の問題点 179
2 出資持分ありから出資持分なしへの施行規則による課税関係 180

第6章 診療所及び病院の対策　181

■ 理事長退職金　181
1 一般的算式　181
2 過大退職金の考え方　181

② 出資社員を生存退社する場合　181

③ 診療所及び中小病院　182

④ 旧医療法人制度の出資持分の払戻しにおける課税関係　182
1 旧医療法に基づく払戻し　183
2 出資持分の放棄・払戻しに関する問題点　183
（1）社員の出資持分の放棄に伴う課税関係　183
（2）社員が出資払込額の払戻しを受けて退社した場合の課税関係　184
（3）医療法人に対する法人税（受贈益）の課税関係　185
（4）残存出資者又は医療法人に対する贈与税の課税関係　185
（5）出資持分の評価方法　185
（6）社員が死亡により退社した場合の課税関係　187
（7）新医療法に基づく権利の評価—基金拠出型医療法人の評価—　188
（8）相対取引の場合　188

> 参考：出資持分の譲渡
> 最高裁判決　昭和48年6月15日　188

（8）ま と め　189

⑤ 医療法人が持分払戻しについて金員を支払う場合の税務上の取扱い　191
1 出資社員の払戻し等　191
（1）通常の場合の払戻し　191
（2）著しく低い価額の払戻し　191
（3）出資社員の資格喪失による相続　192
2 医療法人側　192
（1）通常の場合の払戻し　192
（2）著しく低い価額の払戻し　192
3 検　討　193

⑥ 理事長が死亡した場合の出資持分の相続　193

目 次

第7章 特定医療法人への移行　197

1 出資持分のない医療法人への移行対策　197

> **参考**
> 出資持分のない医療法人への円滑な移行マニュアル（厚生労働省医政局）（抄）　199

> **参考**
> 医療法人の合併について　246

> **参考**
> 「医療法人の合併について（平成24年医政指発0531第2号）」の一部改正　251

第8章 私的支配　253

1 相続税法66条4項の解釈―負担不当に減少の意義―　253

> **参考**
> 相続税法66条4項の趣旨（東京高裁判決　昭和50年9月25日）　255

> **参考**
> 相続税法66条4項判例（東京地裁判決　昭和49年9月30日）　256

> **参考**
> 相続税法66条4項の解釈（東京高裁判決　昭和49年10月17日）　262

> **参考**
> 相続税法66条4項の裁決―負担不当に減少の意義（裁決　平成21年1月9日）　262

> **参考**
> 「贈与税の非課税財産（公益を目的とする事業の用に供する財産に関する部分）及び公益法人に対して財産の贈与等があった場合の取扱いについて」（法令解釈通達）の一部改正のあらまし（情報）　276

2 おわりに　288

索　引　293

7

医療規則…医療法施行規則	**措法**………租税特別措置法
	措令………租税特別措置法施行令
所法………所得税法	**措規**………租税特別措置法施行規則
法法………法人税法	
法令………法人税法施行令	**相基通**……相続税法基本通達
相法………相続税法	**評基通**……財産評価基本通達
相令………相続税法施行令	

序章 納税猶予制度の創設と発端となった裁決

　医療法人の持分に係る相続税及び贈与税の納税猶予等の創設にあたって契機となった事案の一つに下記の裁決があります。
　これは，臨時社員総会において，出資持分の定めのない医療法人へ移行することが決議されましたが，その後県知事に対する認可申請を行わず，県知事の認可もないまま，出資者に相続が発生した事案です。出資持分につき評価通達に基づく課税がなされ，結果として多額の税負担により法人・出資者ともに存続が危ぶまれる状況になりました。

1 背景となった裁決

裁決の要旨

　医療法人Ｘ会がＰ県知事に対して定款変更に係る認可申請をしたのは，本件相続開始日より後であり，Ｘ会は，本件相続開始日においては，同知事による本件定款変更の認可は受けていないことから，Ｘ会は出資持分の定めのある社団医療法人であり，Ｘ会の出資者は，Ｘ会の財産的価値をその持分に応じて有していたこと，さらに，本件相続の開始日前におけるＸ会の出資者は，被相続人，Ｎ及びＶの３名であり，被相続人が有していた出資持分（以下「本件出資持分」という。）のすべてをＮが遺贈により取得したこと，並びに本件相続の開始直前及び開始直後におけるＸ会の社員全員が被相続人，Ｎ（被相続人の配偶者），Ｖ（被相続人の次男）及びその親族であったことに照らせば，本件相続の開始した時において，社員総会において本件定款変更を行わない旨の決議をし，これまでどおり出資持分の定めのある医療法人として存在し続けること，また，Ｎ，Ｕ（被相続人の長男），Ｖ及びＹ（被相続人の弟，Ｘ会理事長）は，Ｘ会の財産的価値を把握していたことからすると，出資者が社員総会の承認を受けてＸ会の出資持分を当該算出した額を基準として第三者に譲渡することも可能であったと考えられるし，Ｘ会を解散して，残余財産の分配を受けることも可能であったことなどからすれば，本件出資持分は，特別の放棄の意思決定

及び特別の法定手続の拘束下にあるなどと請求人が主張する事情は，Ｘ会，Ｙ，被相続人，Ｎ及びＶが，将来にわたって存続し得るよう妥協を図ることを目的として，実質的にＸ会の分割を図りたいとのＮその他関係者の主観的事情であって，客観的交換価値である相続税法第22条に規定する時価を算定する場合に，このような主観的事情を考慮することは相当ではない。

したがって，請求人の主張する事情は，本件出資持分の評価に当たり，財産評価基本通達194－2の定めによらないことが正当と認められるような特別な事情には該当しない。

本件においては，開催されたＸ会の臨時社員総会において本件定款変更が決議され，その際に，出資者の一人であった被相続人も社員として本件定款変更の決議に加わり，被相続人は，本件定款変更によって自己の出資持分が消滅することを認識した上で当該決議に賛成したと認められるが，この意思表示により，被相続人に出資持分放棄の義務が生じたということはできず，その後のＰ県知事に対する本件定款変更に係る認可申請の提出を経て，Ｐ県知事の本件定款変更の認可があったことにより，Ｎが遺贈により取得した被相続人のＸ会に対する出資持分が消滅したのである。したがって，本件相続開始日において，「出資持分の放棄義務」という被相続人の債務は存在しないから，Ｎの相続税の課税価格の計算上，本件出資持分の価額と同額を本件出資持分の放棄義務として債務控除額に計上して控除することはできない。

1 事　　実
（1）の概要
　本件は，審査請求人（以下「請求人」という。）の相続税の申告について，原処分庁が，共同相続人である被相続人の配偶者が医療法人の出資持分を遺贈により取得するとともに，当該出資持分の放棄義務を併せて取得したとして，同配偶者の相続財産から債務控除されていた当該放棄義務は確実と認められる債務には当たらないから債務控除できないとして，更正処分等を行ったのに対し，請求人が，同処分等の違法を理由にその全部の取消しを求めた事案である。

2 基礎事実
イ　請求人は，死亡したＭ（以下「被相続人」という。）の相続（以下「本件相続」という。）の相続人の一人である。なお，被相続人と請求人との関係は，別紙のとおりであり，請求人とＮ，Ｕ，Ｖ及びＷは，被相続人の

共同相続人である。
ロ　被相続人の配偶者Nは，被相続人が保有していた医療法人X会（Yが理事長を務める医療法人をいい，以下「X会」という。）の出資持分19,600口（以下「本件出資持分」といい，後述する本件相続開始日前にN及びVが保有していたX会の出資持分各200口と併せて「本件出資持分等」という。）を遺贈により取得した。

　　なお，本件相続開始日前におけるX会の出資持分は，被相続人が19,600口（98％），Nが200口（1％）及びVが200口（1％）であったが，本件相続により，被相続人が保有していたX会の出資持分をNが遺贈により取得したことから，本件相続開始日後のX会の出資持分は，Nが19,800口（99％），Vが200口（1％）の合計20,000口となった。
ハ　請求人は，Nあてに内容証明郵便により遺留分を減殺する意思表示をしたことによって本件相続に係る相続財産を取得した。
ニ　X会は，P県知事に対して，「医療法人定款（寄附行為）変更認可申請書」（以下，X会の定款変更を「本件定款変更」という。）を提出した。
ホ　P県知事は，X会が行った本件定款変更に係る認可申請に対して，認可通知をした。
ヘ　X会は，財務大臣に対して租税特別措置法（以下「措置法」という。）第67条の2《特定の医療法人の法人税率の特例》第1項の規定に基づく承認申請をし，財務大臣は，当該申請に係る承認をした（以下，措置法第67条の2第1項の規定に基づく財務大臣の承認を受けた医療法人を「特定医療法人」という。）。
ト　請求人は，原処分庁に提出した本件相続に係る相続税の修正申告書における相続税の総額の算出に当たって，Nの課税価格の計算においては，本件出資持分の評価額を○○○○円とするとともに，本件出資持分の放棄義務として債務控除○○○○円（同額）を適用して算出している。

　　なお，平成17年6月30日付の本件相続に係る相続税の更正処分における計算も同様に行われている。

　　また，本件出資持分は，財産評価基本通達（以下「評価通達」という。）194－2《医療法人の出資の評価》に基づいて評価され，評価額は○○○○円となっている。

チ 原処分庁は，請求人の本件相続に係る相続税の総額の算定上，当該相続税の総額の計算におけるNの課税価格の計算においては，本件出資持分の放棄義務について，相続税法第14条《控除すべき債務》に規定する「確実と認められるもの」に当たらないことから，債務控除することはできないとして，平成18年８月７日付で相続税の更正処分（以下「本件更正処分」という。）及び過少申告加算税の賦課決定処分（以下「本件賦課決定処分」という。）をした。

争点
　争点１　本件出資持分の価額は，評価通達の定めにより評価すべきか否か。
　争点２　本件出資持分の放棄義務は，相続財産の価額から債務控除できる確実な債務に当たるか否か。

３　判　　断
（１）認定事実
　請求人提出資料，原処分関係資料及び当審判所の調査によれば，次の事実が認められる。
　イ　Ｘ会の臨時社員総会議事録には，Ｘ会の社員が臨時社員総会に出席して「社員Ｖより，Ｘ会を特定医療法人へ移行したい旨の提案があり，全員異議なく承認，可決された。」旨記載されている。
　なお，同日現在におけるＸ会の社員は，理事長であるＹ，理事である被相続人及びＶ，監事であるＮのほか４名の総数８名である。
　ロ　被相続人，Ｎ，Ｕ及びＶは，Ｚ社の代表社員であるａ（以下「Ｚ社代表」という。）及びｂ法律事務所ｃ弁護士に，Ｘ会の特定医療法人申請事務を委託するに当たり，「Ｘ会特定医療法人化に関する覚書」（以下「本件覚書」という。）を作成した。本件覚書には，要旨次のとおり記載されている。
　　㈠　被相続人，Ｎ，Ｕ，Ｖ，Ｚ社代表及びｃ弁護士は，現在Ｘ会の出資が被相続人，Ｎ及びＶにより100％保有されているにもかかわらず，社員総会において多数を占めるに至らず，一方出資持分の払戻請求や相続に至れば多額の税負担など法人・出資者とも立ち行かなくなるであろう事態を踏まえ，ここに共存のため妥協的解決を図ることを意図して行うものであることを確認する。

(ロ)　上記(イ)の趣旨にかんがみ，X会の全額出資により，U及びVをそれぞれ理事長とし，被相続人，N，U及びVが完全に支配しうる社員構成の下，Q県内及びR県内にそれぞれ医療法人を設立（以下，これらの新設医療法人を「本件各新設医療法人」という。）し，被相続人，N，U及びVにおいて経営権を取得する。
（2）争点1について
　イ　法令等解釈
　　(イ)　相続税法第22条《評価の原則》は，相続又は遺贈により取得した財産の価額は，相続税法に特別の定めのあるものを除き，当該財産の取得の時における時価による旨規定しており，この時価とは，当該財産の取得の時において，それぞれの財産の現況に応じ，不特定多数の当事者間で自由な取引が行われる場合に通常成立すると認められる価額，すなわち客観的な交換価値をいうものと解される。
　　(ロ)　評価通達194－2は，医療法が営利法人化することを防止する目的の下に剰余金の配当を禁止しているものの，医療法人の行う医療事業の内容や経営形態が，一般の個人開業医と異なったものを要求しているわけではなく，事業により利益を上げ，資産を有するという点において，特に一般の営利法人とその性格を異にするものではないと認められることから，医療法人の出資持分の価額は，取引相場のない株式の評価に準じて評価することとして定められており，この趣旨から同通達は，当審判所においても相当と認められる。
　ロ　これを本件についてみると，医療法人の出資持分の価額は，上記イの(イ)及び同(ロ)のとおり，評価通達に定められた評価方法は合理的なものであり，これが形式的にすべての納税者に適用されることによって租税負担の実質的な公平をも実現することができるといえるから，評価通達194－2に定める評価方法を適用したのでは適正な時価が求められず，著しく課税の公平を欠くことが明らかであるなど，評価通達194－2の定めによらないことが正当と認められるような特別の事情がある場合を除き，評価通達194－2に定める評価方法により，取引相場のない株式に準じて評価することが相当であると認められる。
　ハ　請求人の主張について

(ｲ) 請求人は，本件出資持分は本件相続の開始の際に，特別の放棄の意思決定及び特別の法定手続の拘束下にあり，不特定多数の当事者間で自由な取引が行われる場合自体が起こり得ないから，本件出資持分の価額は，評価通達に定める評価方法に基づいた評価額で評価すべきでなく，かかる取引が行われる場合に通常成立するとみられる価額は零円と評価すべきである旨主張する。

しかしながら，相続税法第22条に規定する「時価」である「不特定多数の当事者間で自由な取引が行われる場合に通常成立すると認められる価額」，すなわち客観的な交換価値は，一方において評価対象財産の価額に影響を及ぼすすべての客観的要素を考慮するとともに，他方において主観的な要素を排除しようとするものであるところ，本件においては，次の事実が認められる。

A 臨時社員総会議事録，本件覚書及び本件基本合意書等によると，Y，被相続人，N及びVの社員全員は，本件覚書の作成時におけるX会の出資について，被相続人（98％），N（１％）及びV（１％）の３名で100％であるにもかかわらず，社員総会において多数を占めるに至らず，一方出資持分の払戻請求や相続に至れば多額の税負担などX会・出資者とも立ち行かなくなるであろう事態を踏まえ，共存のため妥協的解決を図ることを意図して，臨時社員総会においてX会を特定医療法人化することを決議したものであること。

B また，X会は，その実現のために，Z社に対して，平成○年３月末現在のX会の財産状況にかんがみ，X会の存続と被相続人，N及びVの出資金払戻しを公正・中立の観点から調整し，実質X会の分割を図ることを委託し，また，①X会の全額出資により，U及びVを理事長とし，被相続人，N，U及びVが完全に支配しうる社員構成のもと，本件各新設医療法人を設立すること，②X会は，本件各新設医療法人の社員として参加せず，出資持分払戻請求をしないこと，③被相続人，N及びVは，本件定款変更の認可に際し，出資持分を放棄し，X会を退社すること，④X会及び本件各新設医療法人は，出資の払戻しを請求できないものとし互いに関知しないことなどについて，被相続人，N及びVの出資者並びに社員全員が合意した事実が認められ，本件相

続開始日には，X会において，X会の定款を変更するための準備が進められていたこと。
C　そして，X会がP県知事に対して本件定款変更に係る認可申請をしたのは，本件相続開始日より後であり，X会は，本件相続開始日においては，P県知事による本件定款変更の認可は受けていないことから，本件相続開始の時においては，X会は出資持分の定めのある社団医療法人であり，X会の出資者は，X会の財産的価値をその持分に応じて有していたこと。
D　さらに，本件相続の開始日前におけるX会の出資者は，被相続人，N及びVの3であり，本件出資持分のすべてをNが遺贈により取得したこと，並びに本件相続の開始直前及び開始直後におけるX会の社員全員が被相続人，N，V及びその親族であったことに照らせば，本件相続の開始した時において，社員総会において本件定款変更を行わない旨の決議をし，これまでどおり出資持分の定めのある医療法人として存在し続けること，また，N，U，V及びYは，「X会　時価換算と出資額計算書」と題する書類を作成し，X会の財務内容を基礎として被相続人への配当額を算出しているようにX会の財産的価値を把握していたことからすると，出資者が社員総会の承認を受けてX会の出資持分を当該算出した額を基準として第三者に譲渡することも可能であったと考えられるし，さらに，X会を解散して，残余財産の分配を受けることも可能であったこと。

　本件出資持分は，特別の放棄の意思決定及び特別の法定手続の拘束下にあるなどと請求人が主張する事情は，X会，Y，被相続人，N及びVが，将来にわたって存続し得るよう妥協を図ることを目的として，実質的にX会の分割を図りたいとのNその他関係者の主観的事情であって，客観的交換価値である相続税法第22条に規定する時価を算定する場合に，このような主観的事情を考慮することは相当ではない。

　したがって，請求人の主張する事情は，本件出資持分の評価に当たり，評価通達194－2の定めによらないことが正当と認められるような特別な事情には該当しない。

㈥　以上のとおり，請求人が主張する理由は，本件出資持分の評価に当た

り，評価通達194－2の定めによらないことが正当と認められるような特別な事情には該当せず，他に評価通達の定めによらないことが正当と認められるような特別な事情は認められない。
　ニ　したがって，本件出資持分の価額は，評価通達194－2の定めにより評価することが合理的であり，本件定款変更の時におけるX会の従業員数は100人を超えていることは明らかであるから，X会は，評価通達にいう大会社に相当する法人となり，その出資持分の価額は類似業種比準方式により評価することとなる。
(3)　争点2について
　イ　法令解釈
　　(イ)　相続税法第13条《債務控除》に規定する債務控除について
　　　　相続税法第11条の2《相続税の課税価格》第1項には，相続又は遺贈により取得した財産の合計額をもって相続税の課税価格とする旨規定されているが，同法第13条第1項に被相続人の債務で相続開始の際，現に存するものの金額のうち当該相続又は遺贈により財産を取得した者の負担に属する部分がある場合には，その負担に属する部分の金額を控除して課税価格の計算をすることと規定されている。この場合の債務とは，被相続人が相続開始の際に負っていた他の特定の者に対して一定の給付をすることを内容とする義務をいうものと解するのが相当である。
　　(ロ)　医療法人の定款変更による出資持分の消滅について
　　　　出資持分の定めのある医療法人社団は，都道府県知事の認可を受け，定款を変更することにより，出資持分の定めのない医療法人社団に移行することができ，この定款変更により出資者の出資持分は消滅することとなる。
　　　　このように出資持分の消滅は，当該医療法人の定款変更の決議及び都道府県知事による当該定款変更の認可により効力が生じるのであって，請求人がいう出資者による出資持分の放棄の意思表示，すなわち，定款変更に賛成する意思表示があったとしても，直接，当該意思表示によって出資持分が消滅するわけではなく，また，定款変更の決議により，出資持分を有する出資者が，財産上の給付をしたり何らかの行為をすることを求められるわけではない。

もっとも，出資持分の定めのある医療法人社団から出資持分の定めのない医療法人社団に移行するための定款変更を行うに当たって，出資者である社員は，定款変更が行われれば自己の有する出資持分が消滅することを認識した上で，当該定款変更に係る決議に賛成する意思表示を行うものであるといえ，出資者が社員でない場合には，通常，医療法人社団は，定款変更の決議に際し，当該定款変更に係る当該出資者の同意を得ることになる。

　　しかしながら，そうであるからといって，このような意思表示によって，出資者が，将来に向かって何らかの給付をしたり，行為をすることを義務付けられたということにならないことは上記のとおりである。

ロ　これを本件についてみると，次のとおりである。
(イ)　本件においては，開催されたX会の臨時社員総会において本件定款変更が決議され，その際に，出資者の一人であった被相続人も社員として本件定款変更の決議に加わり，被相続人は，本件定款変更によって自己の出資持分が消滅することを認識した上で当該決議に賛成したと認められる。

　　しかしながら，この意思表示により，被相続人に出資持分放棄の義務が生じたということはできず，その後，P県知事に対する本件定款変更に係る認可申請書の提出を経て，P県知事の本件定款変更の認可があったことにより，Nが遺贈により取得した被相続人のX会に対する出資持分が消滅したのである。

　　したがって，本件相続開始日において，「出資持分の放棄義務」という被相続人の債務は存在しないから，Nの相続税の課税価格の計算上，本件出資持分の放棄義務として債務控除額に計上して控除することはできない。

(ロ)　なお，請求人は，①本件出資持分の放棄義務は法律上停止条件付債務に該当するものであり，「停止条件付債務については，特段の事情のない限り，相続開始の時点までに当該条件が成就していることが必要であると解すべき」という判例から，停止条件付債務について特段の事情がある場合は，相続開始の時点までに当該条件が成就していなくとも確定した債務として債務控除できるものであり，本件の場合，特定医療法人

9

の承認の確実性及び出資持分放棄の確実性から確実な債務に該当するものである旨、②本件出資持分の放棄義務は確実な債務に該当する旨、③本件出資持分は相続開始から数週間以内に財産価値がなくなる財産であることから、本件出資持分の放棄義務について債務控除を認めないと担税力のない財産に課税することとなる旨主張する。

　しかしながら、本件相続開始日において、被相続人の本件出資持分の放棄義務という債務の存在は認められないから、本件出資持分の放棄義務の存在を前提とした上での、当該義務に停止条件が付されているか否か、停止条件が付されていたとしても特段の事情があれば債務控除ができるか否か、相続税法第13条第1項第1号に規定する「相続の開始の際」についての解釈及び担税力について、それぞれ判断するまでもなく、請求人の主張には理由がない。

※　上記裁決の原文はp262に掲載しています。　　　（平成21年1月9日裁決）

（別表）

年月日	区分	社員	出席社員	出資者
平○.○.○	臨時社員総会	Y M V N d e f g	Y M V N d e f g	M N V
平○.○.○	臨時社員総会	Y M V N d e f	Y － V N d e －	M N V
平○.○.○	定時社員総会	Y d h j k l	Y d h j － l	

（注）　本件相続の開始の直前におけるX会の社員は、臨時社員総会時の社員と同じである。

（別紙）本件相続に係る関係図

```
              母    亡父
              f ====== m
      ┌───────┬──────┤
      │       │      │
     妹      弟     相続人    被相続人
              妻
      e    d = Y    N ====== M
                    ├──────┬──────┬──────┐
                   養子   相続人  相続人  相続人  相続人
                         次男   長男   長女
                    W    = V    U    請求人
                   平成
                   12年
                   M及
                   びN
                   と養
                   子縁
                   組
```

1　争点1「出資持分の価額は評価通達の定めにより評価すべきか否か」

　相続税法22条は，相続又は遺贈により取得した財産の価額は，相続税法に特別の定めのあるものを除き，当該財産の取得の時における時価によると規定しています。

　この当該財産の取得の時とは，本件の場合，相続開始の時と考えられます。このように考えるならば，相続開始の時のX会の状態を考えなければなりません。

　X会は当該時点では持分の定めのある社団医療法人であることは明白です。社員総会において，X会を特定医療法人に移行するために社員全員の承認を得ていますが，当該時点では社員の承認を得たのみで，X会を持分の定めのある社団医療法人から，持分の定めのない社団医療法人へ組織変更するための手続はしておらず，定款（社団医療法人の定款は医療法人の憲法である）変更は考えていないようです。なお，当該時点では，被相続人は，死亡退社しています。

【図表１】 相続時の子法人化

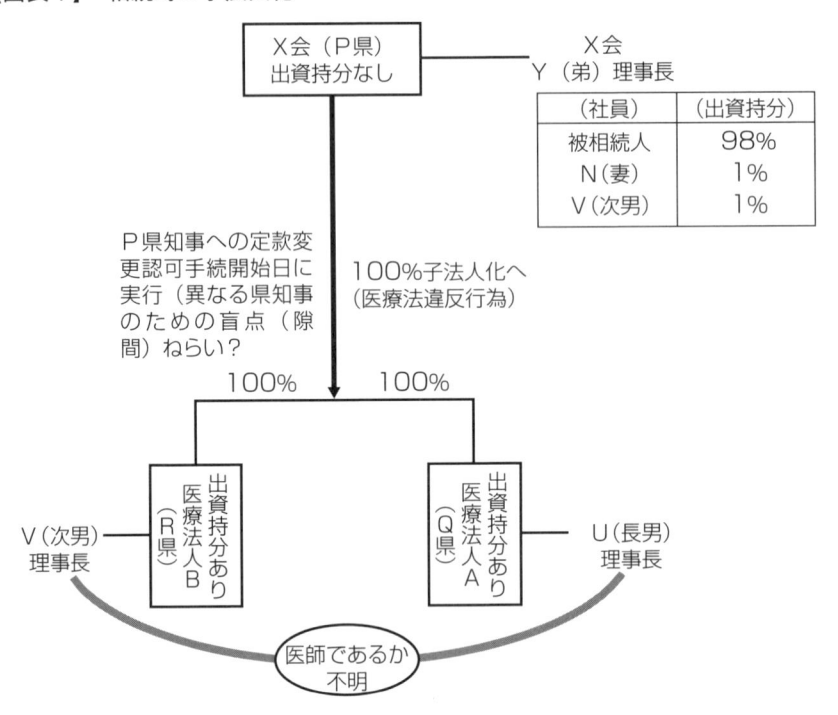

```
                    X会（P県）              X会
                    出資持分なし          Y（弟）理事長

                                      | （社員）  | （出資持分） |
                                      |---------|------------|
                                      | 被相続人 | 98%        |
                                      | N（妻）  | 1%         |
                                      | V（次男） | 1%         |

   P県知事への定款変
   更認可手続開始日に    100%子法人化へ
   実行（異なる県知事   （医療法違反行為）
   のための盲点（隙
   間）ねらい？
              100%        100%

        出資持分あり           出資持分あり
        医療法人B              医療法人A
        （R県）                （Q県）

  V（次男）                              U（長男）
  理事長                                理事長

              医師であるか
                不明
```

　次に，特定医療法人へ移行するための財務大臣の承認は受けていますが，当該時点で医療法50条と医療法施行規則30条36をどのように解釈するかが問題となります。なお，本件の子法人化は争点とはなっていません。

【医療法】

> 第50条　定款又は寄附行為の変更（厚生労働省令で定める事項に係るものを除く。）は，都道府県知事の認可を受けなければ，その効力を生じない。
> 2　都道府県知事は，前項の規定による認可の申請があった場合には，第45条に規定する事項及び定款又は寄附行為の変更の手続が法令又は定款若しくは寄附行為に違反していないかどうかを審査した上で，その認可を決定しなければならない。
> （略）

【医療法施行規則（現30条の39）】

> 第30条の36　社団である医療法人で持分の定めのあるものは，定款を変更して，社団である医療法人で持分の定めのないものに移行することができる。
> 2　前項の規定により社団である医療法人で持分の定めのないものに移行する場合にあっては，当該医療法人は，その資本金の全部を資本剰余金として経理するものとする。
> 3　社団である医療法人で持分の定めのないものは。社団である医療法人で持分の定めのあるものへ移行できないものとする。

（※上記旧2項は削除されています）

【図表2】　社団医療法人の組織変更

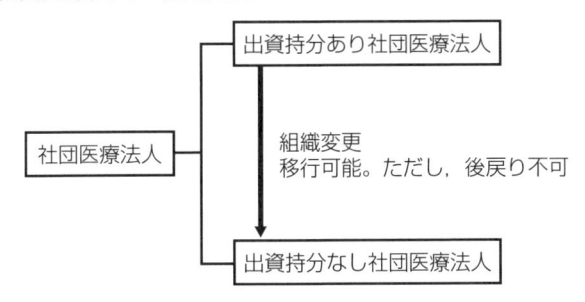

```
                  ┌─ 出資持分あり社団医療法人
                  │         │
社団医療法人 ─────┤         │ 組織変更
                  │         │ 移行可能。ただし，後戻り不可
                  │         ▼
                  └─ 出資持分なし社団医療法人
```

　上記医療法50条2項は，定款変更について内容に法令違反がない場合又は定款変更の手続（社員総会）に法令違反がない場合は，都道府県知事はその認可を決定しなければならないとし，出資者の意向は反映されません（【図表3】参照）。

　次に医療法施行規則の旧30条の36（現30条の39）により社団医療法人は，出資持分ありから出資持分なしに移行可能とされていますが，2項においてその資本金の全部を資本剰余金として経理するものとし，【図表2】のとおり，後戻りはできません。

　すなわち，出資持分なし社団医療法人に移行し，医療法50条1項によって，当該定款変更について都道府県知事の認可を受けた後は，再度出資持分あり社団医療法人へ移行できないこととなります。

　このように，出資持分あり社団医療法人の組織変更が可能となりますが，社員総会で当該組織変更が承認されても，出資社員は知事の定款変更の認可を受けるまでは財産権を有することになります。

【図表3】 社員と出資者

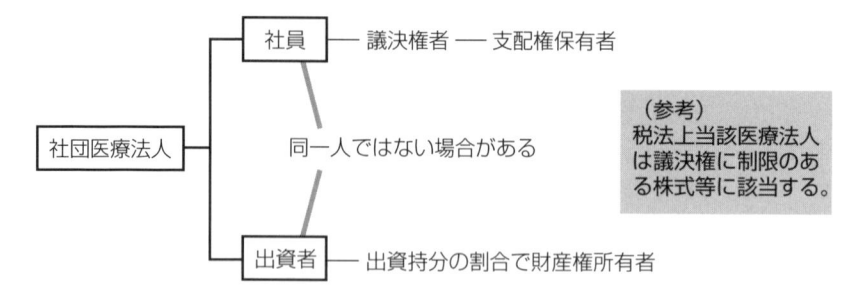

```
                    ┌─ 社員 ── 議決権者 ── 支配権保有者
                    │         ╲
社団医療法人 ───────┤          同一人ではない場合がある
                    │         ╱
                    └─ 出資者 ── 出資持分の割合で財産権所有者
```

（参考）
税法上当該医療法人は議決権に制限のある株式等に該当する。

　このように考えると，当該組織変更をする場合には，出資社員はもとより出資者全員の承認を得ないと，憲法29条の財産権への侵害行為に抵触することと考えられます。

　本件の場合は，出資持分を保有している全ての社員は出資払戻請求権を行使しないことに合意しており，本件は出資者全員が個人ですので，個人出資者の出資持分の放棄については，無償消却と考えらます。よって，譲渡性が認められないことから譲渡所得課税が生ずることなく，又出資が贈与により移転したものともみなされません。よって，当該個人への課税関係は生じないことになります。しかし本件は，相続開始時点においてはいまだ組織変更が実行されていません。

　したがって，X会の出資社員である被相続人の相続開始を死亡退社時と考えるならば，本件の評価は，出資持分（有価証券）の評価とすべきか，出資払戻請求権（債権）の評価とすべきかは，定款で明示されていないので判断できませんが，いずれにしても，相続開始時点の財産の価額は，その時の時価と判断することになります。

　時価とは，特別な事情がない限り，評価通達の定めに基づき評価した価額をもって時価とすることに疑義は生じません。税法上の評価は，将来においてもゆるぎのない統一的考え方が必要であり，医療法50条2項に基づき私的自治の原則による定款の変更内容が優先されるべきものではないといえます。

序章　納税猶予制度の創設と発端となった裁決

【図表4】　出資社員の退社と出資持分の払戻しについて

出資社員の退社には生存退社と死亡退社があります。

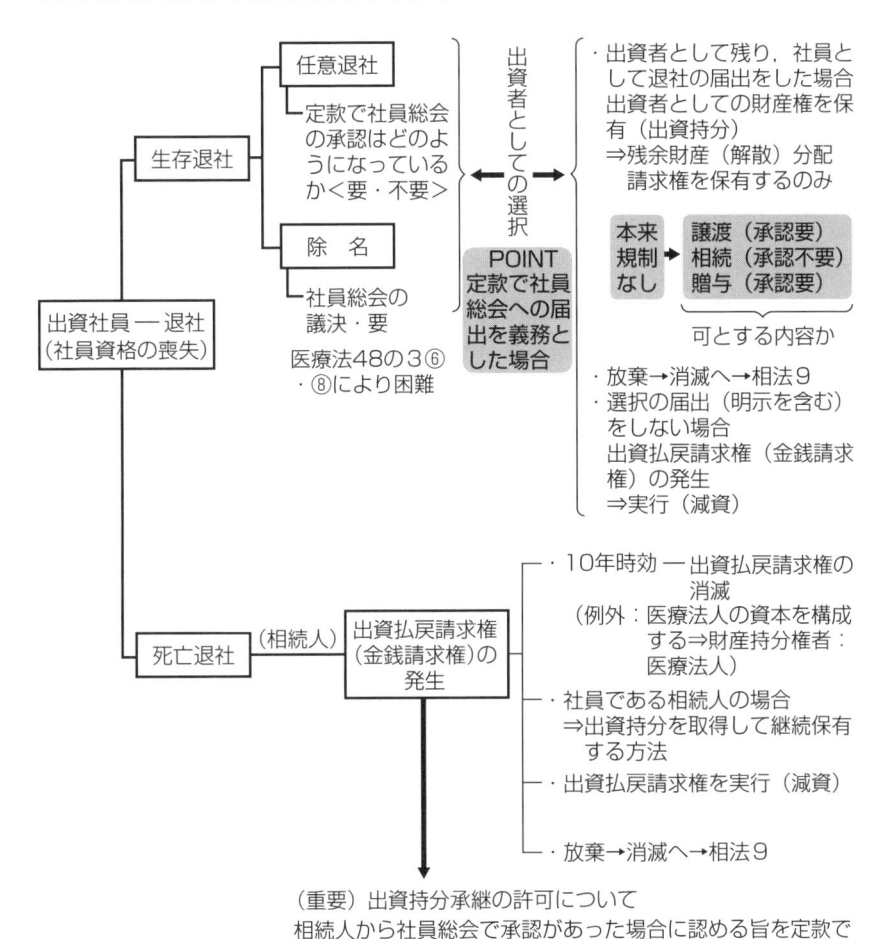

```
                    ┌─ 任意退社
                    │   ┌ 定款で社員総会
          ┌─ 生存退社 ─┤   │ の承認はどのよ
          │         │   │ うになっている
          │         │   └ か＜要・不要＞
          │         │
          │         └─ 除　名
出資社員 ─ 退社 ─┤             ┌ 社員総会の
(社員資格の喪失)│             │ 議決・要
          │             │ 医療法48の3⑥
          │             └ ・⑧により困難
          │
          │                 出資払戻請求権
          └─ 死亡退社 (相続人)─ (金銭請求権)の
                             発生
```

出資者としての選択

・出資者として残り、社員として退社の届出をした場合
　出資者としての財産権を保有（出資持分）
　⇒残余財産（解散）分配請求権を保有するのみ

| 本来規制なし | → | 譲渡（承認要）
相続（承認不要）
贈与（承認要） |

　　　　　　　　　可とする内容か

POINT
定款で社員総会への届出を義務とした場合

・放棄→消滅へ→相法9
・選択の届出（明示を含む）をしない場合
　出資払戻請求権（金銭請求権）の発生
　⇒実行（減資）

・10年時効 ─ 出資払戻請求権の消滅
　（例外：医療法人の資本を構成する⇒財産持分権者：医療法人）

・社員である相続人の場合
　⇒出資持分を取得して継続保有する方法

・出資払戻請求権を実行（減資）

・放棄→消滅へ→相法9

（重要）出資持分承継の許可について
相続人から社員総会で承認があった場合に認める旨を定款で定めている場合に限り
　（定款私的自治（自律）の原則）
⇒出資（財産権）を継続保有（ただし、医療法人の支配権者である社員には直ちにはなれない）

※金銭請求権（金銭債権）は、その時点で金銭に見積もることができる経済的価値のある権利として評価される額と考える。

15

出資者には医療法人に出資している社員と社員ではない出資者が存在します。社員は自然人に限られ，出資社員が退社する場合があります。この退社には，生存退社と死亡退社（死亡の場合は自動的に退社）があり，生存退社には本人による任意退社と社員資格を剥奪する除名（社員総会の決議による）があります。しかし，除名は医療法48条の3第8項（社員総会）において，「あらかじめ通知をした事項についてのみ，決議をすることができる」とされており，社員の除名は，その社員名，除名する理由，事前に本人の意思の確認が必要と考えられることから，実務上は除名は無理と考えられます。

　任意退社はモデル定款（厚生労働省）によれば，「社員はその旨を理事長に届け出て，その同意を得て退社することができる」とされています。そうすると，出資社員の任意退社の場合，社員資格は喪失することとなります。この際，出資払戻請求権を行使しない場合には，出資者としては残る旨を社員総会へ意思表示します。将来的には，その退社時の当該権利の評価額相当分が財産権となり，医療法人の解散時に残余財産分配請求権として手許に保有されるのみとなります（ただし，当該社員が将来，社員総会の承認を得て社員に復帰することは可能であり，この場合は，その時から出資社員としての財産権評価がされるものと考えます）。

　当該出資相当部分である財産権は，医療法人の社員又は第三者への譲渡が可能と考えられます。この場合は，社員総会の承認を受けることを勧めますが，財産権の譲渡であることから必ずしも社員総会の承認を要するものとは考えられません。

　相続の場合は，当該出資相当部分の財産権が相続財産となり，贈与の場合も同様の考え方となります。次に退社時点の出資払戻請求権を放棄する場合には出資持分が消滅します。この場合，他の出資者に対し，当該出資払戻請求部分の経済的利益が移転（ビックリ贈与）すると考えられ，他の出資者に相続税法9条のみなし贈与課税が発生することとなります。

　最後に，通常どおり社員としての退社時に出資払戻請求権を実行する場合には，当該医療法人は直ちに減資となります。死亡退社の場合に相続人が社員でない場合は，出資払戻請求権の財産権は相続財産ですが，社員の地位は引き継ぎできません。また，出資払戻請求権の行使の意思表示を社員総会に明示しなければ10年で当該財産権は時効により消滅することとなります。

　図を交えて解説すると次のとおりです。

(1) 医療法54条－剰余金の配当禁止の考え方（私見）－

　医療法人は，剰余金の配当をしてはならないことになっています。よって，原則として財産権である出資持分の返還は認めることができないと考えられますが，経過措置医療法人（旧医療法人）にあっては，厚生労働省モデル定款旧第9条において「社員資格を喪失した者は，その出資額に応じて払戻しを請求することができる。」とされています。この「できる」という文言からは，社員資格を喪失した者に限り，払戻請求（出資払戻請求権の行使）は，その者が裁量権を有すると考えられます。

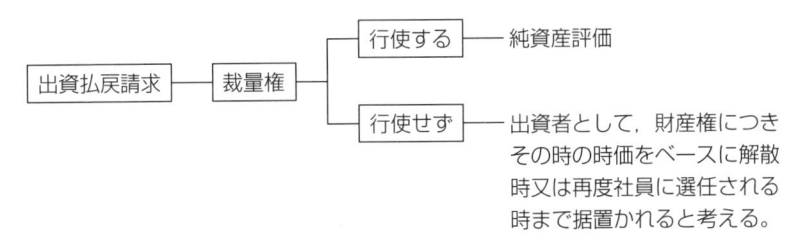

```
出資払戻請求 ─ 裁量権 ┬ 行使する ── 純資産評価
                      └ 行使せず ── 出資者として，財産権につき
                                    その時の時価をベースに解散
                                    時又は再度社員に選任される
                                    時まで据置かれると考える。
```

　また，厚生労働省モデル定款旧第34条では，「本社団が解散した場合の残余財産は，払込済出資額に応じて分配するものとする。」（残余財産分配請求権）とされており，この文言から，解散した場合は，出資者に対して当該払込済出資額に応じた分配をするものと考えられます。

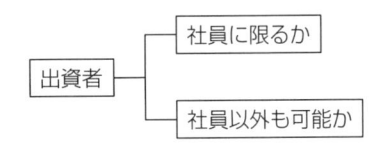

```
出資者 ┬ 社員に限るか
       └ 社員以外も可能か
```

(2) 社団たる医療法人の社員について

① 社員について

　社員は社員総会において法人運営の重要事項についての議決権及び選挙権を行使する者であり，実際に法人の意思決定に参画できない者が名目的に社員に選任されていることは適正ではありません。

　未成年者でも自分の意思で議決権が行使できる程度の弁別能力を有していれば（義務教育終了程度の者）社員となることができます。

　出資持分の定めがある医療法人の場合，相続等により出資持分の払戻し請求権を得た場合であっても，社員としての資格要件を備えていない場合は社員となることはできません。

② 社員の入社・退社について
　① 社員の入社については社員総会で適正な手続がなされ，承認を得ていること
　② 社員の退社については定款上の手続を経ていること
　③ 社員の入社及び退社に関する書類は整理保管されていること
　以上のことから社員は出資の義務付けはなく，また出資をした者が必ず社員になれるものでもありません。すなわち出資持分の定めがある医療法人の場合にあって，たとえ出資持分を有していても，社員となるには社員総会で承認を得た者ということになります。

2　争点2「出資持分の放棄義務は，相続財産の価額から債務控除できる確実な債務に当たるか否か」

相続税法13条（債務控除）は被相続人の債務で相続開始の際，現に存するものの金額のうち当該相続又は遺贈により財産を取得した者の負担に属する部分がある場合には，その負担に属する部分の金額を控除して課税価格を計算することと規定されています。

本件の場合，本件相続開始日には，X会において，定款を変更するための準備が進められていたとしても，医療法50条の認可の手続もされていないようです。このように考えると，【図表4】に示すとおり，出資社員の死亡退社に伴う出資払戻請求権が発生することはあっても，被相続人による出資社員としての出資金放棄の実行は留保されていることとなり，相続人に対して被相続人の債務が発生していることにはなりません。よって，債務控除がされることにはならないのです。

最後に，N（妻）が遺贈により本件出資持分全部を取得した相続開始時には，いまだ定款変更の認可がされていないことから，Nは，いつでも当該出資持分を財産評価基本通達194－2の評価額（債務控除はしない額）により第3者への譲渡（ただし定款で出資持分譲渡について社員総会の承認を要する場合は当該承認を要する）することは可能であるし，また，相続開始時点で社員（【図表3】のとおり）総会によりX会を解散して，残余財産分配請求（【図表4】のとおり）をすることも可能であることを総合的に判断すると，争点1，2は，裁決のとおりと考えることができます。

【参考】　最高裁判決　昭和48年6月15日

> 　商法204条1項但書は，株式の譲渡につき，定款をもって取締役会の承認を要する旨定めることを妨げないと規定し，株式の譲渡性の制限を許しているが，その立法趣旨は，もっぱら会社にとって好ましくない者が株主となることを防止することにあると解される。そして，右のような譲渡制限の趣旨と，一方株式の譲渡が本来自由であるべきこととに鑑みると，定款に前述のような定めがある場合に取締役会の承認を得ずになされた株式の譲渡は，会社に対する関係では効力を生じないが，譲渡当事者間においては有効であると解するのが相当である。

(注：下線筆者)

3　まとめ

　本件は相続に至れば多額の税負担などにより法人，出資者とも立ち行かなくなるであろう事態を踏まえ，特定医療法人への移行を考えており，かつ，相続開始が近い将来発生することも確認されていたものと想像することから，臨時社員総会において，全社員出資持分の放棄同意の時点であらかじめ定款を出資持分あり社団医療法人から出資持分なし社団医療法人に組織変更（以下「医療法規則30条36」という）し，まず知事の定款変更認可（以下「医療法50条」という）を受けるべきであったといえます。
　ただしこの場合には，相続税法66条4項をクリアする必要がありますが，近い将来特定医療法人への移行について財務大臣の承認を受ける準備を進めていることを考えると，相続税法66条4項をクリアできたものと考えられます。なぜ，はじめに旧医療法規則30条の36を活用し，医療法50条により定款変更について知事の認可を受けておかなかったのか，疑問の生じるところです。
　社団医療法人の定款は当該法人の憲法であり知事の認可を受けることで定款の内容が確実とされます。

【図表5】 定款変更内容の確定日とは

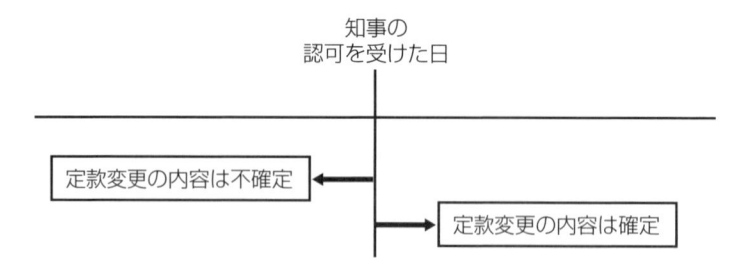

```
                        知事の
                      認可を受けた日
─────────────────────────┼─────────────────────────
  ┌─────────────────┐    │
  │定款変更の内容は不確定│◄───│
  └─────────────────┘    │    ┌─────────────────┐
                         │───►│定款変更の内容は確定│
                         │    └─────────────────┘
```

　社員総会は，定款変更の内容の手続の問題であり，定款変更については知事の認可を受けた日後で定款変更の確実性が判断されます。持分の定めのない社団医療法人の定款変更の確定日と特定医療法人承認の内示があった日とは，定款変更について，根本的に異なります。

　本件の類似例を示すと次のようになります（特に出資社員である理事長の死亡が問題となります）。

【図表6】 理事長死亡による定款変更のスケジュール

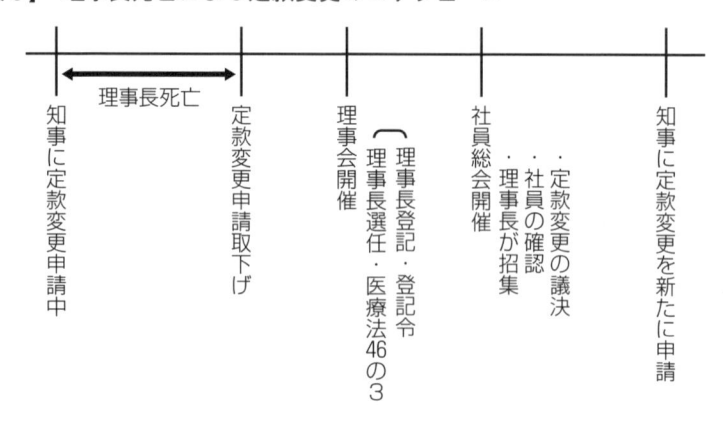

```
  │◄── 理事長死亡 ──►│       │       │       │       │
──┼──────────────────┼───────┼───────┼───────┼───────┼──
 知                 定      理     （理    社      知
 事                 款      事      事員    員      事
 に                 変      会      長の    総      に
 定                 更      開      登確    会      定
 款                 申      催      記認    開      款
 変                 請              ・      催      変
 更                 取              登・            更
 申                 下              記理            を
 請                 げ              令事            新
 中                                 ・長            た
                                    医が            に
                                    療招            申
                                    法集            請
                                    46
                                    の
                                    3
                                    理
                                    事
                                    長
                                    選
                                    任
                                    ・
                                    医
                                    療
                                    法
                                    46
                                    の
                                    3
```

　次に，出資持分の定めのない医療法人X会（P県）が，出資持分の定めのある医療法人である医療法人A（Q県），医療法人B（R県）を子法人化する場合の手続において，認可を受けた県知事が全て異なっています。

　これは，隙間ねらいであり，A，Bの法人設立認可手続，100％子法人化は医療法違反行為と考えられます。A，Bの法人設立が認められたのは疑問です。

　そもそも，本件X会の出資持分の定めのない医療法人が100％持分ありの出資持

分あり医療法人A及びBをそれぞれ設立することは、旧医療法施行規則30条の39第2項のいわゆる後戻り禁止規定を部分的に認めることになり、許されない行為といえます。

よって、本件X会の出資持分の定めのない医療法人の組織変更への手続中（認可手続中）という隙間をねらったものと考えられます。医療法人の子法人化は、医療法54条（剰余金の配当禁止）により、たとえ出資持分あり医療法人であっても認められないことになります。

医療法人で出資持分あり医療法人が出資持分なし医療法人への組織変更中、すなわち定款変更を知事に提出しているがいまだ知事から定款変更の認可がされていない場合に、当該医療法人の出資に係る相続税の納税猶予の特例適用が可能かどうか、すなわち、非上場株式等についての相続税の納税猶予の特例（措法70の7の2）の適用があるかどうかについても検討してみます。

本特例はそもそも非上場株式等の事業承継税制であり、後継者である相続人等が、相続（又は遺贈）により経済産業大臣の認定を受ける非上場会社の株式等（中小企業者の株式又は出資をいう）を被相続人（先代経営者）から取得し、その事業を継続（大臣認定日から5年間）して経営していく場合には、その後継者が納付すべき相続税のうち、その株式等に係る課税価格の80％に対応する相続税の納税が猶予されるとされるものです。しかし、本特例は中小企業者の株式又は出資に限定され、医療法人は、ここでいう中小企業者には該当しません。また、解説中、争点2の問題点をクリアしないことには、本特例の適用には無理が生じることになると思われます。

(1) **出資持分なし社団医療法人（親法人）と出資持分あり社団医療法人（子法人）の完全支配関係について（旧医療法人）**
   ① 出資持分のない社団医療法人が出資持分あり社団医療法人に分割することは、部分的に分割によって持分あり社団医療法人に戻ることとなり医療法施行規則30条の39第2項の後戻り禁止規定に抵触し認められません。
   ② 出資持分なし社団医療法人である親法人が子法人化により完全支配関係をもつこと、すなわち医療法人が他の医療法人の社員となることは認められません。すなわち医療法人の出資者たる社員としては自然人を想定しており、医療法人が社員としての支配関係についていうところの議決権は有しません。

(2) 出資持分あり社団医療法人（経過措置型医療法人）と出資持分なし社団医療法人（子法人）の完全支配関係について（現行医療法人）

　同一者による完全支配関係をもち，かつ継続が見込まれることとなる場合は，医療法人と理事長は一体とみなすことになります。よって，完全支配関係をもつ他の医療法人の理事長も同一人であることが要件とされ，出資持分なし社団医療法人（子法人）の社員の構成は，経過措置型医療法人（親法人）と同一であることを要しますが，これは認められません。また本文の「出資のみ」の交付は新医療法人にはありません。

(3) 他の医療法人の出資持分（子法人化）を有することについて

　医療法人が剰余金を他の出資持分あり医療法人に出資することは医療法54条（剰余金の配当禁止）に抵触するものと考えられることから認められません。

2　理事長が死亡した場合の出資持分の相続

　旧医療法の持分の定めのある社団医療法人の理事長が死亡をした場合，理事長の出資持分についての相続は，死亡した理事長の相続人等が，出資持分を相続して医療法人の出資者としての地位を承継する場合と，出資持分の払戻しを医療法人に請求する場合が考えられます。

　医療機関を個人事業にて営む場合には，相続による相続税の負担などから医療施設が荒廃せざるを得なくなったり，相続人等による事業承継が困難な場合が少なくありません。医療法人の場合，法人の理事長である社員が死亡しても，医療法人は存続しておりその財産も医療法人のものであることには変わりありません。

　持分の定めのある社団医療法人は，定款に次のような規定を設けて社員の持分を認めています。

① 退社をした社員は，その出資額に応じて払戻しを請求することができる（払戻裁量権）。

② 解散した場合の財余財産は，払込済出資額に応じて各社員に分配するものとする。

　持分の定めのある社団医療法人の社員は，中途退社や死亡により出資持分相当額の財産の返還，また法人の解散により出資持分相当額の残余財産の分配を受けることができます（昭和54年4月17日　東京高裁53行コ35号，平成元年2月27日　名古屋

高裁63行コ9号)。

　医療法人は剰余金の配当が禁止されているため，株式のように利益配当請求権はありません。しかし，法人には利益が蓄積されていくため，その蓄積された利益は，社員の退社時や法人の解散時に出資金とともに社員に返還されることになります。

　したがって，出資持分を有する社員が死亡をした場合には，その持分については相続税法上の課税対象となります。

　社員が死亡により退社する場合，死亡した社員の相続人等がその出資を社員の地位とともに相続等するときには，その出資持分の評価は，財産評価基本通達194－2「医療法人の出資の評価」により算出します。

　死亡した社員の遺族等が退社に伴って出資持分の払戻しを請求した場合には，医療法人は払戻しをしなければなりません。

　旧医療法に基づく出資額限度法人の場合に限定しますと，定款では「社員資格を失った者は，その出資額に応じて払戻しを請求することができる」と規定しています。

3　退社社員の払戻し注意事項

　モデル定款旧第9条では，「社員資格を喪失した者は，その出資額に応じて払戻しを請求することができる（出資払戻請求権）」とされています。

　社員資格を喪失した者は，その出資払戻請求の裁量（選択）権があります。これは当該出資払戻請求権は一種の財産権であると考えるからです。よって社員資格を喪失した者が当該出資払戻請求権を放棄しない限り，社員の喪失（退社）時に，その出資額に応じて払戻しを請求するか，出資払戻請求権を残したままとするかは，その者が選択することとなります。

　しかし，出資払戻請求権を残したまま（すなわち純資産の変更なし）社員資格を喪失した場合には定款第34条の当該医療法人の解散時の残余財産分配請求権のみが存続することとなり，その後に出資払戻請求権を主張することはできないことになります。

　では，例えば「社員資格を喪失しない者及び社員でない者は，その出資額に応じて払戻しを請求することができる」というように定款変更を知事に申請した場合，どのように考えるでしょうか。

医療法50条（定款の変更）においては，①「定款の変更は都道府県知事の認可を受けなければ，その効力を生じない」，②「都道府県知事は，前項の規定による認可の申請があった場合には，第45条に規定する事項及び定款変更の手続が法令又は定款に違反していないかどうかを審査した上で，その認可をしなければならない」と定められています。

また，医療法45条（設立認可基準）においては，「都道府県知事は，認可の申請があった場合には，その定款の内容が法令の規定に違反していないかどうかを審査した上で，その認可を決定しなければならない」と定められています。

医療法50条及び45条により定款の内容が法令違反しているのか，又は定款変更の手続が法令又は定款に違反していないかどうかについて考察すると，医療法54条（剰余金配当の禁止）の存在によって，この例示の定款の内容では，いつでも出資払戻しを可とすることとなり，定款の内容が法令違反となります。これは出資額限度法人にあっても同じです。

よって，経過措置（型）社団医療法人の出資払戻請求権の実行（すなわち純資産の減少）は，実際に社員資格を喪失した場合に限ることになります。

① 医療法54条（剰余金配当の禁止）
② 医療法人は剰余金の配当をしてはならない

次に，社員資格を喪失（退社）した者が，選択（裁量）により出資払戻請求権を残したままである場合には，次の定款第34条によります。

【参考：モデル定款旧第34条】

> 本社団が解散した場合の残余財産は，払込済出資額に応じて分配するものとする。（残余財産分配請求権）

個別通達「贈与税の非課税財産（公益を目的とする事業の用に供する財産に関する部分）及び持分の定めのない法人に対して財産の贈与等があった場合の取扱いについて（平20課資2－8追加）」における「13（持分の定めのない法人）」では，以下のように記載されています。

> 13　相続税法第66条4項に規定する「持分の定めのない法人」とは，例えば，次に掲げる法人をいうことに留意する。
> （略）
> 　（二）　定款に社員が当該法人の出資に係る残余財産の分配請求権又は払戻請求権を行使することができる旨の定めはあるが，そのような社員が存在しない法人

　例えば，社員資格を喪失した者全員がその出資払戻請求権を行使せず，他の社員は，もともと出資者でない場合（医療法人運営管理指導要綱Ⅰ．組織運営4.社員より）には，資本金を含む純資産に変更は生じませんが，ここでいう当該法人の出資に係る残余財産の分配請求権又は払戻請求権を行使することができる社員は存在しない法人ということとなり（ただし，残余財産分配請求権としての出資者は存在），「持分の定めのない法人」に移行することとなるのか疑問でありますが，この個別通達は，「例えば」となっていること，また「持分の定めのない法人」は資本金が零の法人を想定していることから「持分の定めがある法人」と読むことと考えられます。

　（注）　社員全員が出資者であり，当該社員全員がその出資払戻請求権を行使せず社員資格を喪失した場合は，医療法55条1項5号により解散となり，精算手続に移行となります。

4　出資持分のある医療法人存続の課題

　出資持分のある医療法人が存続していくためには，下記のポイントについての検討が必要となります。
　①　出資持分払戻請求権行使（金銭支払）についての対応は可能か
　②　出資持分相続にあたり，相続税支払対策は万全か
　　(1)　承継に問題はないか
　　(2)　相続に対して，相続税支払は可能か

　医療法人の資産の評価方法について，出資持分の払戻請求権の算定の基礎とされた同評価についての判決事例を基に整理すると下記のとおりとなります。

(1) 医療法人の一部清算の実質をもつことに鑑み，その資産の評価は，その時の当該資産の客観的な価額によって算定すべきである。
(2) 事業の継続を前提としてこれを一括に譲渡することに基づいて資産を算定するに際しては，固定資産（土地，建物，借地権，営業権）については純資産評価方法（時価）で算出された価額によるのが相当である。
(3) 清算費用及び清算所得のかかる公租公課を控除すべきか否か。

> 事業継続を前提として，これを一括して処分して清算せざるを得ない，つまり処分する際に生じる必要経費を被告の純資産から控除するのが相当である。したがって，純資産価額からその資産について事業を継続したことを前提にして第三者に対し処分したうえで清算する場合の，その時点での清算所得にかかる法人税相当額を控除すべきである。また，未払退職金については，事業の継続を前提として，その譲渡価額を決定するに際し，買受人としては従業員等の退職金については就業規則で定められている限り少なくとも当時算出される退職金を負担せざるを得ないものと想定するであろうから，これを減額要素として考慮することは当然であり，就業規則上の従業員らに対し退職金として支給されるものは負債として控除すべきである。
>
> 次に未払退職金以外の清算費用については，事業の継続を前提にこれを一括譲渡する場合の価額を基準とするのであるから，完全に病院事業を廃止し，有する土地を更地にした上で，第三者に譲渡することを前提にした場合に要する費用を控除することまでは認められない。

(東京地裁　平成9年（ワ）第12112号　平成15年11月18日参照)

第1章　医療法人の形態・特徴と納税猶予制度

1　医療法人の持分に係る相続税及び贈与税の納税猶予等の創設

1　医療法人の非営利性に疑義

　医療法人については，医療法の規定により従来から剰余金の配当は禁止されていますが，平成18年の医療法改正前は解散時における残余財産を出資者に対して分配することは特に禁止されていませんでした（医療法人の財産に対する出資者の出資割合に応じた持分を認めている，いわゆる「持分あり医療法人」）。それにより，持分あり医療法人については，退社時の持分払戻しと解散時の残余財産分配が可能であり，これらは実質的には剰余金の配当にあたるとも考えられることから，医療法人における非営利性の確保に抵触するのではないかとの疑義も生じていました。

2　出資払戻請求

　上記のとおり医療法人は剰余金の配当ができないことなどから，長年の経営により医療法人内部に積み上げられた剰余金が多額となる傾向があります。そのため，持分の払戻請求があった場合には払戻額が高額になり，医療法人の存続が脅かされる事態が生じることも指摘されていました。

　また，「持分あり医療法人」の出資社員が死亡し，相続人に対して持分に係る相続税が課税される場合は，医療法人の財産状態によっては，その納税額が高額になることもあり得ることであり，相続税支払のために持分の払戻請求が行われると医業継続に支障を来す場合もあるとの指摘もありました。

3　平成18年医療法改正

　このため，平成18年の医療法改正においては，医療法人の非営利性の徹底を図るとともに，地域医療の安定性を確保するため，残余財産の帰属先を国又は地方公共団体等に限定し，出資者に分配できないこととされ，持分あり医療法人の新設ができなくなりました（（いわゆる「持分なし医療法人」）残余財産帰属先指定（医療法44条5項の改正））。

　持分なし医療法人であれば，（基金部分を除き）相続税負担は発生せず，医療法人

の経営も安定するものと考えられます。

　ただし，この改正は既存の医療法人には適用されません。新法適用への移行は自主的な取組みと位置付けられたため，当分の間，経過措置型医療法人（法令上の名称は「経過措置医療法人」）として存続することとされました。

4　新医療法人への移行促進

　平成26年の医療法改正においては，平成18年の医療法改正後も持分なし医療法人への移行が進んでいないことを踏まえ，持分なし医療法人への移行を促進することとし，「政府は，地域において必要とされる医療を確保するため，経過措置医療法人（＝持分あり医療法人）の「新医療法人（＝持分なし医療法人）」への移行が促進されるよう必要な施策の推進に努めるものとする」旨を法定するとともに，厚生労働大臣による移行計画の認定制度を創設し，一定の期間内（平成26年10月1日から3年間）に認定を受けた医療法人に対し各種の支援を行うこととされました。

5　認定医療法人への支援

　具体的支援として，認定を受けた医療法人に対しては，下記納税猶予制度のほか，持分の払戻請求があった場合にも医業継続に支障が出ないようにするための経営安定化資金を独立行政法人福祉医療機構が融資する制度，既存の移行マニュアルの活用といった支援をパッケージで講ずることとされています。

　　（注）　「地域における医療及び介護の総合的な確保を推進するための関係法律の整備等に関する法律（平成26年法律第83号）」により「良質な医療を提供する体制の確立を図るための医療法等の一部を改正する法律（平成18年法律第84号）」が改正され，その附則に上記規定が追加されました。

6　相続税納税猶予制度

　上記の移行促進という政策に則って移行計画の認定を受け，移行に向けた調整を行っている中で相続が発生した場合には，被相続人は持分の移行計画期間内の放棄を予定していたにもかかわらず，その相続人とすれば当該持分に係る相続税の支払が必要となり，納税資金確保のため，払戻請求を行う可能性があります。そのような事態が生じた場合には，移行計画の達成が困難になり，地域医療の安定性の確保も危うくなることから，払戻リスクを除去することにより相続税が移行の達成の障害となることを防止し，関係者間の合意形成，持分の放棄までの時間を確保し，移

行を円滑に進めることを可能とするため，移行計画の認定を受けて持分なし医療法人への移行を進めようとする経過措置医療法人を対象とした相続税の納税猶予制度を創設することとされました。

　こうした制度は，医療法上の移行計画認定スキームを前提として，持分なし医療法人に移行しようとする過程で偶然相続税負担が発生することに伴う払戻しによる経営資源の流出回避につながるものといえます。また，移行計画の認定を受けるべく策定作業を進める中で相続が発生した場合にも同様の問題が生じるため，相続後申告期限までに認定を受けた医療法人についても本制度の対象とされました。

7　贈与税納税猶予制度

　相続以外の局面においても税負担が発生する場合があります。移行計画の認定を受け，移行に向けて持分の放棄があった場合には，出資者全員が同時に放棄をすれば出資者間に贈与税の課税関係は生じないものの，経営に関心のない者などが移行計画期間中に先行的に持分を放棄した場合や出資額限度法人において出資額相当の払戻しがあった場合など，持分又は出資額を超える剰余金部分の放棄が順次生じる場合があります。このような場合には，放棄された持分が他の出資者に帰属することとなりますが，その経済的利益の帰属は相続税法66条4項により，「みなし贈与」として贈与税の課税対象とされています。

　贈与税が課税されると，相続税が課される場合と同様に，移行計画期間内に持分放棄をする予定であるにもかかわらず納税資金の確保が必要となり，移行計画の達成が困難になるおそれがあります。よって，相続税の場合と同様に，経過措置医療法人を対象とした贈与税の納税猶予制度を創設することとされました。

　なお，贈与税の場合は，相続税の場合と異なり出資者の死亡に伴う突発的な課税が生じる可能性は低いことから，みなし贈与発生後に移行計画の認定を受けた医療法人の場合は対象とされていません。

【図表1】 医療法人の持分の相続・放棄による移転のイメージ

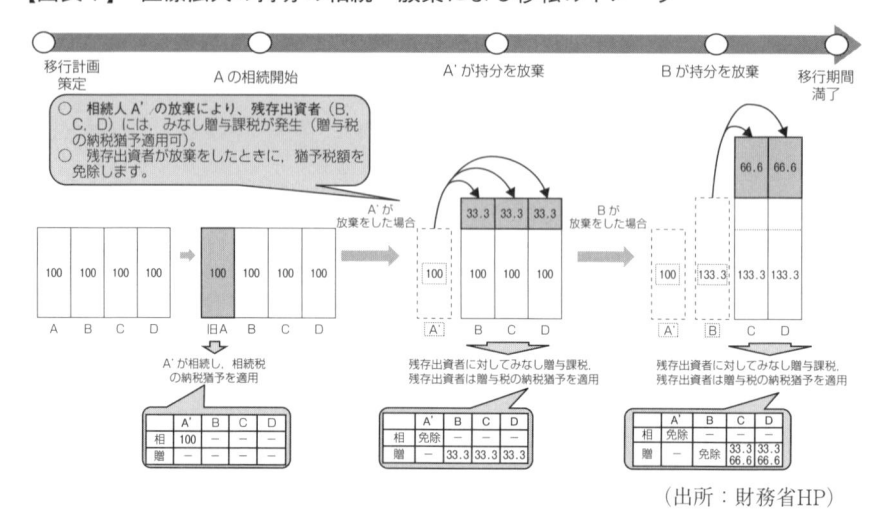

(出所:財務省HP)

2 医療法人制度で理解しておく必要がある事項

　平成19年4月に施行された第五次医療法改正により,医療法人の制度が大きく変わっています。
　これにより,社団医療法人は出資持分ありか出資持分なしに区分されることとなり,平成26年度税制改正では認定医療法人が創設されています。

【図表2】 平成19年4月移行の医療法人

持分の定めのない医療法人及び財団法人	存続型
・社会医療法人 ・特定医療法人	持分の定めのある医療法人で平成19年3月31日前設立に限る
・その他の医療法人 　・基金拠出型法人(持分の定めのない医療法人のみ) 　・一般の法人	・経過措置医療法人 　・一般の法人 　・出資額限度法人

　出資持分ありから出資持分なしへの組織変更は従来より存在し,将来も存続しますが,平成26年度税制改正で認定医療法人(大臣の認定)を経由して知事の認可が必要とされる新医療法人(出資持分なし)への組織変更が成立しました。

第1章　医療法人の形態・特徴と納税猶予制度

【図表3】　医療法人の形態と組織変更

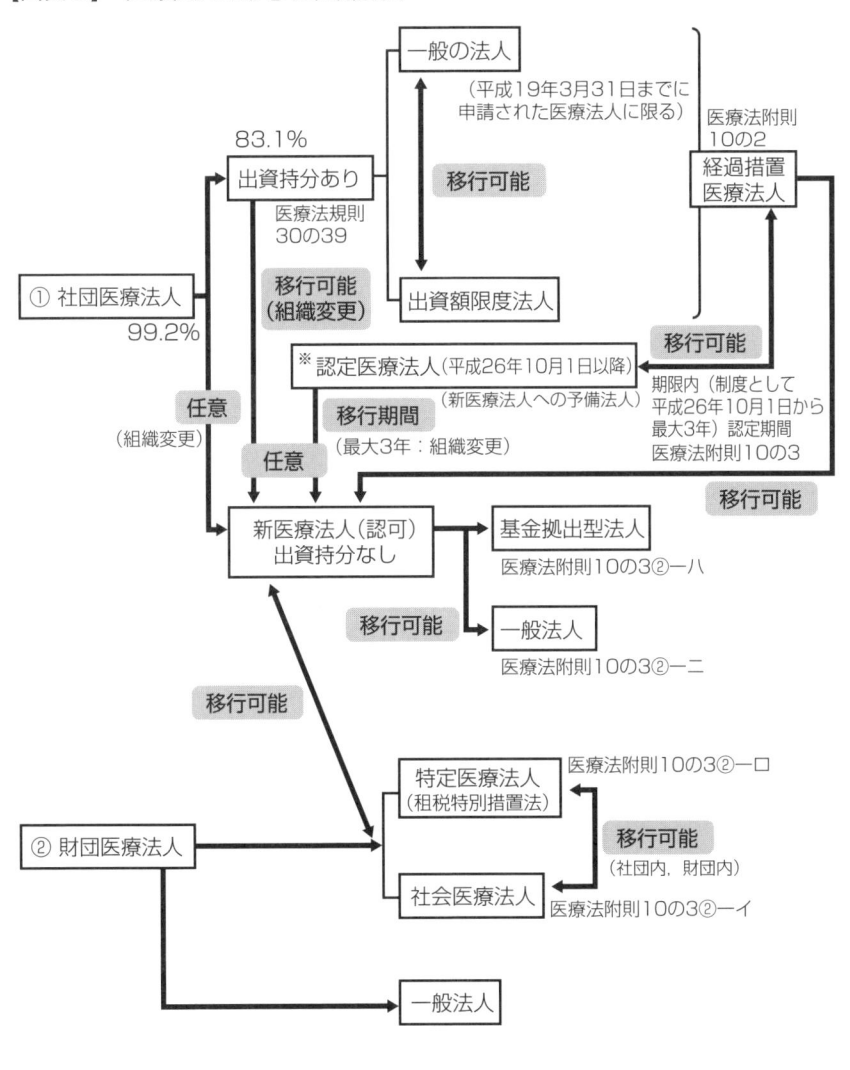

```
                              ┌─ 一般の法人
                              │   （平成19年3月31日までに
                              │    申請された医療法人に限る）      医療法附則
                  83.1%       ↕                                   10の2
              ┌─ 出資持分あり ──  移行可能                       経過措置
              │                                                   医療法人
              │   医療法規則
              │   30の39
              │                                                      ↑
              │   移行可能                                            │
              │   （組織変更）                                        │
              │         ↕                                            │
              │       出資額限度法人                              移行可能
 ① 社団医療法人 │
  99.2%      │   ※認定医療法人（平成26年10月1日以降）     期限内（制度として
              │                  （新医療法人への予備法人）   平成26年10月1日から
   任意      │   移行可能                                   最大3年）認定期間
  （組織変更）│   移行期間                                   医療法附則10の3
              │   （最大3年：組織変更）
              │        任意                                     移行可能
              │         ↓
              └──→ 新医療法人（認可） ──→ 基金拠出型法人
                    出資持分なし          医療法附則10の3②一ハ
                         │
                         │   移行可能
                         ↓
                      一般法人
                      医療法附則10の3②一二

              移行可能
                ↑
                │                                医療法附則10の3②一ロ
                │              ┌─ 特定医療法人 ──┐
                │              │   （租税特別措置法） │
 ② 財団医療法人 ─┤              ↕     移行可能      │（社団内、財団内）
                │              │                    │
                │              └─ 社会医療法人 ──┘
                │                医療法附則10の3②一イ
                │
                └─→ 一般法人
```

```
┌─────────────────────────────────────────────┐
│  ─────→ の移行可能は一方通行で、いわゆる後戻りはできません。    │
│  ←────→ の移行可能は、いわゆる後戻り可能を表示します。          │
└─────────────────────────────────────────────┘
```

3　社団医療法人の相続税・贈与税の納税猶予

　出資持分あり医療法人の経営者の死亡による相続の発生で，持分なし医療法人への移行について支障が生じないよう，計画的な取組みを行う医療法人を国が認定する仕組みが導入されました。認定を受けた医療法人は移行期間中の相続税を猶予し，移行後に免除する措置がとられます。

　拠出型医療法人の創設，特別医療法人の削除，そして社会医療法人が創設されことにより，現状の医療法人には次の組み合わせが考えられます。

【図表4】　改正後医療法人の組み合わせ

①	社団医療法人のうち出資持分ありの一般の医療法人		
	（平成19年3月31日までに申請分）		
②	〃	〃	出資額限度法人（　　　　〃　　　　）
③	〃	〃	出資持分なしの一般の医療法人
④	〃	〃	特定医療法人
⑤	〃	〃	社会医療法人（平成19年4月1日以降）
⑥	〃	〃	基金拠出型法人（　　　〃　　　）
⑦	財団医療法人のうち一般の医療法人		
⑧	〃	特定医療法人	
⑨	〃	社会医療法人（平成19年4月1日以降）	

　新設された社会医療法人は非営利法人としての性格が強くなります。また，特別医療法人が移行しやすいように収益業務の緩和も打ち出されています。

4　基金拠出型医療法人について

1　医療法44条5項－残余財産の帰属者－

　解散に関する規定に掲げる事項の中に，残余財産の帰属すべき者に関する規定を設ける場合には，その者は，国若しくは地方公共団体又は医療法人その他の医療を提供する者であって厚生労働省令で定めるもののうちから選定されるようにしなければなりません。

2　医療法50条4項－残余財産の帰属者の準用－

医療法44条5項の規定は，定款又は寄附行為の変更により，残余財産の帰属すべき者に関する規定を設け，又は変更する場合について準用します。

3　医療法50条2項－定款又は寄附行為の変更の手続－

都道府県知事は，定款又は寄附行為の変更の認可の申請があった場合には，定款又は寄附行為の変更の手続が法令又は定款若しくは寄附行為に違反していないかどうかを審査した上で，その認可を決定しなければなりません。

5　医療法附則の留意点－「当分の間」の解釈について－

【医療法附則】

> （検討）
> 第2条　政府は，この法律の施行後5年を目途として，この法律の施行の状況等を勘案し，この法律により改正された医療法等の規定に基づく規制の在り方について検討を加え，必要があると認めるときは，その結果に基づいて必要な措置を講ずるものとする。
>
> （残余財産に関する経過措置）
> 第10条　医療法第44条第5項の規定は，施行日以後に申請された同条第1項の認可について適用し，施行日前に申請された同項の認可については，なお従前の例による。
> 2　施行日前に設立された医療法人又は施行日前に医療法第44条第1項の規定による認可の申請をし，施行日以後に設立の認可を受けた医療法人であって，施行日において，その定款又は寄附行為に残余財産の帰属すべき者に関する規定を設けていないもの又は残余財産の帰属すべき者として同条第5項に規定する者以外の者を規定しているものについては，当分の間（当該医療法人が，施行日以後に，残余財産の帰属すべき者として，同項に規定する者を定めることを内容とする定款又は寄附行為の変更をした場合には，当該定款又は寄附行為の変更につき同法第50条第1項の認可を受けるまでの間），同法第50条第4項の規定は適用せず，旧医療法第56条の規定は，なおその効力を有する。

医療法附則10条1項によると施行日前に申請された定款については，なお従前の例によることとされています。すなわち，現在のモデル定款に記載のとおり，「本社団が解散した場合の残余財産は払込済出資額に応じて分配するものとする」とされます。

　そうすると，医療法54条（剰余金の配当の禁止）の規定にかかわらず，退社社員に対する持分の払戻しは，退社当時当該医療法人が有する財産の総額を基準として，当該社員の出資額に応じて払い戻すこととなります。昭和54年4月17日東京高裁53行コ35号においても，「払戻しを請求された持分との比重が大きいため払戻し原資に不足し解散のやむなきに至るということはありうることのように思われるが，そのことによって医療法人が解散のやむなきに至ったとしても……」と判示しています。

　医療法附則10条2項に関しては，当分の間，医療法50条4項（定款又は寄付行為の変更）（残余財産の帰属すべき者を国若しくは地方公共団体等とされていること）の規定は適用せずとしており，施行日以後に設立された医療法人又は，施行日以後に知事に設立認可の申請をした医療法人以外は，原則として，旧定款（1項の事項）の適用が続くこととなります。すなわち，医療法50条4項の制限が設けられないこととなっています。

　なぜそのようになったかというと，強制的に医療法50条4項の規定を適用することは憲法29条（財産権）の侵害行為の恐れありと考えられたことが要因であると考えられます。この場合，当該「当分の間」とは，「ずーっと（半永久的）」と読むことになります。当分の間の解釈で租税特別措置法においての「当分の間」の解釈とは，全く関係ありません。

　税法は政策的なものの法律で，本来税法の「当分の間」は，「遅滞なく」と解釈すべきです。医療法附則の「当分の間」は憲法29条「財産権」の没収の話であり，「当分の間」の解釈は全く異なります。附則第2条（検討）の解釈で誤解が生じることがありますので注意が必要です。

　さて，ここで問題となるのは，医療法50条4項の変更をする場合です。この場合に，定款変更を反対する出資社員の出資持分の処分である，当該社員が退社する場合の出資持分は誰が購入するのかが問題となります。ちなみに医療法人は原則として，自己資本の取得は禁止されているものと解されています。そうすると，相対取引で他の出資社員が購入せざるを得なくなります。この場合の価格はいくらにするのかも問題が生じます。

次に問題となるのは，反対する出資社員について出資持分は財産権に関することになりますので，強制的に医療法50条4項に定款変更することは，憲法違反になるのではないかと考えられることです。いずれにしても，当分の間の意味は記載のとおり重要であると思料します。

6　脱退社員の財産権について

　社団医療法人にあっては，出資をした社員は出資額に応じた法人の資産に対する分け前としての財産権（出資持分）を有するものとし，出資持分を有する社員が退会したときその他社員資格を喪失した場合においては定款において，当該社員は出資持分に相当する資産の払戻しを請求することができるとされており，定款の定めは，社員資格を喪失した社員（脱退社員）に対して財産権としての出資持分の払戻しを認めるものであって，一部清算としての実質をもつものです（東京高裁　平成7年6月14日判決）。

　次に平成15年3月25日裁決においても，出資持分の定めがある社団医療法人の社員は，出資に対する持分権を有し，その持分は譲渡や相続又は贈与の対象となり，一つの財産権と解されると判断されています。なお，反対する出資社員への対策としては，定款において，社員の退社は社員総会の承認を要するとして社員の任意退社を拒否する方法があります。

【医療法】

> 第50条　定款又は寄附行為の変更（厚生労働省令で定める事項に係るものを除く。）は，都道府県知事の認可を受けなければ，その効力を生じない。
> 2　都道府県知事は，前項の規定による認可の申請があった場合には，第45条に規定する事項及び定款又は寄附行為の変更の手続が法令又は定款若しくは寄附行為に違反していないかどうかを審査した上で，その認可を決定しなければならない。
> （略）

　医療法50条2項により，都道府県知事は定款変更の手続が法令等に違反していないかどうかを審査した上で，定款変更の認可を決定しなければならず，その定款変更の内容（法令違反を除く）について審査するものではありません。これは定款に

は私的自治（自律）の原則があるためです。

　ただし，新医療法適用法人については，医療法50条4項（残余財産の帰属者）の縛りがあることはいうまでもありません。なお，旧法による経過措置医療法人である場合，定款の内容に法令違反がある場合は，（定款の私的自治（自律）の原則があるといっても）定款変更の認可を受けられないことはもちろんです。例えば，医療法人運営管理指導要綱の資産管理では，基本財産と運用財産を明確に区分することになっていますが，定款において仮に基本財産の処分を禁じていても，定款変更によって処分可能とすることについて，知事の認可が受けられないものではありません。

7　出資持分あり医療法人から出資持分なし医療法人への移行

　社員の退社には生存退社と死亡退社があり，いずれの退社時にも出資持分の払戻しのテーマがつきまといます。
　社団医療法人の社員は自然人に限られており，医療法上社員の員数の規程は記載されていませんが，医療法48条の3第11項により社員の員数は2人以上と考えられます。また，社員の退社は，【図表5】のように生存退社と死亡退社があります。
　まず，生存退社について説明します。
　例として，出資社員のみが存在し，出資していない社員は存在していない場合に，当該出資社員が退社に伴い全員出資持分の払戻しを請求したが，利益剰余金部分は辞退し，当該社員全員が出資額のみの払戻しを請求（基金拠出医療法人の場合は拠出した基金のみが返還されますが，出資額限度法人の場合は定款に出資額のみと記載されていても，相続税法9条の他の出資者への経済的利益の課税回避から，財産評価基本通達194－2による出資持分の評価額による出資持分の返還を社員総会で承認した場合には必ずしも出資額のみの返還とは限らない）し，当該医療法人が出資額のみの払戻しを実行したケースでは，社員全員の退社により社員そのものが存在しないこととなります。よって，この場合は，医療法55条1項5号の解散事由に該当し，解散した医療法人の残余財産（利益剰余金部分）は医療法56条2項により，国庫に帰属することとなります。
　次に相続税法9条の他の出資者への経済的利益と所得税法25条のみなし配当とされた場合を図示すると下記のとおりとなります。

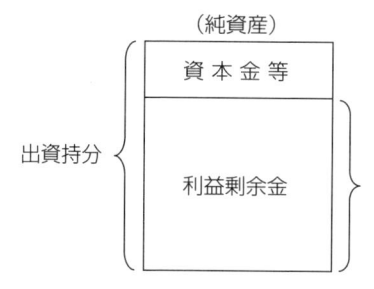

```
                （純資産）
          ┌──┬──────────┐
          │  │  資 本 金 等  │
出資持分 ┤  ├──────────┤
          │  │              │
          │  │   利益剰余金   │
          │  │              │
          └──┴──────────┘
```

① 出資者本人が資本金部分のみの払戻しを実行した場合，この部分は他の出資者への経済的利益に替わる（相法9）。
② 出資者本人がこの部分の払戻しを受けた場合は本人のみなし配当とされる（所法25）。

【図表5】 出資持分あり医療法人→出資持分なし医療法人への移行フローチャート図

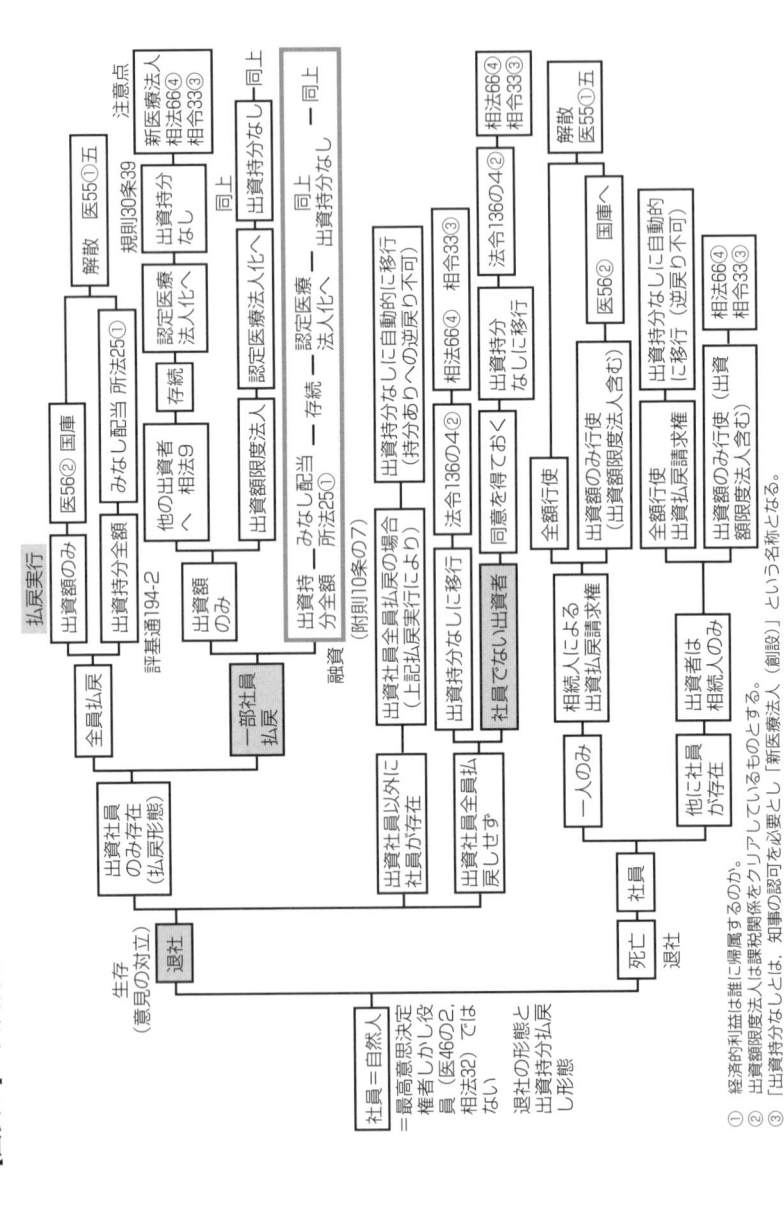

払戻実行

出資社員のみ存在（払戻の形態）
- 全員払戻
  - 出資額のみ → 解散 医55①五
  - 出資持分全額 → 医56② 国庫
  - みなし配当 所法25①
- 一部社員払戻（評基通194-2）
  - 出資額のみ → 他の出資者へ 相法9
  - 出資持分全額 → 出資額限度法人へ 所法25①
  - みなし配当 → 存続 → 認定医療法人化へ → 新医療法人 相法66④ 相令33③
  - → 解散 医55①五 規則30条39 注意点
  - 出資持分なし → 同上
  - 認定医療法人へ → 出資持分なし → 同上

生存（意見の対立）
退社
- 出資社員以外に社員が存在
  - 出資社員全員払戻（上記払戻実行により）
  - 出資持分なしへ移行 法令136の4②
  - 同意を得ておく 相法66④ 相令33③
  - 出資持分なしに自動的に移行（持分ありへの逆戻り不可）
- 出資社員全員払戻せず
  - 出資持分なしに自動的に移行
  - 出資持分なしに移行（逆戻り不可）相法66④ 相令33③
  - 解散 医55①五
  - 医56② 国庫へ

融資（附則10条の7）

死亡
退社
- 社員＝自然人
- 最高意思決定権者しかし役員（医46の2、相法32）ではない
- 退社の形態と出資持分払戻形態

社員
- 相続人による出資払戻請求権
  - 一人のみ → 全額行使
  - 他に社員が存在 → 出資額のみ行使（出資額限度法人含む）
- 出資者は相続人のみ → 全額行使 → 出資額請求権 → 出資額のみ行使（出資額限度法人含む） 相法66④ 相令33③

【凡例】医：医療法、規則：医療法施行規則、附則：医療法附則、法令：法人税法施行令、相令：相続税法施行令
所：所得税法、相：相続税法、相法：相続税法、相法施行規則
① 経済的利益は誰に帰属するのか。
② 出資額限度法人は課税関係をクリアしているものとする。
③ 出資持分なしとは、知事の認可を必要とし「新医療法人（創設）」という名称となる。

【相法9条 みなし贈与】他の出資者が、その出資持分を放棄（全部又は一部）したことにより受贈者の意思とは関係なく降って湧いてきた経済的利益部分。すなわち当事者間の合意のない贈与。

8 十分な理解が必要となる法令・通達について

【医療法】

第46条の2　医療法人には，役員として，理事3人以上及び監事1人以上を置かなければならない。ただし，理事について，都道府県知事の認可を受けた場合は，1人又は2人の理事を置くをもって足りる。
2　次の各号のいずれかに該当する者は，医療法人の役員となることができない。
　一　成年被後見人又は被保佐人
　二　この法律，医師法，歯科医師法その他医事に関する法令の規定により罰金以上の刑に処せられ，その執行を終わり，又は執行を受けることがなくなった日から起算して2年を経過しない者
　三　前号に該当する者を除くほか，禁錮以上の刑に処せられ，その執行を終わり，又は執行を受けることがなくなるまでの者
3　役員の任期は，2年を超えることはできない。ただし，再任を妨げない。

第55条　社団たる医療法人は，次の事由によって解散する。
　一　定款をもって定めた解散事由の発生
　二　目的たる業務の成功の不能
　三　社員総会の決議
　四　他の医療法人との合併
　五　社員の欠亡
　六　破産手続開始の決定
　七　設立認可の取消し
2　社団たる医療法人は，総社員の4分の3以上の賛成がなければ，前項第3号の社員総会の決議をすることができない。ただし，定款に別段の定めがあるときは，この限りでない。
3　財団たる医療法人は，次に掲げる事由によって解散する。
　一　寄附行為をもって定めた解散事由の発生
　二　第1項第2号，第4号，第6号又は第7号に掲げる事由
4　医療法人がその債務につきその財産をもって完済することができなくなっ

> た場合には，裁判所は，理事若しくは債権者の申立てにより又は職権で，破産手続開始の決定をする。
> 5　前項に規定する場合には，理事は，直ちに破産手続開始の申立てをしなければならない。
> 6　第1項第2号又は第3号に掲げる事由による解散は，都道府県知事の認可を受けなければ，その効力を生じない。
> 7　都道府県知事は，前項の認可をし，又は認可をしない処分をするに当たっては，あらかじめ，都道府県医療審議会の意見を聴かなければならない。
> 8　清算人は，第1項第1号若しくは第5号又は第3項第1号に掲げる事由によって医療法人が解散した場合には，都道府県知事にその旨を届け出なければならない。

【医療法施行規則】

> （持分の定めのある医療法人から持分の定めのない医療法人への移行）
> 第30条の39　社団である医療法人で持分の定めのあるものは，定款を変更して，社団である医療法人で持分の定めのないものに移行することができる。
> 2　社団である医療法人で持分の定めのないものは，社団である医療法人で持分の定めのあるものへ移行できないものとする。

【所得税法】

> （配当等とみなす金額）
> 第25条　法人（法人税法第2条第6号（定義）に規定する公益法人等及び人格のない社団等を除く。以下この項において同じ。）の株主等が当該法人の次に掲げる事由により金銭その他の資産の交付を受けた場合において，その金銭の額及び金銭以外の資産の価額（同条第12号の15に規定する適格現物分配に係る資産にあっては，当該法人のその交付の直前の当該資産の帳簿価額に相当する金額）の合計額が当該法人の同条第16号に規定する資本金等の額又は同条第17号の2に規定する連結個別資本金等の額のうちその交付の基因となった当該法人の株式又は出資に対応する部分の金額を超えるとき

は，この法律の規定の適用については，その超える部分の金額に係る金銭その他の資産は，前条第一項に規定する剰余金の配当，利益の配当，剰余金の分配又は金銭の分配とみなす。
　一　当該法人の合併（法人課税信託に係る信託の併合を含むものとし，法人税法第2条第12号の8に規定する適格合併を除く。）
　二　当該法人の分割型分割（法人税法第2条第12号の12に規定する適格分割型分割を除く。）
　三　当該法人の資本の払戻し（株式に係る剰余金の配当（資本剰余金の額の減少に伴うものに限る。）のうち分割型分割によるもの以外のもの及び出資等減少分配をいう。）又は当該法人の解散による残余財産の分配
　四　当該法人の自己の株式又は出資の取得（金融商品取引法第2条第16項（定義）に規定する金融商品取引所の開設する市場における購入による取得その他の政令で定める取得及び第57条の4第3項第1号から第3号まで（株式交換等に係る譲渡所得等の特例）に掲げる株式又は出資の同項に規定する場合に該当する場合における取得を除く。）
　五　当該法人の出資の消却（取得した出資について行うものを除く。），当該法人の出資の払戻し，当該法人からの社員その他の出資者の退社若しくは脱退による持分の払戻し又は当該法人の株式若しくは出資を当該法人が取得することなく消滅させること。
　六　当該法人の組織変更（当該組織変更に際して当該組織変更をした当該法人の株式又は出資以外の資産を交付したものに限る。）
2　前項に規定する株式又は出資に対応する部分の金額の計算の方法その他同項の規定の適用に関し必要な事項は，政令で定める。

【法人税法施行令】

第136条の3　医療法人がその設立について贈与又は遺贈を受けた金銭の額又は金銭以外の資産の価額は，その医療法人の各事業年度の所得の金額の計算上，益金の額に算入しない。
2　社団である医療法人で持分の定めのあるものが持分の定めのない医療法人となる場合において，持分の全部又は一部の払戻しをしなかったときは，そ

> の払戻しをしなかったことにより生ずる利益の額は，その医療法人の各事業年度の所得の金額の計算上，益金の額に算入しない。

【解説】

　平成13年度税制改正において，利益積立金額の資本組入れなど金銭等の交付をしない場合のみなし配当課税が廃止されました。

　これは，株主等から金銭等の払込みがない場合又は株主等に金銭等の払戻しがない場合には，株主等から拠出された金額を示す資本金等の額は変更しないという考えに基づくものです。この場合，利益積立金を資本に組入れた場合には，別表五（一）により調整します。

【相続税法】

> 第9条　第5条から前条まで及び次節に規定する場合を除くほか，対価を支払わないで，又は著しく低い価額の対価で利益を受けた場合においては，当該利益を受けた時において，当該利益を受けた者が，当該利益を受けた時における当該利益の価額に相当する金額（対価の支払があった場合には，その価額を控除した金額）を当該利益を受けさせた者から贈与（当該行為が遺言によりなされた場合には，遺贈）により取得したものとみなす。ただし，当該行為が，当該利益を受ける者が資力を喪失して債務を弁済することが困難である場合において，その者の扶養義務者から当該債務の弁済に充てるためになされたものであるときは，その贈与又は遺贈により取得したものとみなされた金額のうちその債務を弁済することが困難である部分の金額については，この限りでない。
>
> （評価の原則）
> 第22条　この章で特別の定めのあるものを除くほか，相続，遺贈又は贈与により取得した財産の価額は，当該財産の取得の時における時価により，当該財産の価額から控除すべき債務の金額は，その時の現況による。
>
> （人格のない社団又は財団等に対する課税）
> 第66条　代表者又は管理者の定めのある人格のない社団又は財団に対し財産の贈与又は遺贈があった場合においては，当該社団又は財団を個人とみなして，これに贈与税又は相続税を課する。この場合においては，贈与により取

得した財産について，当該贈与をした者の異なるごとに，当該贈与をした者の各1人のみから財産を取得したものとみなして算出した場合の贈与税額の合計額をもって当該社団又は財団の納付すべき贈与税額とする。

2 前項の規定は，同項に規定する社団又は財団を設立するために財産の提供があった場合について準用する。

3 前2項の場合において，第1条の3又は第1条の4の規定の適用については，第1項に規定する社団又は財団の住所は，その主たる営業所又は事務所の所在地にあるものとみなす。

4 前3項の規定は，持分の定めのない法人に対し財産の贈与又は遺贈があった場合において，当該贈与又は遺贈により当該贈与又は遺贈をした者の親族その他これらの者と第64条第1項に規定する特別の関係がある者の相続税又は贈与税の負担が不当に減少する結果となると認められるときについて準用する。この場合において，第1項中「代表者又は管理者の定めのある人格のない社団又は財団」とあるのは「持分の定めのない法人」と，「当該社団又は財団」とあるのは「当該法人」と，第2項及び第3項中「社団又は財団」とあるのは「持分の定めのない法人」と読み替えるものとする。

5 第1項（第2項において準用する場合を含む。）又は前項の規定の適用がある場合において，これらの規定により第1項若しくは第2項の社団若しくは財団又は前項の持分の定めのない法人に課される贈与税又は相続税の額については，政令で定めるところにより，これらの社団若しくは財団又は持分の定めのない法人に課されるべき法人税その他の税の額に相当する額を控除する。

6 第4項の相続税又は贈与税の負担が不当に減少する結果となると認められるか否かの判定その他同項の規定の適用に関し必要な事項は，政令で定める。

【相続税法施行令】

（法人から受ける特別の利益の内容等）

第32条　法第65条第1項の法人から受ける特別の利益は，施設の利用，余裕金の運用，解散した場合における財産の帰属，金銭の貸付け，資産の譲渡，給与の支給，役員等（理事，監事，評議員その他これらの者に準ずるものを

いう。次条第3項において同じ。）の選任その他財産の運用及び事業の運営に関して当該法人から受ける特別の利益（以下この条において「特別利益」という。）とし，法第65条第1項の法人から特別の利益を受ける者は，同項の贈与又は遺贈をした者からの当該法人に対する当該財産の贈与又は遺贈に関して当該法人から特別利益を受けたと認められる者とする。

（人格のない社団又は財団等に課される贈与税等の額の計算の方法等）

第33条　法第66条第1項（同条第二項において準用する場合を含む。）又は同条第4項の規定により同条第1項若しくは第2項の社団若しくは財団又は同条第4項の持分の定めのない法人（以下この項及び次項において「社団等」という。）に課される贈与税又は相続税の額については，次に掲げる税額の合計額（当該税額の合計額が当該贈与税又は相続税の額を超えるときには，当該贈与税又は相続税の額に相当する額）を控除するものとする。

一　社団等が贈与又は遺贈により取得した財産の価額から翌期控除事業税相当額（当該価額を当該社団等の事業年度の所得とみなして地方税法の規定を適用して計算した事業税（同法第72条第3号（事業税に関する用語の意義）に規定する所得割に係るものに限る。以下この号において同じ。）の額をいう。）を控除した価額を当該社団等の事業年度の所得とみなして法人税法の規定を適用して計算した法人税の額及び地方税法の規定を適用して計算した事業税の額

二　前号の規定により計算した当該社団等の法人税の額を基に地方法人税法の規定を適用して計算した地方法人税の額並びに地方税法の規定を適用して計算した同法第23条第1項第3号（道府県民税に関する用語の意義）に規定する法人税割に係る道府県民税の額及び同法第292条第1項第3号（市町村民税に関する用語の意義）に規定する法人税割に係る市町村民税の額

2　前項の規定を適用する場合において，社団等に財産の贈与をした者が2以上あるときは，当該社団等が当該贈与により取得した財産について，当該贈与をした者の異なるごとに，当該贈与をした者の各1人のみから取得したものとみなす。

3　贈与又は遺贈により財産を取得した法第65条第1項に規定する持分の定めのない法人が，次に掲げる要件を満たすときは，法第66条第4項の相続

税又は贈与税の負担が不当に減少する結果となると認められないものとする。
一 その運営組織が適正であるとともに，その寄附行為，定款又は規則において，その役員等のうち親族関係を有する者及びこれらと次に掲げる特殊の関係がある者（次号において「親族等」という。）の数がそれぞれの役員等の数のうちに占める割合は，いずれも3分の1以下とする旨の定めがあること。
　イ　当該親族関係を有する役員等と婚姻の届出をしていないが事実上婚姻関係と同様の事情にある者
　ロ　当該親族関係を有する役員等の使用人及び使用人以外の者で当該役員等から受ける金銭その他の財産によって生計を維持しているもの
　ハ　イ又はロに掲げる者の親族でこれらの者と生計を一にしているもの
　ニ　当該親族関係を有する役員等及びイからハまでに掲げる者のほか，次に掲げる法人の法人税法第2条第15号（定義）に規定する役員（(1)において「会社役員」という。）又は使用人である者
　　(1)　当該親族関係を有する役員等が会社役員となっている他の法人
　　(2)　当該親族関係を有する役員等及びイからハまでに掲げる者並びにこれらの者と法人税法第2条第10号に規定する政令で定める特殊の関係のある法人を判定の基礎にした場合に同号に規定する同族会社に該当する他の法人
二 当該法人に財産の贈与若しくは遺贈をした者，当該法人の設立者，社員若しくは役員等又はこれらの者の親族等に対し，施設の利用，余裕金の運用，解散した場合における財産の帰属，金銭の貸付け，資産の譲渡，給与の支給，役員等の選任その他財産の運用及び事業の運営に関して特別の利益を与えないこと。
三 その寄附行為，定款又は規則において，当該法人が解散した場合にその残余財産が国若しくは地方公共団体又は公益社団法人若しくは公益財団法人その他の公益を目的とする事業を行う法人（持分の定めのないものに限る。）に帰属する旨の定めがあること。
四 当該法人につき法令に違反する事実，その帳簿書類に取引の全部又は一部を隠蔽し，又は仮装して記録又は記載をしている事実その他公益に反する事実がないこと。

【参考】

> 贈与税の非課税財産（公益を目的とする事業の用に供する財産に関する部分）及び持分の定めのない法人に対して財産の贈与等があった場合の取扱いについて
>
> 昭和39年6月9日付　直審（資）24，直資77
> 昭和39年12月24日付　直審（資）45，直資173改正
> 昭和55年4月23日付　直資2－182改正
> 昭和57年5月17日付　直資2－177改正
> 平成元年5月8日付　直資2－209改正
> 平成4年6月19日付　課資2－158改正
> 平成8年6月18日付　課資2－116改正
> 平成10年6月18日付　課資2－244改正
> 平成12年6月23日付　課資2－258改正
> 平成15年6月24日付　課資2－1改正
> 平成16年6月10日付　課資2－6改正
> 平成20年7月8日付　課資2－8改正
>
> 標題のことについて，下記のように定めたからこれにより取り扱われたい。
>
> （趣旨）　公益を目的とする事業を行う者が贈与により取得した財産のうち贈与税の非課税財産とされるもの及び公益を目的とする事業を行う法人に対する財産の贈与又は当該法人を設立するための財産の提供があった場合の贈与税の取扱いを定めたものである。
>
> （略）
>
> 第2　持分の定めのない法人に対する贈与税の取扱い
>
> （法第66条第4項の規定の趣旨）
> 12　法第66条第4項の規定は，持分の定めのない法人（持分の定めのある法

人で持分を有する者がないものを含む。以下同じ。）に対する財産の贈与又は当該法人を設立するための財産の提供（以下「贈与等」という。）により贈与等をした者又はこれらの者の親族その他これらの者と法第64条第1項に規定する特別の関係がある者が当該法人の施設又は余裕金を私的に利用するなど当該法人から特別の利益を受けているような場合には，実質的には，当該贈与等をした者が当該贈与等に係る財産を有し，又は特別の利益を受ける者に当該特別の利益を贈与したのと同じこととなり，したがって当該贈与等をした者について相続が開始した場合には，当該財産は遺産となって相続税が課され，又は特別の利益を受ける者に対し贈与税が課されるのにかかわらず，法人に対し財産の贈与等をすることによりこれらの課税を免れることとなることに顧み，当該法人に対する財産の贈与等があった際に当該法人に贈与税を課することとしているものであることに留意する。

（持分の定めのない法人）

13　法第66条第4項に規定する「持分の定めのない法人」とは，例えば，次に掲げる法人をいうことに留意する。

(1)　定款，寄附行為若しくは規則（これらに準ずるものを含む。以下13において「定款等」という。）又は法令の定めにより，当該法人の社員，構成員（当該法人へ出資している者に限る。以下13において「社員等」という。）が当該法人の出資に係る残余財産の分配請求権又は払戻請求権を行使することができない法人

(2)　定款等に，社員等が当該法人の出資に係る残余財産の分配請求権又は払戻請求権を行使することができる旨の定めはあるが，そのような社員等が存在しない法人

（注）　持分の定めがある法人（持分を有する者がないものを除く。）に対する財産の贈与等があったときは，当該法人の出資者等について法第9条の規定を適用すべき場合があることに留意する。

（相続税等の負担の不当減少についての判定）

14　法第66条第4項に規定する「相続税又は贈与税の負担が不当に減少する結果となると認められるとき」かどうかの判定は，原則として，贈与等を受けた法人が法施行令第33条第3項各号に掲げる要件を満たしているかどうかにより行うものとする。

ただし，当該法人の社員，役員等（法施行令第32条に規定する役員等をいう。以下同じ。）及び当該法人の職員のうちに，その財産を贈与した者若しくは当該法人の設立に当たり財産を提供した者又はこれらの者と親族その他法施行令第33条第3項第1号に規定する特殊の関係がある者が含まれていない事実があり，かつ，これらの者が，当該法人の財産の運用及び事業の運営に関して私的に支配している事実がなく，将来も私的に支配する可能性がないと認められる場合には，同号の要件を満たさないときであっても，同項第2号から第4号までの要件を満たしているときは，法第66条第4項に規定する「相続税又は贈与税の負担が不当に減少する結果となると認められるとき」に該当しないものとして取り扱う。

（その運営組織が適正であるかどうかの判定）
15　法施行令第33条第3項第1号に規定する「その運営組織が適正である」かどうかの判定は，財産の贈与等を受けた法人について，次に掲げる事実が認められるかどうかにより行うものとして取り扱う。
(1)　次に掲げる法人の態様に応じ，定款，寄附行為又は規則（これらに準ずるものを含む。以下同じ。）において，それぞれ次に掲げる事項が定められていること。
　　イ　一般社団法人
　　　(イ)　理事の定数は6人以上，監事の定数は2人以上であること。
　　　(ロ)　理事会を設置すること。
　　　(ハ)　理事会の決議は，次の(ホ)に該当する場合を除き，理事会において理事総数（理事現在数）の過半数の決議を必要とすること。
　　　(ニ)　社員総会の決議は，法令に別段の定めがある場合を除き，総社員の議決権の過半数を有する社員が出席し，その出席した社員の議決権の過半数の決議を必要とすること
　　　(ホ)　次に掲げるC及びD以外の事項の決議は，社員総会の決議を必要とすること。
　　　　この場合において次のE，F及びG（事業の一部の譲渡を除く。）以外の事項については，あらかじめ理事会における理事総数（理事現在数）の3分の2以上の決議を必要とすること。
　　　　なお，贈与等に係る財産が贈与等をした者又はその者の親族が法人

税法（昭和40年法律第34号）第2条第15号（(定義)）に規定する役員（以下「会社役員」という。）となっている会社の株式又は出資である場合には，その株式又は出資に係る議決権の行使に当たっては，あらかじめ理事会において理事総数（理事現在数）の3分の2以上の承認を得ることを必要とすること。

A　収支予算（事業計画を含む。）
B　決算
C　重要な財産の処分及び譲受け
D　借入金（その事業年度内の収入をもって償還する短期の借入金を除く。）その他新たな義務の負担及び権利の放棄
E　定款の変更
F　解散
G　合併，事業の全部又は一部の譲渡

(注)　一般社団法人及び一般財団法人に関する法律（平成18年法律第48号）第15条第2項第2号（(設立時役員等の選任)）に規定する会計監査人設置一般社団法人で，同法第127条（(会計監査人設置一般社団法人の特則)）の規定により同法第126条第2項（(計算書類等の定時社員総会への提出等)）の規定の適用がない場合にあっては，上記Bの決算について，社員総会の決議を要しないことに留意する。

(ヘ)　役員等には，その地位にあることのみに基づき給与等（所得税法（昭和40年法律第33号）第28条第1項（(給与所得)）に規定する「給与等」をいう。以下同じ。）を支給しないこと。

(ト)　監事には，理事（その親族その他特殊の関係がある者を含む。）及びその法人の職員が含まれてはならないこと。また，監事は，相互に親族その他特殊の関係を有しないこと。

(注)1　一般社団法人とは，次の(1)又は(2)の法人をいう。
　　(1)　一般社団法人及び一般財団法人に関する法律第22条の規定により設立された一般社団法人
　　(2)　一般社団法人及び一般財団法人に関する法律及び公益社団法人及び公益財団法人の認定等に関する法律の施行に伴う関係法

律の整備等に関する法律（平成18年法律第50号）（以下「整備法」という。）第40条第１項（（社団法人及び財団法人の存続））の規定により存続する一般社団法人で，同法第121条第１項（（認定に関する規定の準用））の規定において読み替えて準用する同法第106条第１項（（移行の登記））の移行の登記をした当該一般社団法人（同法第131条第１項（（認可の取消し））の規定により同法第45条（（通常の一般社団法人又は一般財団法人への移行））の認可を取り消されたものを除く。）

2　上記(イ)から(ト)までに掲げるほか，法施行令第33条第３項第１号に定める親族その他特殊の関係にある者に関する規定及び同項第３号に定める残余財産の帰属に関する規定が定款に定められていなければならないことに留意する。

3　社員総会における社員の議決権は各１個とし，社員総会において行使できる議決権の数，議決権を行使することができる事項，議決権の行使の条件その他の社員の議決権に関する事項（一般社団法人及び一般財団法人に関する法律第50条（（議決権の代理行使））から第52条（（電磁的方法による議決権の行使））までに規定する事項を除く。）について，定款の定めがある場合には，たとえ上記(イ)から(ト)までに掲げる事項の定めがあるときであっても上記15の(1)に該当しないものとして取り扱う。

ロ　一般財団法人

(イ)　理事の定数は６人以上，監事の定数は２人以上，評議員の定数は６人以上であること。

(ロ)　評議員の定数は，理事の定数と同数以上であること。

(ハ)　評議員の選任は，例えば，評議員の選任のために設置された委員会の議決により選任されるなどその地位にあることが適当と認められる者が公正に選任されること。

(ニ)　理事会の決議は，次の(ヘ)に該当する場合を除き，理事会において理事総数（理事現在数）の過半数の決議を必要とすること。

(ホ)　評議員会の決議は，法令に別段の定めがある場合を除き，評議員会において評議員総数（評議員現在数）の過半数の決議を必要とするこ

と。
(ヘ)　次に掲げるC及びD以外の事項の決議は，評議員会の決議を必要とすること。

　この場合において次のE及びF（事業の一部の譲渡を除く。）以外の事項については，あらかじめ理事会における理事総数（理事現在数）の3分の2以上の決議を必要とすること。

　なお，贈与等に係る財産が贈与等をした者又はその者の親族が会社役員となっている会社の株式又は出資である場合には，その株式又は出資に係る議決権の行使に当たっては，あらかじめ理事会において理事総数（理事現在数）の3分の2以上の承認を得ることを必要とすること。

　A　収支予算（事業計画を含む。）
　B　決算
　C　重要な財産の処分及び譲受け
　D　借入金（その事業年度内の収入をもって償還する短期の借入金を除く。）その他新たな義務の負担及び権利の放棄
　E　定款の変更
　F　合併，事業の全部又は一部の譲渡
（注）　一般社団法人及び一般財団法人に関する法律第153条第1項第7号（（定款の記載又は記録事項））に規定する会計監査人設置一般財団法人で，同法第199条の規定において読み替えて準用する同法第127条の規定により同法第126条第2項の規定の適用がない場合にあっては，上記ロ(ヘ)のBの決算について，評議員会の決議を要しないことに留意する。

(ト)　役員等には，その地位にあることのみに基づき給与等を支給しないこと。

(チ)　監事には，理事（その親族その他特殊の関係がある者を含む。）及び評議員（その親族その他特殊の関係がある者を含む。）並びにその法人の職員が含まれてはならないこと。また，監事は，相互に親族その他特殊の関係を有しないこと。

（注）1　一般財団法人とは，次の(1)又は(2)の法人をいう。

(1) 一般社団法人及び一般財団法人に関する法律第163条（(一般財団法人の成立)）の規定により設立された一般財団法人
(2) 整備法第40条第1項の規定により存続する一般財団法人で，同法第121条第1項の規定において読み替えて準用する同法第106条第1項の移行の登記をした当該一般財団法人（同法第131条第1項の規定により同法第45条の認可を取り消されたものを除く。）
2 　上記ロの(イ)から(チ)までに掲げるほか，法施行令第33条第3項第1号に定める親族その他特殊の関係にある者に関する規定及び同項第3号に定める残余財産の帰属に関する規定が定款に定められていなければならないことに留意する。
ハ　学校法人，社会福祉法人，更生保護法人，宗教法人その他の持分の定めのない法人
(イ)　その法人に社員総会又はこれに準ずる議決機関がある法人
A　理事の定数は6人以上，監事の定数は2人以上であること。
B　理事及び監事の選任は，例えば，社員総会における社員の選挙により選出されるなどその地位にあることが適当と認められる者が公正に選任されること。
C　理事会の議事の決定は，次のEに該当する場合を除き，原則として，理事会において理事総数（理事現在数）の過半数の議決を必要とすること。
D　社員総会の議事の決定は，法令に別段の定めがある場合を除き，社員総数の過半数が出席し，その出席社員の過半数の議決を必要とすること。
E　次に掲げる事項（次のFにより評議員会などに委任されている事項を除く。）の決定は，社員総会の議決を必要とすること。
　この場合において，次の(E)及び(F)以外の事項については，あらかじめ理事会における理事総数（理事現在数）の3分の2以上の議決を必要とすること。
(A)　収支予算（事業計画を含む。）
(B)　収支決算（事業報告を含む。）

(C)　基本財産の処分
　　(D)　借入金（その会計年度内の収入をもって償還する短期借入金を除く。）その他新たな義務の負担及び権利の放棄
　　(E)　定款の変更
　　(F)　解散及び合併
　　(G)　当該法人の主たる目的とする事業以外の事業に関する重要な事項
　F　社員総会のほかに事業の管理運営に関する事項を審議するため評議員会などの制度が設けられ，上記(E)及び(F)以外の事項の決定がこれらの機関に委任されている場合におけるこれらの機関の構成員の定数及び選任並びに議事の決定については次によること。
　　(A)　構成員の定数は，理事の定数の2倍を超えていること。
　　(B)　構成員の選任については，上記ハ(イ)のBに準じて定められていること。
　　(C)　議事の決定については，原則として，構成員総数の過半数の議決を必要とすること。
　G　上記ハ(イ)のCからFまでの議事の表決を行う場合には，あらかじめ通知された事項について書面をもって意思を表示した者は，出席者とみなすことができるが，他の者を代理人として表決を委任することはできないこと。
　H　役員等には，その地位にあることのみに基づき給与等を支給しないこと。
　I　監事には，理事（その親族その他特殊の関係がある者を含む。）及び評議員（その親族その他特殊の関係がある者を含む。）並びにその法人の職員が含まれてはならないこと。また，監事は，相互に親族その他特殊の関係を有しないこと。
(ロ)　上記ハの(イ)以外の法人
　A　理事の定数は6人以上，監事の定数は2人以上であること。
　B　事業の管理運営に関する事項を審議するため評議員会の制度が設けられており，評議員の定数は，理事の定数の2倍を超えていること。ただし，理事と評議員との兼任禁止規定が定められている場合

には，評議員の定数は，理事の定数と同数以上であること。
C　理事，監事及び評議員の選任は，例えば，理事及び監事は評議員会の議決により，評議員は理事会の議決により選出されるなどその地位にあることが適当と認められる者が公正に選任されること。
D　理事会の議事の決定は，法令に別段の定めがある場合を除き，次によること。
　(A)　重要事項の決定
　　　次のaからgまでに掲げる事項の決定は，理事会における理事総数（理事現在数）の3分の2以上の議決を必要とするとともに，原則として評議員会の同意を必要とすること。
　　　なお，贈与等に係る財産が贈与等をした者又はその者の親族が会社役員となっている会社の株式又は出資である場合には，その株式又は出資に係る議決権の行使に当たっては，あらかじめ理事会において理事総数（理事現在数）の3分の2以上の承認を得ることを必要とすること。
　　a　収支予算（事業計画を含む。）
　　b　収支決算（事業報告を含む。）
　　c　基本財産の処分
　　d　借入金（その会計年度内の収入をもって償還する短期借入金を除く。）その他新たな義務の負担及び権利の放棄
　　e　寄附行為の変更
　　f　解散及び合併
　　g　当該法人の主たる目的とする事業以外の事業に関する重要な事項
　(B)　その他の事項の決定
　　　上記ハ(ロ)Dの(A)に掲げる事項以外の事項の決定は，原則として，理事会において理事総数（理事現在数）の過半数の議決を必要とすること。
E　評議員会の議事の決定は，法令に別段の定めがある場合を除き，評議員会における評議員総数（評議員現在数）の過半数の議決を必要とすること。

F　上記ハ(ロ)のD及びEの議事の表決を行う場合には，あらかじめ通知された事項について書面をもって意思を表示した者は，出席者とみなすことができるが，他の者を代理人として表決を委任することはできないこと。

G　役員等には，その地位にあることのみに基づき給与等を支給しないこと。

H　監事には，理事（その親族その他特殊の関係がある者を含む。）及び評議員（その親族その他特殊の関係がある者を含む。）並びにその法人の職員が含まれてはならないこと。また，監事は，相互に親族その他特殊の関係を有しないこと。

I　贈与等を受けた法人が，学生若しくは生徒（以下「学生等」という。）に対して学資の支給若しくは貸与をし，又は科学技術その他の学術に関する研究を行う者に対して助成金を支給する事業その他これらに類する事業を行うものである場合には，学資の支給若しくは貸与の対象となる者又は助成金の支給の対象となる者等を選考するため，理事会において選出される教育関係者又は学識経験者等により組織される選考委員会を設けること。

（注）1　上記ハの(イ)及び(ロ)に掲げるほか，法施行令第33条第3項第1号に定める親族その他特殊の関係にある者に関する規定及び同項第3号に定める残余財産の帰属に関する規定が定款，寄附行為又は規則に定められていなければならないことに留意する。

　　　2　上記ハの法人の定款，寄附行為又は規則が，標準的な定款，寄附行為又は規則（租税特別措置法（昭和32年法律第26号）第40条（（国等に対して財産を寄附した場合の譲渡所得等の非課税））の規定の適用に関し通達の定めによる標準的な定款，寄附行為又は規則をいう。）に従って定められている場合には，上記15の(1)に該当するものとして取り扱うことに留意する。

（注）1　特例社団法人又は特例財団法人（整備法第40条第1項の規定により存続する一般社団法人又は一般財団法人であって同法第106条第1項（同法第121条第1項において読み替えて準用する場合を含む。）の移行の登記をしていない法人又は同法

第131条第1項の規定により同法第45条の認可を取り消された法人をいう。）については，法令に別段の定めがある場合を除き，上記ハに準じて取り扱うことに留意する。
2 公益社団法人（整備法第40条第1項に規定する一般社団法人で同法第106条第1項による移行の登記をした法人を含む。）及び公益財団法人（同法第40条第1項に規定する一般財団法人で同法第106条第1項による移行の登記をした法人を含む。）については，原則として，上記15の(1)に該当するものとして取り扱う。なお，この場合においては，次に掲げる事項が定款に定められていなければならないことに留意する。
  (1) 法施行令第33条第3項第1号に定める親族その他特殊の関係にある者に関する規定及び同項第3号に定める残余財産の帰属に関する規定
  (2) 贈与等に係る財産が贈与等をした者又はこれらの者の親族が会社役員となっている会社の株式又は出資である場合には，その株式又は出資に係る議決権の行使に当たっては，あらかじめ理事会において理事総数（理事現在数）の3分の2以上の承認を得ることを必要とすること。
(2) 贈与等を受けた法人の事業の運営及び役員等の選任等が，法令及び定款，寄附行為又は規則に基づき適正に行われていること。
(注) 他の一の法人（当該他の一の法人と法人税法施行令（昭和40年政令第97号）第4条第2号（(同族関係者の範囲)）に定める特殊の関係がある法人を含む。）又は団体の役員及び職員の数が当該法人のそれぞれの役員等のうちに占める割合が3分の1を超えている場合には，当該法人の役員等の選任は，適正に行われていないものとして取り扱う。
(3) 贈与等を受けた法人が行う事業が，原則として，その事業の内容に応じ，その事業を行う地域又は分野において社会的存在として認識される程度の規模を有していること。この場合において，例えば，次のイからヌまでに掲げる事業がその法人の主たる目的として営まれているときは，当該事業は，社会的存在として認識される程度の規模を有しているものとして取り扱う。

イ 学校教育法第1条に規定する学校を設置運営する事業
ロ 社会福祉法第2条第2項各号及び第3項各号に規定する事業
ハ 更生保護事業法第2条第1項に規定する更生保護事業
ニ 宗教の普及その他教化育成に寄与することとなる事業
ホ 博物館法（昭和26年法律第285号）第2条第1項（(定義)）に規定する博物館を設置運営する事業
(注) 上記の博物館は，博物館法第10条（(登録)）の規定による博物館としての登録を受けたものに限られているのであるから留意する。
ヘ 図書館法（昭和25年法律第118号）第2条第1項（(定義)）に規定する図書館を設置運営する事業
ト 30人以上の学生等に対して学資の支給若しくは貸与をし，又はこれらの者の修学を援助するため寄宿舎を設置運営する事業（学資の支給若しくは貸与の対象となる者又は寄宿舎の貸与の対象となる者が都道府県の範囲よりも狭い一定の地域内に住所を有する学生等若しくは当該一定の地域内に所在する学校の学生等に限定されているものを除く。）
チ 科学技術その他の学術に関する研究を行うための施設（以下「研究施設」という。）を設置運営する事業又は当該学術に関する研究を行う者（以下「研究者」という。）に対して助成金を支給する事業（助成金の支給の対象となる者が都道府県の範囲よりも狭い一定の地域内に住所を有する研究者又は当該一定の地域内に所在する研究施設の研究者に限定されているものを除く。）
リ 学校教育法第124条（(専修学校)）に規定する専修学校又は同法第134条第1項（(各種学校)）に規定する各種学校を設置運営する事業で，次に掲げる要件を満たすもの
　(イ) 同時に授業を受ける生徒定数は，原則として80人以上であること。
　(ロ) 法人税法施行規則（昭和40年大蔵省令第12号）第7条第1号及び第2号（(学校において行う技芸の教授のうち収益事業に該当しないものの範囲)）に定める要件
ヌ 医療法（昭和23年法律第205号）第1条の2第2項に規定する医療提供施設を設置運営する事業を営む法人で，その事業が次の(イ)及び(ロ)の要件又は(ハ)の要件を満たすもの

(イ)　医療法施行規則（昭和23年厚生省令第50号）第30条の35の2第1項第1号ホ及び第2号（（社会医療法人の認定要件））に定める要件（この場合において，同号イの判定に当たっては，介護保険法（平成9年法律第123号）の規定に基づく保険給付に係る収入金額を社会保険診療に係る収入に含めて差し支えないものとして取り扱う。）

　(ロ)　その開設する医療提供施設のうち1以上のものが，その所在地の都道府県が定める医療法第30条の4第1項に規定する医療計画において同条第2項第2号に規定する医療連携体制に係る医療提供施設として記載及び公示されていること。

　(ハ)　その法人が租税特別措置法施行令第39条の25第1項第1号（（法人税率の特例の適用を受ける医療法人の要件等））に規定する厚生労働大臣が財務大臣と協議して定める基準を満たすもの

（特別の利益を与えること）

16　法施行令第33条第3項第2号の規定による特別の利益を与えることとは，具体的には，例えば，次の(1)又は(2)に該当すると認められる場合がこれに該当するものとして取り扱う。

(1)　贈与等を受けた法人の定款，寄附行為若しくは規則又は贈与契約書等において，次に掲げる者に対して，当該法人の財産を無償で利用させ，又は与えるなどの特別の利益を与える旨の記載がある場合

　イ　贈与等をした者
　ロ　当該法人の設立者，社員若しくは役員等
　ハ　贈与等をした者，当該法人の設立者，社員若しくは役員等（以下16において「贈与等をした者等」という。）の親族
　ニ　贈与等をした者等と次に掲げる特殊の関係がある者（次の(2)において「特殊の関係がある者」という。）
　　(イ)　贈与等をした者等とまだ婚姻の届出をしていないが事実上婚姻関係と同様の事情にある者
　　(ロ)　贈与等をした者等の使用人及び使用人以外の者で贈与等をした者等から受ける金銭その他の財産によって生計を維持しているもの
　　(ハ)　上記(イ)又は(ロ)に掲げる者の親族でこれらの者と生計を一にしているもの

(ニ)　贈与等をした者等が会社役員となっている他の会社
　　(ホ)　贈与等をした者等，その親族，上記(イ)から(ハ)までに掲げる者並びにこれらの者と法人税法第２条第10号に規定する政令で定める特殊の関係のある法人を判定の基礎とした場合に同号に規定する同族会社に該当する他の法人
　　(ヘ)　上記(ニ)又は(ホ)に掲げる法人の会社役員又は使用人
(2)　贈与等を受けた法人が，贈与等をした者等又はその親族その他特殊の関係がある者に対して，次に掲げるいずれかの行為をし，又は行為をすると認められる場合
　イ　当該法人の所有する財産をこれらの者に居住，担保その他の私事に利用させること。
　ロ　当該法人の余裕金をこれらの者の行う事業に運用していること。
　ハ　当該法人の他の従業員に比し有利な条件で，これらの者に金銭の貸付をすること。
　ニ　当該法人の所有する財産をこれらの者に無償又は著しく低い価額の対価で譲渡すること。
　ホ　これらの者から金銭その他の財産を過大な利息又は賃貸料で借り受けること。
　ヘ　これらの者からその所有する財産を過大な対価で譲り受けること，又はこれらの者から当該法人の事業目的の用に供するとは認められない財産を取得すること。
　ト　これらの者に対して，当該法人の役員等の地位にあることのみに基づき給与等を支払い，又は当該法人の他の従業員に比し過大な給与等を支払うこと。
　チ　これらの者の債務に関して，保証，弁済，免除又は引受け（当該法人の設立のための財産の提供に伴う債務の引受けを除く。）をすること。
　リ　契約金額が少額なものを除き，入札等公正な方法によらないで，これらの者が行う物品の販売，工事請負，役務提供，物品の賃貸その他の事業に係る契約の相手方となること。
　ヌ　事業の遂行により供与する利益を主として，又は不公正な方法で，これらの者に与えること。

（判定の時期等）
17　法第66条第４項の規定を適用すべきかどうかの判定は、贈与等の時を基準としてその後に生じた事実関係をも勘案して行うのであるが、贈与等により財産を取得した法人が、財産を取得した時には法施行令第33条第３項各号に掲げる要件を満たしていない場合においても、当該財産に係る贈与税の申告書の提出期限又は更正若しくは決定の時までに、当該法人の組織、定款、寄附行為又は規則を変更すること等により同項各号に掲げる要件を満たすこととなったときは、当該贈与等については法第66条第４項の規定を適用しないこととして取り扱う。

（社会一般の寄附金程度の贈与等についての不適用）
18　法施行令第33条第３項各号に掲げる要件を満たしていないと認められる法人に対して財産の贈与等があった場合においても、当該財産の多寡等からみて、それが社会一般においてされている寄附と同程度のものであると認められるときは、法第66条第４項の規定を適用しないものとして取り扱う。

（持分の定めのない法人に対する贈与税課税の猶予等）
19　法令及びこの通達により判断して法第66条第４項の規定を適用すべき場合においては、贈与等をした者の譲渡所得について租税特別措置法第40条の規定による承認申請書が提出された場合においても、課税の猶予をしないことに留意する。

（贈与等をした者以外の者に特別の利益を与える場合）
20　持分の定めのない法人が、当該法人に対する財産の贈与等に関して、当該贈与等をした者及びその者の親族その他これらの者と法第64条第１項に規定する特別の関係がある者以外の者で当該法人の設立者、社員若しくは役員等又はこれらの者の親族その他これらの者と法第64条第１項に規定する特別の関係がある者に対し特別の利益を与えると認められる場合には、法第66条第４項の規定の適用はないが、当該特別の利益を受ける者に対して法第65条の規定が適用されることに留意する。

　この場合において、贈与等に関して特別の利益を与えると認められる場合とは、「16」の(1)及び(2)に掲げる場合をいうものとして取り扱う。

（持分の定めのない法人から受ける利益の価額）

21 「20」の場合において，法第65条第1項に規定する「贈与により受ける利益の価額」とは，贈与等によって法人が取得した財産の価額によるのではなく，当該法人に対する当該財産の贈与に関して当該法人から特別の利益を受けたと認められる者が当該法人から受けた当該特別の利益の実態により評価するのであるから留意する。

（附則）
（経過的取扱い）
　この法令解釈通達による改正後の取扱いは，一般社団法人及び一般財団法人に関する法律の施行の日（平成20年12月1日）以後に贈与により取得する財産に係る贈与税について適用し，同日前に贈与により取得した財産に係る贈与税については，なお従前の例による。

9　国等に対して財産を寄附した場合の譲渡所得等の非課税

　国又は地方公共団体に対し財産の贈与があった場合には，所得税法59条における贈与等の場合の譲渡所得の規定の適用については，当該財産の贈与がなかったものとみなされます。
　また，旧民法34条の規定により設立された法人その他の公益を目的とする事業を営む法人に対して財産を贈与した場合で，国税庁長官の承認を受けたものについても，所得税の課税については同様とされます。
　そうすると租税特別措置法40条で問題となるのは，その他の公益を目的とする事業を営む法人とされる医療法人に対し財産の贈与の認定がされるか，すなわち，個人出資者の持分なし医療法人への移行に伴い全員による出資持分の放棄が所得税法59条における贈与等の場合の譲渡所得の規定の適用に該当するかです。
　譲渡所得の基因となる資産を医療法人へ贈与（所法59①）した場合の課税の特例として次の事項があります。
　① 　措法40①—医療法人に対して財産を設立寄附した場合の譲渡所得の非課税
　② 　相法66④—出資持分の定めのない法人に対する課税—相令33③非課税

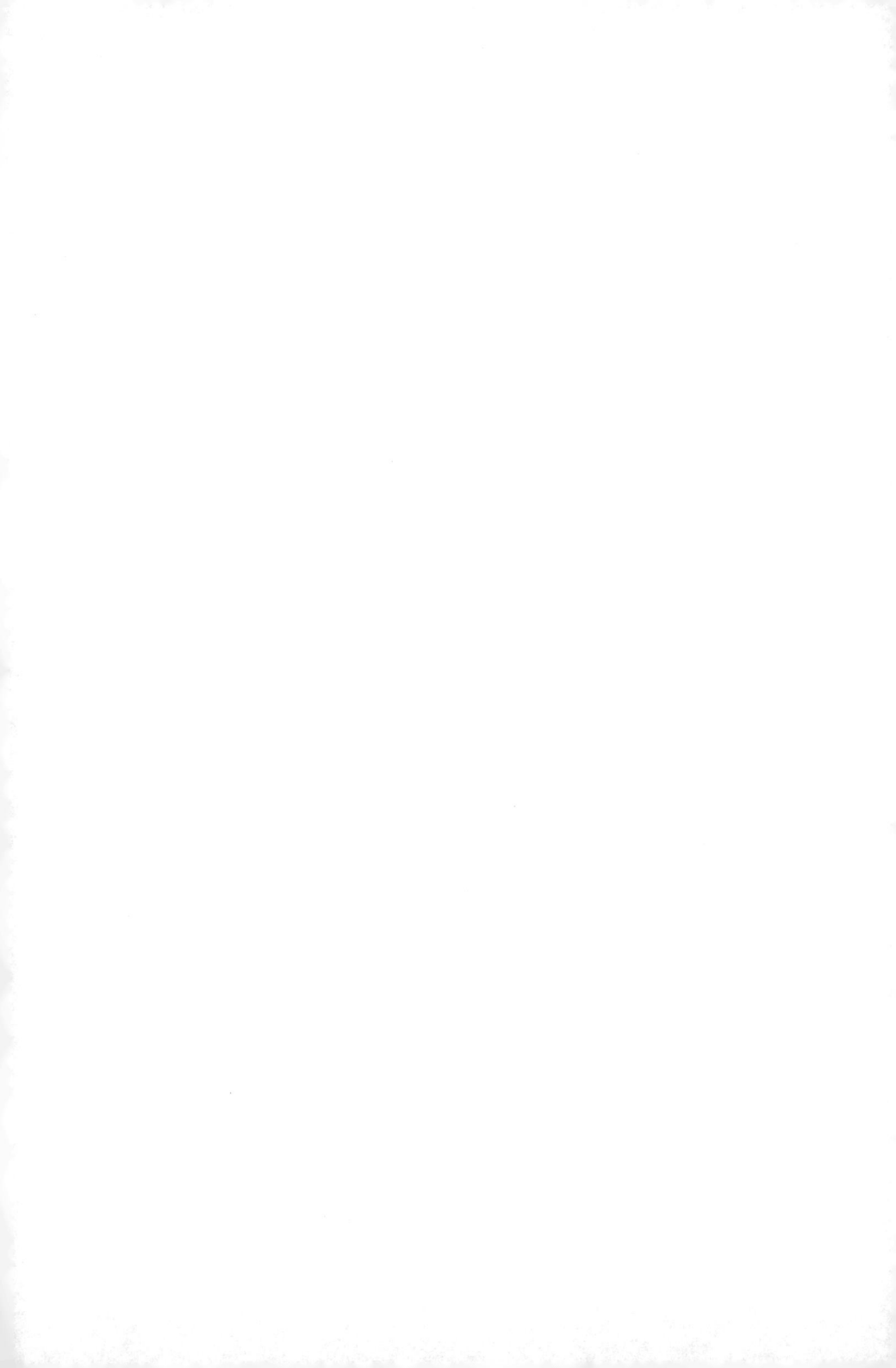

# 第2章 社員について

1 社団たる医療法人の社員について

1 社員について

　社員は社員総会において法人運営の重要事項についての議決権及び選挙権を行使する者であり，実際に法人の意思決定に参画できない者が名目的に社員に選任されていることは適正ではありません。

　未成年者でも自分の意思で議決権が行使できる程度の弁識能力を有していれば（義務教育終了程度の者）社員となることができます。

　出資持分の定めがある医療法人の場合，相続等により出資持分の払戻請求権を得た場合であっても，社員としての資格要件を備えていない場合は社員となることはできません。

2 社員の入社・退社について

　① 社員の入社については社員総会で適正な手続がなされ，承認を得ていること
　② 社員の退社については定款上の手続を経ていること
　③ 社員の入社及び退社に関する書類は整理保管されていること

　以上のことから社員は出資の義務付けはなく，また出資をした者が必ず社員になれるものでもありません。すなわち出資持分の定めがある医療法人の場合にあって，たとえ出資持分を有していても，社員となるには社員総会で承認を得た者ということになります。

2 医療法人の出資者と社員の関係

1 株式会社など営利を目的とする法人との関係

　株式会社など営利を目的とする法人と医療法人との関係では，以下のような制限が設けられています。

【参考】

医療法人に対する出資又は寄附について

(平成3年1月17日　指第1号)
(東京弁護士会会長あて厚生省健康政策局指導課長回答)

<照会>
1　株式会社，有限会社その他営利法人は，法律上出資持分の定めのある社団医療法人，出資持分の定めのない社団医療法人または財団医療法人のいずれに対しても出資者又は寄附者となり得ますか。
2　仮に株式会社，有限会社その他営利法人は上記1の医療法人の出資者又は寄附者となり得るとした場合，医療法人新規設立の場合と既存医療法人に対する追加出資又は追加寄附の場合の2つの場合を含むのでしょうか。

<回答>
　標記について，平成3年1月9日付東照第3617号で照会のあったことについては，下記により回答する。

記

　照会事項1については，医療法第7条第4項において「営利を目的として，病院，診療所又は助産所を開設しようとする者に対しては，都道府県知事は開設の許可を与えないことができる。」と規定されており，医療法人が開設する病院，診療所は営利を否定されている。そのため営利を目的とする商法上の会社は，医療法人に出資することにより社員となることはできないものと解する。
　すなわち，出資又は寄附によって医療法人に財産を提供する行為は可能であるが，それに伴っての社員としての社員総会における議決権を取得することや役員として医療法人の経営に参画することはできないことになる。
　照会事項2については，医療法人新規設立の場合と既存医療法人に対する追加出資又は追加寄附の場合も含むことになる。

　これは，株式会社など営利を目的とする法人は，医療法人の社員になれないことなど医療法人の社員の資格要件を医療法上明確にするものです。
　また，医療法人の非営利性をより鮮明にするため，医療法人の役員等が株式会社

など営利を目的とする法人の役員等を兼任している場合であって，かつ，当該営利法人から当該営利法人から当該医療法人が資金の支援等を受けている時は，当該医療法人は関連する営利法人の名称等を開示するものとされています。

2　判　例—最高裁・平成15年6月27日　平成13年・受850号—

現行の医療法に基づき，次のように判示されています。
「医療法は，医療法人の営利性を否定しているのであるから営利法人が医療法人の意思決定に関与することは，医療法人の非営利性と矛盾するものであって許されないと解すべきである。」
本件においては営利法人が被告に出資したことが認められるものの，同社は被告の社員総会における議決権を有しないと解されると判示されていますので，社員は自然人であるということになります。

【参考】

医療法人の社員の退社について

（平成3年10月30日　指第70号）
（福岡県弁護士会会長あて厚生省健康政策局指導課長回答）

＜照会＞
医療法人は総会の承認または理事長の同意がないことを理由に社員退社を拒否する法的根拠があるかどうかの点につき御教示下さい。
以上。

＜回答＞
標記について，平成3年10月14日付福岡県弁照第933号で照会のあったことについては，下記により回答する。
記
医療法人の社員については，社団の医療法人に存在するものであるが，社員の身分は社員総会の承認を得て取得することとなる。出資持分とは，法人の設立時等に出資した額に応じて法人の資産に対して持分相当の財産権を持つとい

うものである。
　出資持分を持っている社員が社員資格を喪失した場合は，その持分に相当する資産の払戻しを請求する権利を有することとなる。また，法人が解散した場合についても，残余財産の分配の権限を有することとなる。
　しかし，この出資持分については，社員の身分を保持している状況では財産権に対する権限の行使はできないものであり，あくまで社員資格の喪失等の事由が生じた時に限り，払戻しを請求する権利が生じるものである。
　また，定款には，必要的記載事項として「社団たる医療法人にあっては，社員資格の得喪に関する規定」を必ず定めることとしている。
　つまり，社員が退社する場合は，定款に基づき処理されなければならず，これを拒否する理由に関して医療法等の法的根拠はないものと判断する。

【解説】
　このことから，定款に「社員の退社については社員総会の同意を要する」と記載し，知事の認可を受ければ良いということになります。

3　医療法人の社員名簿備付け義務

　医療法人は社員名簿の記載及び整理を必要とします。社員名簿への記載事項は下記のとおりです。

【社員名簿の記載事項】
① 氏名
② 生年月日（年齢）
③ 性別
④ 住所
⑤ 職業
⑥ 入社年月日（又は退社年月日）
⑦ 出資額及び出資持分割合（必ずしも出資額は要しない）

　医療法人の会議は，社員総会と理事会があります。
(1) 招集権者
　　理事長のみが会議を招集します。
(2) 社員総会の議決事項（重要事項は社員総会で議決することになる）
　① 定款の変更

②　基本財産の担保提供
③　毎事業年度の事業計画の決定及び変更
④　収支予算及び決算の決定
⑤　借入金額の最高限度の決定
⑥　その他重要な事項

3　社団医療法人の社員総会の決議事項

　社団医療法人の社員総会の決議（又は議決）に関しては次のような手続を必要とします。

1　会議の開催状況
①　会議の招集権者
　　会議（社員総会，理事会をいう）は理事長が会議を招集していること。
②　ただし，臨時社員総会は会議を構成する社員の5分の1以上から招集を請求された場合，20日以内に理事長は社員を招集しなければならない（医療法48の3⑤）。
③　なお，社団医療法人の監事は，医療法人の業務監査，財産の状況監査の結果，不正の行為又は，法令若しくは定款に違反する重大な事実があることを発見し，当該報告をするために必要があるときは，社員総会を招集すること（医療法46の4⑦五）。

2　社員総会の決議事項
①　役員（理事及び監事）の選任
②　定款の変更
③　基本財産の設定及び処分（担保提供を含む）
④　毎事業年度の事業計画の決定及び変更
⑤　翌期の収支予算及び当期の決算の決定
⑥　毎期の剰余金又は損失金の処理
⑦　借入金額の最高限度の決定
⑧　社員の入社及び除名
⑨　本社団の解散

⑩　その他重要な事項

　※　出資持分の定めがある医療法人の増資又は減資の場合で，かつ社員の出資持分の決定，変更及び払戻しについては適正な出資の評価に基づいて行われていること（指導要綱）とされ，ここに増資，減資の問題点が示されています。

　　まず
　(1)　社員であること（すなわち社員でないが出資者である者の規定がない）
　(2)　増資，減資の出資額の評価額はいくらにするか（評基通194－2）。
　(3)　出資額限度法人の退社した出資社員の残余財産の持分は誰にいくらの評価で帰属するのか（ビックリ贈与）。

　　上記④，⑤，⑥の事項を社員総会で議決する為には毎期少なくとも2回以上の社員総会が開催されることが要求されます。その他会議は必要な時期に開催されることとなります。

3　社員総会の議長選任

議長は社員総会でおいて選任します（医療法48の3④）。

なお，医療法46条の4第1項により，理事会の議長は理事長に与えられることとなります。

4　社員議決権

社員の議決権は各1個です（医療法48の4）。よって，出資額や持分割合の資本の論理は働かないこととなり，かつ資本の論理について定款に定めても，その効力を有しないことになります。

5　議事録記載事項

次のとおりです。
①　開催年月日及び開催時刻
②　開催場所
③　出席者氏名（定数）
④　議案
⑤　議案に関する発言内容
⑥　議案に関する表決結果
⑦　議事録署名人の署名，署名年月日

4 社員の職務

医療法48条の3に規定されている議案の議決の方法は特に重要となります。

【医療法】

> 第48条の3　社団たる医療法人は，社員名簿を備え置き，社員の変更があるごとに必要な変更を加えなければならない。
> 2　社団たる医療法人の理事長は，少なくとも毎年1回，定時社員総会を開かなければならない。
> 3　理事長は，必要があると認めるときは，いつでも臨時社員総会を招集することができる。
> 4　議長は，社員総会において選任する。
> 5　理事長は，総社員の5分の1以上の社員から会議に付議すべき事項を示して臨時社員総会の招集を請求された場合には，その請求のあった日から20以内に，これを招集しなければならない。ただし，総社員の5分の1の割合については，定款でこれを下回る割合を定めることができる。
> 6　社員総会の招集の通知は，その社員総会の日より少なくとも5日前に，その会議の目的である事項を示し，定款で定めた方法に従ってしなければならない。
> 7　社団たる医療法人の業務は，定款で理事その他の役員に委任したものを除き，すべて社員総会の決議によって行う。
> 8　社員総会においては，第6項の規定によりあらかじめ通知をした事項についてのみ，決議をすることができる。ただし，定款に別段の定めがあるときは，この限りでない。
> 9　社員総会は，定款に別段の定めがある場合を除き，総社員の過半数の出席がなければ，その議事を開き，議決することができない。
> 10　社員総会の議事は，定款に別段の定めがある場合を除き，出席者の議決権の過半数で決し，可否同数のときは，議長の決するところによる。
> 11　前項の場合において，議長は，社員として議決に加わることができない。

上記，医療法48条の3（社員総会）において，社団医療法人の理事長には①社員総会の招集権を与え，②社員総会においては，あらかじめ通知をした事項についてのみ決議することができます。加えて医療法人の開設者は医療法人の理事長であることからすると医療法人と理事長は一体であると考えられます。
　また，社団医療法人にあっては，当該医療法人の業務は原則として，全て社員総会の決議によって行うこととしています。ただし，人事の任免に関しては理事会の議決を経ること（医療法人運営管理指導要綱より）とされています。社団医療法人の社員の資格喪失は厚生労働省のモデル定款によれば，①除名②死亡③退社と限定され，①の除名は社員たる義務を履行せず本社団の定款に違反し又は品位を傷付ける行為のあった者となっていますので，社員総会での除名は医療法48条の3第6項及び8項により現実的にできないこととなります。以上が社団医療法人の特異な制度となっています。

【医療法】

> 第48条の4　社員は，各一個の議決権を有する。
> （略）
> 第44条　医療法人は，都道府県知事の認可を受けなければ，これを設立することができない。
> 2　医療法人を設立しようとする者は，定款又は寄附行為をもって，少なくとも次に掲げる事項を定めなければならない。
> 　一～六　（略）
> 　七　社団たる医療法人にあっては，社員総会及び社員たる資格の得喪に関する規定
> 　八～九　（略）
> 　十　定款又は寄附行為の変更に関する規定
> （略）
> 第50条　定款又は寄附行為の変更（厚生労働省令で定める事項に係るものを除く。）は，都道府県知事の認可を受けなければ，その効力を生じない。
> 2　都道府県知事は，前項の規定による認可の申請があった場合には，第45条に規定する事項及び定款又は寄附行為の変更の手続が法令又は定款若しくは寄附行為に違反していないかどうかを審査した上で，その認可を決定しな

ければならない。
(略)

【会社法】

(株主総会の決議)
第309条　株主総会の決議は、定款に別段の定めがある場合を除き、議決権を行使することができる株主の議決権の過半数を有する株主が出席し、出席した当該株主の議決権の過半数をもって行う。
2　前項の規定にかかわらず、次に掲げる株主総会の決議は、当該株主総会において議決権を行使することができる株主の議決権の過半数（3分の1以上の割合を定款で定めた場合にあっては、その割合以上）を有する株主が出席し、出席した当該株主の議決権の3分の2（これを上回る割合を定款で定めた場合にあっては、その割合）以上に当たる多数をもって行わなければならない。この場合においては、当該決議の要件に加えて、一定の数以上の株主の賛成を要する旨その他の要件を定款で定めることを妨げない。
(略)

5　医療法人と会社の決議の方法の相違

　医療法人の重要事項の決議方法は、社員の頭数により決することとなります。特に社団医療法人で出資持分のある旧社団医療法人にあっては、出資社員の出資額及び社員でない出資者の出資額は医療法人の重要な決議事項に影響を及ぼさないこととなります。
　しかし、会社の場合は会社法（資本の論理）により株主の意向で重要事項が決議されることとなります。

- 社団たる医療法人（ほとんどの医療法人のことです）の業務は、全て社員総会の決議によって行う（医療法48の3⑦）。
- 社員総会の議決事項において、社団たる医療法人の運用について重要な事項は社員総会の議決により行う（医療法人運営管理指導要綱の審議状況より）。
- 社員は各一個の議決権を有する（医療法48の4）

以上から，社団たる医療法人の社員は次の3権を有することと考えられますので，社員は職責が重く，付加価値が高いことと考えられます。
① 立法権 ─ 医療法人の憲法（定款）を定める権利
② 行政権 ─ 医療法人の重要事項を審議する権利
③ 裁判権 ─ 医療法人を取り仕切り管理支配する権利
　社員総会は社団医療法人の最高意思決定機関であり，社員は社団医療法人の最高意思決定権者です。社員の人選には十分な注意が必要です。

第3章 旧医療法に基づく「出資額限度法人」に係る課税関係

1 出資額限度法人の仕組み

　出資額限度法人とは出資払戻請求権又は残余財産分配請求権について，出資額を限度として払い戻す医療法人をいいます。

出資持分あり医療法人から出資持分あり医療法人への定款変更（医療法50）の一類型

① 移　行　時

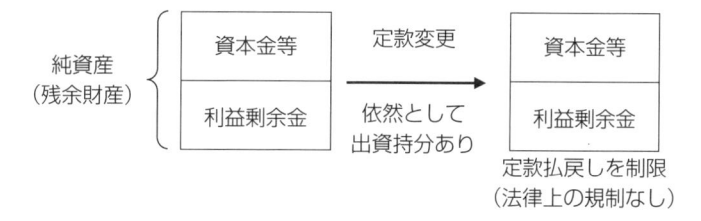

```
           ┌ 資本金等 ┐  定款変更   ┌ 資本金等 ┐
純資産    │          │ ─────→   │          │
（残余財産）│ 利益剰余金│ 依然として  │ 利益剰余金│
           └          ┘ 出資持分あり └          ┘
                                   定款払戻しを制限
                                   （法律上の規制なし）
```

　上記の場合，課税関係は生じません。
　課税上の問題としては，以下のとおりです。
○　定款変更は医療法50条により都道府県知事の認可事項であり，認可後の当該定款変更は課税庁には届出不可。
○　出資者間及び出資者以外の者への資本移動については別表二の提出が不要となっていることにより課税庁は把握できない。よって出資額限度法人の移行前後の出資持分については，社員総会の議事録で確認することしか方法はない（ちなみに資本の移動については都道府県知事への報告義務はない）。
　このように考えると別表二の提出が不要となっていることは租税回避行為に使われやすいという問題を孕むこととなります。

② 出資社員の出資額分のみ払戻し

(医療法50条を理解する)

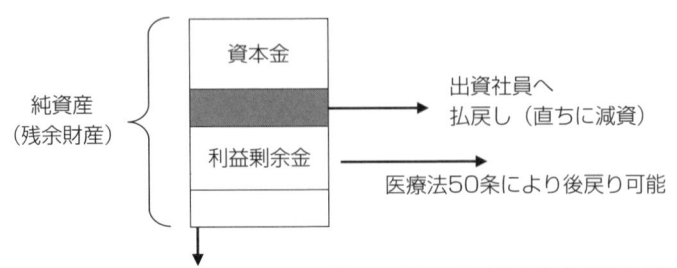

純資産（残余財産）
- 資本金 → 出資社員へ払戻し（直ちに減資）
- 利益剰余金 → 医療法50条により後戻り可能

利益剰余金相当分は払い戻さないため払戻し（減資）に対応する

　利益剰余金相当分は払い戻さないため払い戻した出資額分のみ減資に対応することとなり，残存出資者は次の図のようになります。

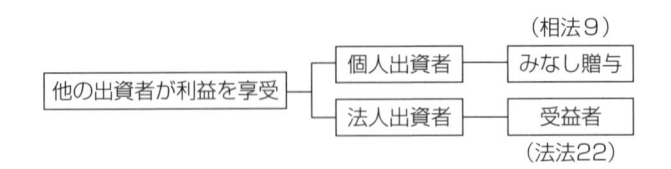

他の出資者が利益を享受
- 個人出資者 → みなし贈与（相法9）
- 法人出資者 → 受益者（法法22）

【参考】

医政発第0608002号
平成16年6月8日

国税庁課税部長　西江　章　殿

厚生労働省医政局長　岩尾　總一郎

持分の定めのある医療法人が出資額限度法人に移行した場合等の課税関係について（照会）

　医療法人は，医療法（昭和23年法律第205号）第39条の規定により，病院，診療所又は介護老人保健施設を開設しようとする財団又は社団が，都道府県知事（二以上の都道府県の区域において病院，診療所又は介護老人保健施設を開設する場合にあっては，厚生労働大臣）の認可を受けて設立される非営利の法人である。医療法においては，営利を目的として，病院，診療所又は助産所を開設しようとする者に対しては，開設許可を与えないこととされている（医療法第7条）ところであり，医療法人制度（医療法第4章）においては，剰余金の配当の禁止が明示されている（医療法第54条）など，非営利の法人であることが規定されている。

　この医療法人のうち，社団であるもの（以下「社団医療法人」という。）には，出資持分の定めのないものと，出資持分の定めのあるものとがある（財団医療法人には出資の概念がない。）。さらに，社団医療法人のうち，持分の定めのあるものは，定款を変更して，持分の定めのないものに移行することができるが，逆に，持分の定めのないものから持分の定めのあるものに移行することはできないとされている（医療法施行規則（昭和23年厚生省令第50号）第30条の36）。

　この社団医療法人については，厚生労働省では，社団の医療法人定款例（医療法人制度の改正及び都道府県医療審議会について（昭和61年健政発第410号）別添4）を示してきたところであるが，「これからの医業経営の在り方に関する検討会」最終報告（平成15年3月26日）の指摘を踏まえ，出資持分の定めのある社団医療法人の一類型として，出資持分を残したまま，社員の退社

時における出資払戻請求権及び医療法人の解散時における残余財産分配請求権に関し，その法人財産に及ぶ範囲を実際の払込出資額を限度とすることを定款上明らかにした医療法人（以下「出資額限度法人」という。）の新規設立認可や既存の出資持分のある社団医療法人からの定款変更の認可が円滑に行われるよう，次の内容を盛り込んだ「モデル定款」を示すことを考えている。

○「出資額限度法人」のモデル定款の内容等
　出資持分の定めのある社団医療法人のうち，定款により，次のような定めを設けているものを，「出資額限度法人」ということとする。
(1)　社員資格を喪失したものは，払込出資額を限度として払戻しを請求することができる。
(2)　本社団が解散した場合の残余財産は，払込出資額を限度として分配するものとする。
(3)　解散したときの払込出資額を超える残余財産は，社員総会の議決により，都道府県知事の認可を経て，国若しくは地方公共団体又は租税特別措置法（昭和32年法律第26号）第67条の2に定める特定医療法人若しくは医療法第42条第2項に定める特別医療法人に帰属させるものとする。
(4)　(1)から(3)までの定めは変更することができないものとする。ただし，特定医療法人又は特別医療法人に移行する場合はこの限りではない。

　この出資額限度法人については，定款を変更して出資額限度法人へ移行する時点，変更後の定款の下で社員（出資者）の退社等が生じた時点等の課税上の取扱いについても，これを明確にする必要があるところ，現行の定款の定めによる出資額限度法人については，下記のとおり取り扱われるものと解して差し支えないか，貴庁の見解を承りたく照会する。
　なお，照会に当たっては，平成16年3月31日現在の医療法及び同関係法令を前提としており，出資持分の定めのある社団医療法人において，社員（出資者）の社員資格の喪失や，法人の解散時に，当該法人の財産に対し出資持分の払戻請求権の及ぶ範囲を定款上如何に定めるかについては，当該法人の自治の範囲内であり，移行後の定款を変更することも医療法第4章及び同関係法令において特段制限されているものではないことを申し添える。

記
1．定款を変更して出資額限度法人へ移行する場合
　　法人税，所得税及び贈与税等の課税は生じない。
　（理由）
　　　出資持分の定めのある医療法人の出資額限度法人への移行とは，出資持分に応じて法人財産に対する権利を有していた出資者の権利に関して，社員の合意に基づく定款変更により，将来退社したときの出資払戻請求権又は当該医療法人が解散した場合の残余財産分配請求権について払込出資額を限度とする旨定めることをいう。
　　　このように出資額限度法人は，定款の変更により出資に係る権利を制限することとするものであるが，依然として出資持分の定めを有する社団医療法人であり，この定款変更をもって，医療法人の解散・設立があったとみることはできないから，医療法人の清算所得課税，出資者のみなし配当課税，出資払込みに伴うみなし譲渡所得課税等の問題は生じないものと解される。
　　　また，定款変更により出資額限度法人に移行したとしても，医療法上は，再び定款を変更して元の出資持分の定めのある医療法人に戻ることについての規制がなく，後戻りが可能であること等からすれば，出資額限度法人への移行により，従来出資者に帰属していた法人財産に対する持分のうち払込出資額を超える部分（評価益等の未実現利益を含む。以下「剰余金相当部分」という。）が確定的に他の者に移転したということもできない。

2．出資額限度法人の出資の評価を行う場合
　　相続税・贈与税の計算における出資の価額は，通常の出資持分の定めのある医療法人と同様，財産評価基本通達（昭和39年直資第56号・直審（資）第17号）194－2の定めに基づき評価される。
　（理由）
　　　出資額限度法人に移行しても，次のことから，その出資の価額は，通常の出資持分の定めのある医療法人の出資と同様に評価される。
　①　出資額限度法人は，依然として，出資持分の定めを有する医療法人であり，出資者の権利についての制限は将来社員が退社した場合に生じる出資払戻請求権又は医療法人が解散した場合に生じる残余財産分配請求権につ

いて払込出資額の範囲に限定することであって，これらの出資払戻請求権等が行使されない限りにおいては，社員の医療法人に対する事実上の権限に影響を及ぼすものとはいえないこと
② 出資額限度法人においては，出資払戻請求権等が定款の定めにより払込出資額に制限されることとなるとしても，定款の後戻り禁止や医療法人の運営に関する特別利益供与の禁止が法令上担保されていないこと
③ 他の通常の出資持分の定めのある医療法人との合併により，当該医療法人の出資者となることが可能であること

3．社員が出資払込額の払戻しを受けて退社した場合
　定款の後戻りが可能であるとしても，社員のうちの1名が退社し，定款の定めに従って出資払込額の払戻しを受けて当該退社社員の出資が消滅した場合には，その時点において，当該出資に対応する剰余金相当部分について払い戻さないことが確定することとなる。
　なお，株式会社等営利法人は医療法人の社員となることができないと解されていることから，個人社員が退社した場合の課税関係についてみると，以下のとおりとなる。
(1) 退社した個人社員の課税関係
　退社に伴い出資払込額を限度として持分の払戻しを受ける金額が，当該持分に対応する資本等の金額を超えない限りにおいては，課税関係は生じない。
(理由)
　法人からの退社により持分の払戻しを受けた場合において，当該払戻しを受けた金額が所得税法施行令（昭和40年政令第96号）第61条第2項第6号の規定により計算した当該持分に対応する資本等の金額（法人税法（昭和40年法律第34号）第2条第16号）を超えるときのその超える部分の金額は，所得税法（昭和40年法律第33号）第25条の規定により，配当とみなすこととされているが，出資額限度法人において，個人社員が退社に伴い出資払込額を限度として持分の払戻しを受ける金額が，当該持分に対応する資本等の金額を超えない限りにおいては，同条の規定により配当とみなされる部分は生じない。

また，社員が法人からの退社による持分の払戻しとして交付を受けた金額等は，配当とみなされる部分を除き，譲渡所得の収入金額とみなすこととされているが（租税特別措置法第37条の10第4項第6号），その払戻しを受ける金額は払込出資額を限度とするものであるから，その額は通常，取得額（払込出資額）と同額となり，原則として，譲渡所得の課税は生じない。
(2) 医療法人に対する法人税（受贈益）の課税関係
　課税関係は生じない。
（理由）
　医療法人にとっては，定款に従い退社社員に出資払込額を払い戻すという出資金額の減少を生ずる取引（資本等取引）に当たるため，一般の営利法人と同様，課税関係は生じない。
(3) 残存出資者又は医療法人に対する贈与税の課税関係
　残存する他の出資者の有する出資持分の価額の増加について，みなし贈与の課税（相続税法（昭和25年法律第73号）第9条）の問題が生じることとなるが，次のいずれにも該当しない出資額限度法人においては，原則として，他の出資者に対するみなし贈与の課税は生じないものと解される。
ア．当該出資額限度法人に係る出資，社員及び役員が，その親族，使用人など相互に特殊な関係をもつ特定の同族グループによって占められていること
イ．当該出資額限度法人において社員（退社社員を含む），役員（理事・監事）又はこれらの親族等に対し特別な利益を与えると認められるものであること
　上記に該当するかどうかは，当該出資額限度法人の実態に即して個別に判断されるものである。
　その際，次に掲げるところに該当しない場合にあっては，上記ア又はイにそれぞれ該当しないものとされる。
（アについて）
　① 出資者の3人及びその者と法人税法施行令（昭和40年政令第97号）第4条第1項又は第2項に定める特殊の関係を有する出資者の出資金額の合計額が，出資総額の50%を超えていること

② 社員の3人及びその者と法人税法施行令第4条第1項に定める特殊の関係を有する社員の数が総社員数の50％を超えていること
③ 役員のそれぞれに占める親族関係を有する者及びこれらと租税特別措置法施行令（昭和32年政令第43号）第39条の25第1項第2号イからハまでに掲げる特殊な関係がある者の数の割合が3分の1以下であることが定款で定められていないこと

【参考条文】
○ 法人税法施行令（昭和40年政令第97号）（抄）
（同族関係者の範囲）
第4条　法第2条第10号（同族会社の意義）に規定する政令で定める特殊の関係のある個人は、次に掲げる者とする。
　一　株主等の親族
　二　株主等と婚姻の届出をしていないが事実上婚姻関係と同様の事情にある者
　三　株主等（個人である株主等に限る。次号において同じ。）の使用人
　四　前3号に掲げる者以外の者で株主等から受ける金銭その他の資産によって生計を維持しているもの
　五　前3号に掲げる者と生計を一にするこれらの者の親族
2　法第2条第10号に規定する政令で定める特殊の関係のある法人は、次に掲げる会社とする。
　一　同族会社であるかどうかを判定しようとする会社の株主等（当該会社が自己の株式又は出資を有する場合の当該会社を除く。以下この項及び次項において「判定会社株主等」という。）の1人（個人である判定会社株主等については、その1人及びこれと前項に規定する特殊の関係のある個人。以下この項において同じ。）が有する他の会社の株式の総数又は出資の金額の合計額が当該他の会社の発行済株式の総数又は出資金額（その有する自己の株式又は出資を除く。次号及び第3号において同じ。）の100分の50を超える数の株式又は出資の金額に相当する場合における当該他の会社
　二　判定会社株主等の1人及びこれと前号に規定する特殊の関係のある会社

が有する他の会社の株式の総数又は出資の金額の合計額が当該他の会社の発行済株式の総数又は出資金額の100分の50を超える数の株式又は出資の金額に相当する場合における当該他の会社
　三　判定会社株主等の1人及びこれと前2号に規定する特殊の関係のある会社が有する他の会社の株式の総数又は出資の金額の合計額が当該他の会社の発行済株式の総数又は出資金額の100分の50を超える数の株式又は出資の金額に相当する場合における当該他の会社
3　（略）
○　租税特別措置法施行令（昭和32年政令第43号）（抄）
　（法人税率の特例の適用を受ける医療法人の要件等）
第39条の25　法第67条の2第1項に規定する政令で定める要件は，次に掲げる要件とする。
　一　（略）
　二　その運営組織が適正であるとともに，その理事，監事，評議員その他これらの者に準ずるもの（以下この項において「役員等」という。）のうち親族関係を有する者及びこれらと次に掲げる特殊の関係がある者（以下次号において「親族等」という。）の数がそれぞれの役員等の数のうちに占める割合が，いずれも3分の1以下であること。
　　イ　当該親族関係を有する役員等と婚姻の届出をしていないが事実上婚姻関係と同様の事情にある者
　　ロ　当該親族関係を有する役員等の使用人及び使用人以外の者で当該役員等から受ける金銭その他の財産によって生計を維持しているもの
　　ハ　イ又はロに掲げる者の親族でこれらの者と生計を一にしているもの
　三から五まで　（略）
2から6まで　（略）

　　　　（イについて）
　　　　①　出資額限度法人の定款等において，次に掲げる者に対して，当該法人の財産を無償で利用させ，又は与えるなど特別の利益を与える旨の定めがある場合
　　　　　ⅰ　当該法人の社員又は役員

ⅱ　当該法人の社員又は役員の親族
　　ⅲ　当該法人の社員又は役員と次に掲げる特殊の関係がある者（次の2において「特殊の関係がある者」という。）
　　　（ⅰ）当該法人の社員又は役員とまだ婚姻の届出をしないが事実上婚姻関係と同様の事情にある者及びその者の親族でその者と生計を一にしているもの
　　　（ⅱ）当該法人の社員又は役員の使用人及び使用人以外の者でその者から受ける金銭その他の財産によって生計を維持しているもの並びにこれらの者の親族でこれらの者と生計を一にしているもの
　　　（ⅲ）当該法人の社員又は役員が法人税法（昭和40年法律第34号）第2条第15号に規定する役員（以下「会社役員」という。）となっている他の会社
　　　（ⅳ）当該法人の社員又は役員，その親族，上記(1)及び(2)に掲げる者並びにこれらの者と法人税法第2条第10号に規定する政令で定める特殊の関係にある法人を判定の基礎とした場合に同号に規定する同族会社に該当する他の法人
　　　（ⅴ）上記(3)又は(4)に掲げる法人の会社役員又は使用人
②　当該出資額限度法人が社員，役員又はその親族その他特殊の関係がある者に対して，次に掲げるいずれかの行為をし，又は行為をすると認められる場合
　　ⅰ　当該法人の所有する財産をこれらの者に居住，担保その他の私事に利用させること。
　　ⅱ　当該法人の他の従業員に比し有利な条件で，これらの者に金銭の貸付けをすること。
　　ⅲ　当該法人の所有する財産をこれらの者に無償又は著しく低い価額の対価で譲渡すること。
　　ⅳ　これらの者から金銭その他の財産を過大な利息又は賃借料で借り受けること。
　　ⅴ　これらの者からその所有する財産を過大な対価で譲り受けること，又はこれらの者から公益を目的とする事業の用に供するとは認められない財産を取得すること。

ⅵ　これらの者に対して，当該法人の理事，監事，評議員その他これらの者に準ずるものの地位にあることのみに基づき給与等（所得税法（昭和40年法律第33号）第28条第1項に規定する「給与等」をいう。以下同じ。）を支払い，又は当該法人の他の従業員に比し過大な給与等を支払うこと。

ⅶ　これらの者の債務に関して，保証，弁済，免除又は引受け（当該法人の設立のための財産の提供に伴う債務の引受けを除く。）をすること。

ⅷ　契約金額が少額なものを除き，入札等公正な方法によらないで，これらの者が行う物品の販売，工事請負，役務提供，物品の賃貸その他の事業に係る契約の相手方となること。

ⅸ　事業の遂行により供与する公益を主として，又は不公正な方法で，これらの者に与えること。

　なお，剰余金相当部分に相当する利益は残存出資者へ移転されるものと解されるから，医療法人への贈与があったものとみる必要はないため，相続税法第66条第4項の規定に基づく医療法人に対する贈与税課税の問題は生じない。

（理由）

　個人社員が出資払込額の払戻しを受けて退社した場合には，当該出資に対応する剰余金相当部分が医療法人に留保され，残存出資者の出資割合が増加することから，結果として，その出資の評価額が増加することとなる。この場合の増加額は，社員の退社前の医療法人資産の状況及び出資額（口数）に基づいて財産評価基本通達194－2により評価した評価額と当該退社後の医療法人資産の状況及び出資額（口数）に基づく同評価額との差額により求められる。

　この評価額の増加は，社員相互の合意による定款変更の結果であるから，原則として，退社社員から残存出資者への利益の移転と捉えることができ，相続税法第9条に規定するみなし贈与の課税が生じることとなる。

　ただし，相続税法基本通達9－2の取扱いなどを踏まえれば，特定の同族グループによる同族支配の可能性がないと認められる医療法人

については，一般的にはその利益を具体的に享受することがないと考えられるから，そのような法人にあっては，みなし贈与の課税は生じないものと解される。

4．社員が死亡により退社した場合
(1) 相続税の課税関係

社員が死亡により退社した場合において，定款の定めにより出資を社員の地位とともに相続等することができることとされている出資額限度法人の当該被相続人に係る出資を相続等したとき，また，出資払戻請求権を相続等により取得した相続人等がその払戻しに代えて出資を取得し，社員たる地位を取得することとなるときには，当該出資又は出資払戻請求権の価額は，出資としての評価額となり，上記2のとおり，財産評価基本通達194－2の定めに基づき評価した価額となる。

一方，社員の死亡退社に伴い，その出資に関する出資払戻請求権を取得した相続人等が現実に出資払戻額の払戻しを受けたときには，当該出資払戻請求権については，出資払込額により評価する。

(2) 他の出資者の課税関係

上記(1)で，死亡した社員の相続人等が出資払込額の払戻しを受け，出資を相続しなかった場合であって，当該出資に係る剰余金相当額が残存する他の出資者に帰属するものとして前記3(3)の場合と同様の判定に基づき，他の出資者が退社した社員から出資の価額の増加額に相当する利益の贈与を受けたものとして取り扱われるときには，みなし贈与の課税が生じることとなる。

なお，この場合において，当該残存する他の出資者が被相続人（死亡した退社社員）からの相続等により他の財産を取得しているときには，その利益は，当該他の相続財産に加算され相続税の課税対象となる（相続税法第19条）。

(3) その他の課税関係

退社社員（被相続人）の所得税の課税関係及び医療法人の法人税の課税関係については，前記3(1)及び(2)の場合と同様となる。

第3章　旧医療法に基づく「出資額限度法人」にかかる課税関係

【図表1】　旧医療法に基づく「出資額限度法人」にかかる課税関係

設立	年月の経過	出資者の脱退	相続に伴う課税関係	
			出資者の死亡に伴い、相続人が払戻請求権を行使	出資者の死亡に伴い、相続人が出資者たる地位を承継
課税関係	医療法人		課税は生じない。	課税は生じない。
	他の出資者		①出資総額のなかで同族の出資割合が50％を超えていないこと ②社員全員に占める同族の割合が50％を超えていないこと ③役員のうち同族が3分の1以下であること ④役員などへの特別な利益供与がないこと 以上の4要件をクリアした場合に限り、課税は生じない。すなわち現実として課税される。	課税は生じない。
	出資者・相続人	課税は生じない。	定款において「社員資格を喪失した者は、その出資額を限度として払戻し請求をすることができる」旨の定めがある場合であって、相続にともない、出資持分に係る払戻し額が出資額に限られた場合は、相続人が払戻しを受けた金額について、相続税が課税される。	定款上、出資者の承継が規定されている場合など、相続人が出資者としての地位及び持分を承継した場合には、その地位及び持分を相続したものとして、出資持分に応じた「出資額を超える部分」を含めて出資について、相続税が課税される。

【図表2】　出資額限度法人の課税関係

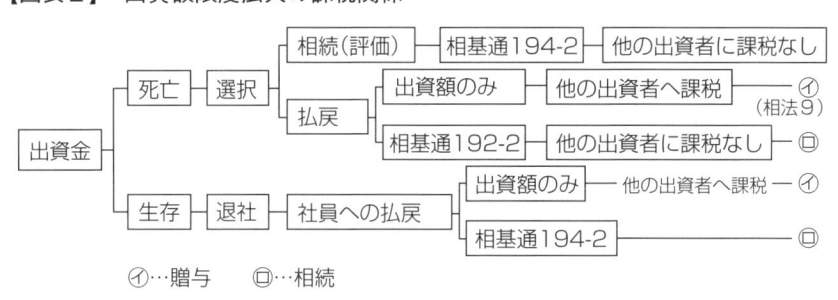

```
                    ┌─ 相続（評価）── 相基通194-2 ── 他の出資者に課税なし
          ┌─ 死亡 ─ 選択 ┤              ┌─ 出資額のみ ── 他の出資者へ課税 ─ ㋑
          │             └─ 払戻 ─┤                                    （相法9）
出資金 ─┤                       └─ 相基通192-2 ── 他の出資者に課税なし ─ ㋺
          │                         ┌─ 出資額のみ ── 他の出資者へ課税 ─ ㋑
          └─ 生存 ─ 退社 ─ 社員への払戻 ┤
                                     └─ 相基通194-2 ─────────────── ㋺
```

　　　　　　　㋑…贈与　　㋺…相続

　出資額限度法人の社員の退社に伴う出資持分の払戻しは、当該社員に出資額を限度として払戻しを実行した場合には、他の存続する出資者に利益剰余金部分が確定的に移行することとなり、当該存続する出資者へ経済的利益が移行することとなります（ビックリ贈与）。しかし、当該出資者への課税を懸念し、出資額限度法人では

あっても，当該退社社員が相続税基本通達194－2により払戻しを受けた場合には退社社員の課税関係のみで終了することとなります。

【参考】

1　出資額限度法人の増資に伴い既存の出資者以外の者が出資持分を取得した場合の課税関係

問

　A医療法人は，出資持分の定めのある社団医療法人であり，甲一族の6名が社員及び出資者となっている。A医療法人では，将来，社員に相続等が開始した場合に備えて，定款を変更して出資額限度法人に移行することとしているが，出資額限度法人に移行しただけでは，社員が退社して出資額の払戻しを受けた場合に残存出資者に贈与税等の課税が生じるおそれがあるため，親族以外の者に，社員及び出資者となってもらうことを考えている。

　この場合，A医療法人の医師・看護師である従業員5名，理事長の知人5名が増資に応じて出資持分を取得したときの課税はどうなるか。

(答)

　出資額限度法人の増資に伴い，既存の出資者以外の者が当該医療法人の出資持分を取得した場合で，取得した出資持分の価額のうち出資額を超える部分については，事実関係に応じて所得税又は贈与税の課税が生じることとなる。

(理由)

1. 出資額限度法人とは，定款の定めにより，社員の退社時における出資払戻請求権及び医療法人の解散時における残余財産分配請求権に関し，その権利の及ぶ範囲を実際の払込出資額を限度とする旨を明らかにしている医療法人である。しかしながら，将来退社した場合の出資払戻請求権等が現行（出資時）の定款では制限されているとしても，医療法上は，再び定款を変更して元の出資持分の定めのある医療法人に戻ることが可能であり，また，そのような理由から，出資額限度法人の出資持分の価額は，通常の評価方法によって評価することとされている（平成16年6月16日付文書回答に係る厚生労働省からの照会文書の記の2参照）。

　したがって，既存の出資者以外の者が増資に応じることによって新たに出資持分を取得する場合で，その出資額に応じる出資持分の価額（純資産価額

等による価額）が払込出資額を超えるときには，その差額は，増資に応じることによって取得する経済的利益として課税関係が生じることとなる。
   (注) 平成16年6月16日付文書回答では，上記のような理由から出資額限度法人への移行時には課税関係は生じないこととされている。
2．医療法人の増資に応じることにより新たな出資者が取得する経済的利益は，基本的に社員総会の決議により当該医療法人から与えられる利益であり，従業員等に対して出資額限度法人から労務その他役務の提供の対価として与えられたものと認められる場合には給与所得又は雑所得として，それ以外の場合には一時所得として所得税の課税対象となると考えられる。しかし，一般に医療法人は，株式会社等の場合と異なり，死亡を退社原因としているなど社員の人的信頼関係を重視する法人で，社員は退社に伴い出資払戻請求権を認められるなど出資持分は法人財産に対して直接的な持分を有する権利といえる側面を持っている。特に，照会事例の場合のように，特定の同族グループによって支配されている出資額限度法人（同照会文書の記の3(3)参照）において，当該出資額限度法人の本来的な要請（設備拡充等のための資金調達の必要性等）によるものではなく，既存の出資者の将来の相続税対策と認められるなど，実質的に個人出資者から与えられた利益と認められる場合には，当該利益については，原則として相続税法第9条に規定するみなし贈与の課税が生じることとなる。
   (注) 新たな出資者が取得した出資持分の持分割合（口数で表示される出資持分については出資者が取得する口数の総数に占める割合）が，出資時における当該出資額限度法人の純資産の時価総額に占める払込出資額の割合に過ぎないことが社員総会等により明らかとされ，社員名簿等でその持分割合が明確に管理されているときには，出資時において新たな出資者が経済的利益を受けることがないと考えて差し支えない。ただし，その場合には，同族グループに支配されているかどうかの判定においても当該持分割合に基づき判定することとなる。

2 死亡退社した社員の相続人が，出資額の払戻しを受けた後に，再び出資して出資持分を取得した場合の相続財産
問
   平成16年6月16日付文書回答によれば，社員の死亡退社に伴い，被相続人の出資に関する出資払戻請求権を取得した相続人等が現実に出資戻額の払戻し

を受けたときには、当該出資払戻請求権は出資払込額により評価することとされている。

　そこで、相続人がいったん出資払込額の払戻しを受け、その後改めて同法人に出資して出資持分を取得するとすれば、相続税の課税上、当該出資払戻請求権は払込出資額により評価することとなると解して差し支えないか。

（答）

　あらかじめ出資持分を取得することを予定して払戻しを受けていると認められるような場合には、実質的には出資を相続したものと同様であることから、出資としての価額により評価されることとなる。

（理由）

　出資払戻請求権を相続等により取得した相続人等がその払戻しに代えて出資を取得した場合には、当該出資払戻請求権の価額は、財産評価基本通達194－2の定めに基づき評価することとされている。

　これは、定款の定めにより被相続人の出資を社員の地位とともに相続する場合だけでなく、定款にそのような定めがない場合でも、社員総会の承認を得て社員として出資を引き継ぐときには、その実態から相続財産は出資とみるのが相当との考え方によるものである。すなわち、被相続人から相続等により取得した財産が出資持分に相当する権利であるか、出資額の払戻しを受けるだけの権利であるかは、その実態に応じて判断する必要があり、単に金銭の払戻しの事実だけでなく、当該相続人及び他の社員等の認識等も含めて総合的に判断すべき事柄である。

　したがって、あらかじめ再度出資持分を取得することを予定して払戻しを受けていると認められるような場合には、事実的には出資を相続したものと同様であることから、出資としての価額により評価することとなる。

　なお、相続人が出資を相続したものと認められ、それに基づき相続税課税上出資としての評価がなされる場合は、相続人が当該払戻額を出資した際に問1のような課税は生じないが、そうでない場合には、退社時と出資時にそれぞれ課税関係が生じることに留意する。

3　役員である社員が退社したことにより、役員に占める親族の割合が3分の1を超えることとなった場合の残存出資者の贈与税課税

問

　平成16年6月16日付文書回答によれば，出資額限度法人が特定の同族グループによって支配されているかどうかの判定に当たり，役員（理事・監事等）のそれぞれに占める親族等の数が3分の1以下であることが定款で定められていることが一つの基準として示されているが，6名の理事のうちの1名が死亡退社したことにより，親族等の割合が8分の2（3分の1以下）から5分の2（3分の1超）になってしまう場合がある。この場合，新たな理事を選任して要件を満たすこととなったとしても，退社時には特定の同族グループによる支配がされているとして，残存出資者に贈与税の課税関係が生じることとなるのか。

（答）

　一時的に役員に占める親族等の割合が3分の1を超えることとなったとしても，定款の定めに従って，すみやかに新たな役員が選任されて基準を満たしたときには，それだけをもって残存出資者に贈与税の課税が生じることにはならない。

（理由）

　出資額限度法人の出資，社員及び役員のそれぞれが特定の同族グループによって占められているかどうかは，社員の退社時だけでなく，その前後を通じて当該出資額限度法人の実態に即して個別に判断されるものである。

　特に，役員については，役員に占める親族等の割合が3分の1以下であることが定款に定められていることが必要であり，一時的にこの基準を超えることとなったとしても，定款の定めに従って，すみやかに新たな役員が選任されて基準を満たしたときには，その点では定款に従って適正に運営されているということができ，特定の同族グループによる支配がされているという必要はないものと考えられる。

出典：『医療法人制度の解説』厚生省健康政策局指導課監修（日本法令）

2 出資額限度法人に係る課税関係の問題点

1 出資者への払戻しと他の出資者課税

(1) 出資社員の生存払戻しと出資者の死亡払戻し

　出資持分の払戻額が出資額に限られた場合には，出資社員の課税関係は，生存払戻しは単なる出資金払戻しに過ぎないため課税関係は生じません。また，出資者の死亡に伴い相続人が払戻しを受けた場合は，その払い戻された出資額に相続税が課税されます。

(2) 他の出資者課税

　上記(1)の場合には，原則として他の出資者は剰余金部分について払い戻された出資社員からのみなし贈与等の課税問題が生じます。

(3) 他の出資者課税への対策

　① 医療法人に利益剰余金が生じないよう毎期運営する。
　② 出資持分の定めのある社団医療法人の一類型としての出資額限度法人であるため，上記(1)の出資者には本来の出資金の評価額（評基通194－2）により払い戻す。

2 出資者の死亡により，相続人が出資者の持分を承継

(1) 相続税課税

　相続人は出資者の出資持分について財産評価基本通達194－2により本来の評価額に基づいて相続税が課税されます。

(2) 対　　策

　医療法人に利益剰余金が生じないように毎期運営します。

3 出資額限度法人としての存在価値

　出資額限度法人は医療法人の永続性の目的として出資持分の定めのある社団医療法人の一類型として考えられた制度ですが，課税関係をクリアする条件の中で「出資総額は同族関係者の出資割合が50％以下」が要求されています。現行の出資持分の定めのある社団医療法人は医療法54条（剰余金配当禁止）により投資メリットがないことから，出資者は同族関係者に限定されているものと考えられます。ここに本来の医療法人の永続性と他の出資者への課税関係を回避することを考えるならば出資持分の定めのない社団医療法人への組織変更を考えるべきです。この場合の

注意点は，相続税法66条4項と相続税法施行令33条3項を必ずクリアすることです。

第4章 認定医療法人活用と出資持分の相続税の延納制度の活用

1 認定医療法人について

　認定医療法人とは，経過措置医療法人（出資持分の定めのある医療法人）が平成26年10月1日から起算して3年を経過する日までの間に出資持分なし医療法人に移行する計画（移行するための取組みの内容などが記載された計画）を作成し，その計画について厚生労働大臣の認定を受けた経過措置医療法人をいいます。

　医療法人には非営利性の確保が求められているため，医療法54条の剰余金の配当禁止が存在しますが，経過措置医療法人の出資持分は財産権であり，出資社員は退社時に出資払戻請求権を有し，当該医療法人が解散する場合は出資者へ残余財産を帰属させることが可能なことから医療法人の非営利性確保の考えが危ぶまれていました。

　そこで，非営利性を確保し，安定した医業経営を実現することを目的として，出資持分のない医療法人への移行による認定医療法人と医業承継税制が創設されました。

　認定医療法人化の内容としては，次のことを理解する必要があります。
　相続とは：相続により出資持分の分割が確定したもので相続人が明確なもの
　贈与とは：みなし贈与をいう（相法9）

　みなし贈与とは，二人以上の出資者がいる場合で，他の出資者が，その出資持分を放棄（全部又は一部）したことにより受贈者の意思とは関係なく，降って湧いた経済的利益部分をいい，当事者間の合意のない贈与です。認定医療法人の納税猶予は，この"ビックリ贈与"への対応といえます。

　この認定医療法人は経過措置医療法人が出資持分なしの新医療法人に移行する目的をもった中間法人として3年間の時限立法で成立しました。しかし，認定医療法人に移行しても，出資持分なし新医療法人に移行するための知事の認可を受けていないこと及び認定医療法人が経過措置医療法人へ戻ることが可能（認定医療法人の取下げ申請→取消し処分に移行することとなる）であることから経過措置医療法人の組織変更とはなりません。しかし，認定医療法人として認定されると出資者全員の出資

持分を放棄する移行期間，すなわち3年以内は納税が猶予されることとなります。

医療法人の定款（定款変更含む）は，医療法50条により知事の認可を受けて定款が確定する，いわゆる認可主義です。認定医療法人とは，定款変更について厚生労働大臣の認定を受けたということであり，医療法上当該定款が確定することではありません。よって，認定医療法人が移行期間内に当該認定医療法人の取下げを申請した場合は，認定医療法人の取消し処分を受けることとなり，経過措置医療法人に戻ることとなります。

この取消し処分を受けると再度認定医療法人への申請は不可能となりますが，この認定医療法人については，例えば贈与税・相続税の3年間の納税猶予として活用することが考えられます。

贈与税の納税猶予特例制度は，贈与の時点で既に認定医療法人であること，相続税の納税猶予特例制度は，相続税の申告期限までに認定医療法人となることとされています。

贈与税の納税猶予は，本人以外の者が受贈意思のない経済的利益（ビックリ贈与）である，いわゆるみなし贈与に対しての適用であり，相続税の納税猶予は相続人が承知して受ける経済的利益に対しての適用となりますが，注意を要するのは認定医療法人の納税猶予特例制度である移行期間の3年間に他の出資者への一部の払戻しや出資者が出資持分譲渡を行った場合（基金拠出型医療法人への移行も一部払戻しと考える）は，納税猶予特例制度は，その時点で終了することです。

この認定医療法人の認定による贈与税・相続税の納税猶予特例制度を経由して移行期間の3年間に知事による新医療法人として認可を受けた場合は出資持分に係る贈与税・相続税の納税が免除されます。

なお，認定医療法人を経由せずに，経過措置医療法人（出資持分あり）から出資持分なしへの直接移行し，知事の認可を受ける組織変更については，医療法施行規則30条の39の規定が現存しています。

認定医療法人の認定要件は，
① 変更の手続が法令又は定款に違反していないこと→すなわち適正な社員総会
② 移行計画の申請が有効になされていること
の2要件となります。

出資持分の相続が発生した場合には，とりあえず認定医療法人とすることを考えてください。認定医療法人は組織変更ではありません。よって，その後の3年間の移行期間において，認定医療法人の取り止めの届けを申請し，取消し処分を選択す

ることによって，いわゆる出資持分について３年間相続税を延納することが可能と考えられます。

当該移行期間３年間に，退社社員である創業者理事長の退職金２分の１課税について，及び過大退職金部分の別表四加算による法人税率15％（又は23.9％）を検討する方法を勧めます。その後退社社員の出資払戻請求の実行によるみなし配当課税を考えることが適当と思われます。

認定医療法人を経由して新医療法人（出資持分なし）への移行は慎重に行いたいところです。とにかく出資持分の相続の場合は，認定医療法人を活用して相続税の３年間の延納だけを利用する方法が考えられますし，本件類似の贈与税にも活用の可能はあるものと考えられます。

【図表１】 医療法人の形態と組織変更

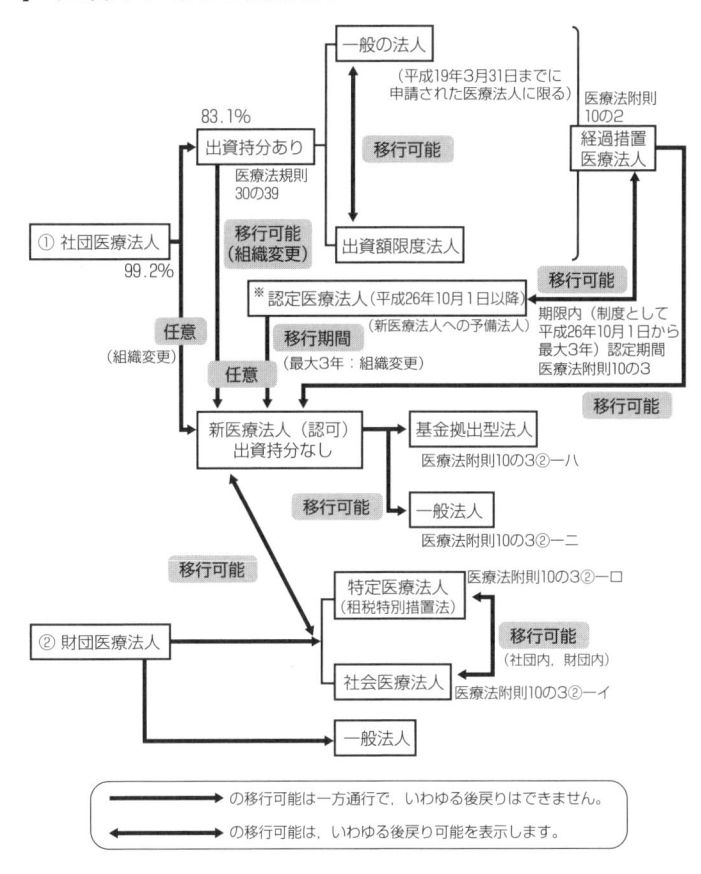

```
                            一般の法人
                            （平成19年3月31日までに
                            申請された医療法人に限る）      医療法附則
                                                          10の2
              83.1%         ↕ 移行可能
              出資持分あり                              経過措置
              医療法規則                                医療法人
              30の39
                          移行可能
 ① 社団医療法人  （組織変更）  出資額限度法人           移行可能
    99.2%
                      ※認定医療法人（平成26年10月1日以降）    期限内（制度として
                      （新医療法人への予備法人）              平成26年10月1日から
              任意      移行期間                              最大3年）認定期間
          （組織変更）  （最大3年：組織変更）                  医療法附則10の3
              任意                                    移行可能
              新医療法人（認可）   基金拠出型法人
              出資持分なし        医療法附則10の3②一ハ
                          移行可能
                                  一般法人
                                  医療法附則10の3②一ニ
              移行可能
                                  特定医療法人      医療法附則10の3②一ロ
                                  （租税特別措置法）
 ② 財団医療法人                                 移行可能
                                                 （社団内，財団内）
                                  社会医療法人    医療法附則10の3②一イ

                                  一般法人
```

→ の移行可能は一方通行で，いわゆる後戻りはできません。
↔ の移行可能は，いわゆる後戻り可能を表示します。

【図表2】 出資持分なし医療法人に移行する場合の相続税・贈与税の納税猶予と免除

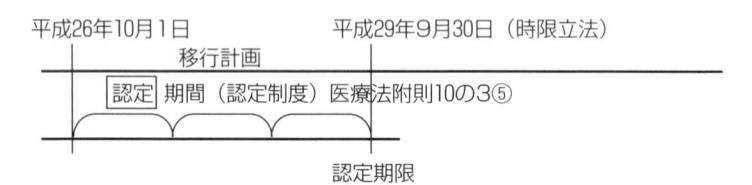

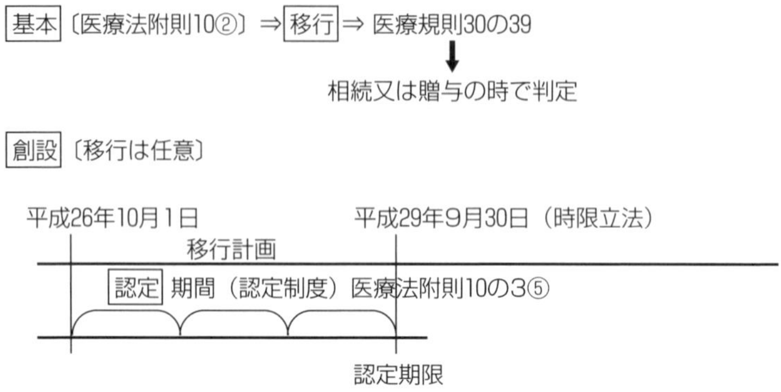

基本〔医療法附則10②〕⇒ 移行 ⇒ 医療規則30の39
　　　　　　　　　　　　　　　　↓
　　　　　　　　　　　　相続又は贈与の時で判定

創設〔移行は任意〕

```
平成26年10月1日        平成29年9月30日（時限立法）
　｜　　　　　　　　　　　　｜
　└──────移行計画──────┘
　　　認定 期間（認定制度）医療法附則10の3⑤
　　　　　　　　　　　　　認定期限
```

移行計画期間中，認定期限までに次の事項を確認し，認定医療法人の認定を受ける。

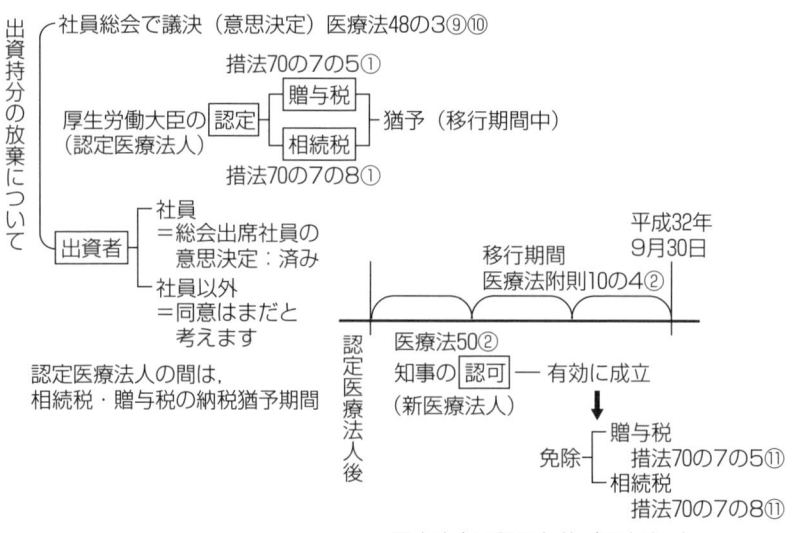

出資持分の放棄について
├ 社員総会で議決（意思決定）医療法48の3⑨⑩
├ 厚生労働大臣の 認定 ─┬ 贈与税 ─ 猶予（移行期間中）
│ （認定医療法人）　　　　　措法70の7の5①
│　　　　　　　　　　　　└ 相続税
│　　　　　　　　　　　　　措法70の7の8①
└ 出資者 ─┬ 社員
　　　　　│ ＝総会出席社員の
　　　　　│ 　意思決定：済み
　　　　　└ 社員以外
　　　　　　＝同意はまだと
　　　　　　　考えます

認定医療法人の間は，
相続税・贈与税の納税猶予期間

認定医療法人後

```
　　　　　　　　　　　　　　平成32年
　　　　　　　　　　　　　　9月30日
　　　　　　移行期間
　　　　医療法附則10の4②
　　｜─────────────｜
医療法50②
知事の 認可 ── 有効に成立
（新医療法人）
　　　　↓
　　　免除 ┬ 贈与税
　　　　　　│　措法70の7の5⑪
　　　　　　└ 相続税
　　　　　　　　措法70の7の8⑪
```

∴医療法人は認可主義（医療法50）

第4章　認定医療法人活用と出資持分の相続税の延納制度の活用

【図表3】　認定医療法人後，新医療法人への移行に係る注意点

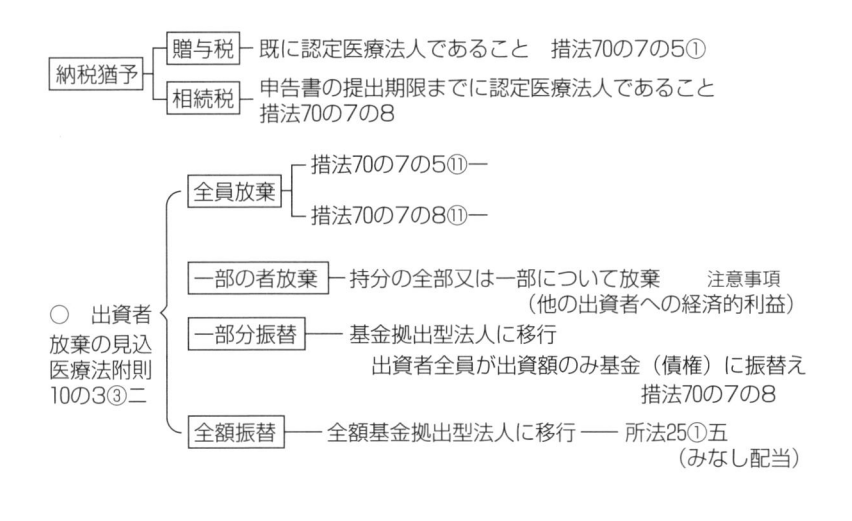

- 納税猶予
  - 贈与税 ─ 既に認定医療法人であること　措法70の7の5①
  - 相続税 ─ 申告書の提出期限までに認定医療法人であること
    措法70の7の8

- 出資者放棄の見込
  医療法附則10の3③二
  - 全員放棄
    - 措法70の7の5⑪
    - 措法70の7の8⑪
  - 一部の者放棄 ─ 持分の全部又は一部について放棄　注意事項
    （他の出資者への経済的利益）
  - 一部分振替 ─ 基金拠出型法人に移行
    出資者全員が出資額のみ基金（債権）に振替え
    措法70の7の8
  - 全額振替 ─ 全額基金拠出型法人に移行 ── 所法25①五
    （みなし配当）

- 出資者全員持分放棄により受ける医療法人
  - ① 法令136の3②　非課税
  - ② 相法66④（みなし贈与税）
    - 相令33③
    - 相令32

【良質な医療を提供する体制の確立を図るための医療法等の一部を改正する法律の一部改正】

> 法第23条　良質な医療を提供する体制の確立を図るための医療法等の一部を改正する法律の一部を次のように改正する。
>
> 　附則第10条第1項中「新医療法第44条第4項」を「医療法第44条第5項」に改め，同条第2項中「新医療法第44条第4項」を「同条第5項」に，「につき医療法」を「につき同法」に，「新医療法第50条第4項」を「同法第50条第4項」に改める。
>
> 　附則第10条の次に次の8条を加える。
>
> （新医療法人への円滑な移行）
>
> 附則第10条の2　政府は，地域において必要とされる医療を確保するため，経過措置医療法人の新医療法人への移行が促進されるよう必要な施策の推進に努めるものとする。

（移行計画の認定）

附則第10条の3　経過措置医療法人であって，新医療法人への移行をしようとするものは，その移行に関する計画（以下「移行計画」という。）を作成し，これを厚生労働大臣に提出して，その移行計画が適当である旨の認定を受けることができる。

2　移行計画には，次に掲げる事項を記載しなければならない。

　一　新医療法人であって，次に掲げる医療法人のうち移行をしようとするもの
　　イ　医療法第42条の2第1項に規定する社会医療法人
　　ロ　特定の医療法人
　　ハ　基金拠出型医療法人
　　ニ　イからハまでに掲げる医療法人以外の医療法人
　二　移行に向けた取組の内容
　三　移行に向けた検討の体制
　四　移行の期限
　五　その他厚生労働省令で定める事項

3　移行計画には，次に掲げる書類を添付しなければならない。

　一　定款
　二　出資者名簿
　三　その他厚生労働省令で定める書類

4　厚生労働大臣は，第1項の認定の申請があった場合において，その移行計画が次の各号のいずれにも適合するものであると認めるときは，その認定をするものとする。

　一　移行計画が当該申請に係る経過措置医療法人の社員総会において議決されたものであること。
　二　移行計画が新医療法人への移行をするために有効かつ適切なものであること。
　三　移行計画に記載された第2項第4号の移行の期限が第1項の認定の日から起算して3年を超えない範囲内のものであること。

5　第1項の認定は，地域における医療及び介護の総合的な確保を推進するための関係法律の整備等に関する法律附則第1条第2項に掲げる規定の施行の

日（平成26年10月1日）から起算して3年を経過する日までの間に限り行うことができる。

（移行計画の変更等）

附則第10条の4　前条第1項の規定による移行計画の認定を受けた経過措置医療法人は，当該認定に係る移行計画を変更しようとするときは，厚生労働大臣の認定を受けなければならない。

2　厚生労働大臣は，認定医療法人が前条第1項の認定に係る移行計画に従って新医療法人への移行に向けた取組を行っていないと認めるとき，その他厚生労働省令で定めるときは，その認定を取り消すことができる。

3　厚生労働大臣は，認定医療法人が認定移行計画に記載された前条第2項第4号の移行の期限までに新医療法人にならなかったときは，その認定を取り消すものとする。

4　前2項の規定により認定を取り消された経過措置医療法人は，更に前条第1項の認定を受けることができない。

5　前条第4項の規定は，第1項の認定について準用する。

（下線筆者注）

（解説）

附則10条の4第2項及び第3項の「認定医療法人を取り消す」ということから，次のように解釈されます。

理事長は原則として総社員の5分の1以上の社員から，認定医療法人への移行を取り下げるべき臨時社員総会の招集を請求された場合には，これを招集しなければなりません。社員総会において，認定医療法人への移行をすべきという意思決定がされていても当該社員総会の意思決定は総社員の4分の1で議決されたに留まり，よって認定医療法人の取り下げは可能と考えます。

厚生労働大臣が，本件取り下げを受領することで，本件認定医療法人の認定を取り消し，よって本件医療法人は，経過措置医療法人に戻ることとなります。

なお，再度の認定医療法人の申請はできないこととなります。

（提出期限の特例）

附則第10条の5　認定医療法人については，医療法第52条第1項中「3月以内」とあるのは，「6月以内」とする。

（認定の失効）

附則第10条の6　認定医療法人が新医療法人になったときは，当該認定医療法人が受けた附則第10条の3第1項の認定は，その効力を失う。

（援助）

附則第10条の7　政府は，認定医療法人に対し，認定移行計画の達成のために必要な助言，指導，資金の融通のあっせんその他の援助を行うよう努めるものとする。

【資料】　融資制度について

独立行政法人福祉医療機構による経営安定化資金について

◆　移行計画の認定を受け、持分なし医療法人への移行を進める医療法人において、出資持分の払戻が生じ、資金調達が必要となった場合、独立行政法人福祉医療機構による新たな経営安定化資金の貸付けを受けることができます。

◆　貸付限度額：2億5,000千万円
　　償還期間：8年（うち据置期間1年以内）

◆　貸付条件
　　・国の移行計画の認定を受け、持分なし医療法人への移行期間中の医療法人であること。
　　・資金の貸付けにあたっては、事前審査及び本審査を受けていただく必要があります。
　　・通常の「経営安定化資金」との併用はできません。

◆　貸付けの詳細については、独立行政法人福祉医療機構にお問い合わせください。（お問い合わせ先は、次ページを参照してください。）

（出所：厚生労働省「持分なし医療法人への移行促進策のご案内」）

（報告）

附則第10条の8　認定医療法人は，厚生労働省令で定めるところにより，認定移行計画の実施状況について厚生労働大臣に報告しなければならない。

（権限の委任）

附則第10条の9　附則第10条の3及び第10条の4並びに前条に規定する厚生労働大臣の権限は，厚生労働省令で定めるところにより，地方厚生局長に委任することができる。

2　前項の規定により地方厚生局長に委任された権限は，厚生労働省令で定めるところにより，地方厚生支局長に委任することができる。

附則

（施行期日）

第1条　この法律は，公布の日又は平成26年4月1日のいずれか遅い日から施行する。ただし，次に掲げる規定は，当該各号に定める日から施行する。

二　法第23条の規定　平成26年10月1日

2　認定医療法人創設についての考え方

　出資持分あり社団医療法人から出資持分なし社団医療法人への移行を支援する観点から認定医療法人（中間法人）制度が創設されました。

　医療法54条において剰余金の配当禁止が規定されているにもかかわらず，医療法56条で医療法人の解散時の残余財産の帰属者は定款の定めによることとされており，結果的に解散時に剰余金の分配が可能となります。これでは，解散時には営利法人と同じ」であるという問題が生じてしまいます。それを回避する観点から社団医療法人で出資持分ありから出資持分なしに移行する場合，当該医療法人の持分に係る経済的利益について，贈与により取得したとみなされる場合，又は当該医療法人の持分を相続により取得した場合における納税猶予制度及び税額免除制度が創設されました。

　なお，新医療法人は，認定医療法人を経由して出資持分なし社団医療法人に移行（任意）した場合の用語です（出資持分なし社団医療法人の用語は医療法としては認められないため）。

　出資持分あり社団医療法人から直接組織変更した場合の出資持分なし社団医療法人は厚生労働省令の用語のため改正はありません。

【参考】「持分なし医療法人」への移行に関する手引書（抄）（厚生労働省）

第1章　「持分なし医療法人」への移行促進策

ここでは、持分なし医療法人への移行促進策の概要について説明します。

第1節　持分なし医療法人への移行促進策の概要と支援
1　概要
　医療法人の経営者の死亡により相続が発生することがあっても、相続税の支払いのための出資持分払戻などにより医業継続が困難になるようなことなく、当該医療法人が引き続き地域医療の担い手として、住民に対し医療を継続して安定的に提供していけるようにするため、医療法人の任意の選択を前提としつつ、以下のような移行促進策を講じました。

2　移行計画の認定制度
　移行について計画的な取組を行う医療法人を、国が認定する仕組みを導入することとし、この仕組みを法律に位置づけました。
　移行計画の認定制度の実施期間は、法律の施行日である平成26年10月1日から平成29年9月30日までの3年間です。

3　移行計画の認定を受けた医療法人への支援
①税制措置
　相続人が持分あり医療法人の持分を相続または遺贈により取得した場合、その法人が相続税の申告期限までに移行計画の認定を受けた医療法人であるときは、その持分に対応する相続税額については、移行計画の期間満了までその納税が猶予され、持分の全てを放棄した場合は、猶予税額が免除されます。
　また、移行計画の認定を受けた医療法人の出資者が持分を放棄したことにより、他の出資者の持分が増加することで、贈与を受けたものとして他の出資者に贈与税が課される場合、その放棄により受けた経済的利益に対応する贈与税額については、移行計画の期間満了までその納税が猶予され、当該他の出資者が持分の全てを放棄した場合は、猶予税額が免除されます。
※持分なし医療法人に移行した際、相続税法第66条第4項の規定に該当するときは、医療法人に対して贈与税が課される場合があることについては、従来どおりです。
P．39の第5章第2節及びP．40「持分あり医療法人から持分なし医療法人への移行に関する税制について（贈与税非課税基準について）」を参照してください。
②融資制度
　出資持分の払戻が生じ、資金調達が必要となった場合、独立行政法人福祉医療機構による新たな経営安定化資金の貸付けを受けることができます。

第2章　移行計画の認定制度

　第1章に記載した移行計画の認定制度について、具体的な手続きの流れなどを整理します。

　第1節　持分なし医療法人への移行の検討
　1　持分なし医療法人への移行について
　　　第1章　第1節の「1　概要」にも記載したとおり、「持分なし医療法人」への移行促進策は、医療法人の任意の選択によるものであり、移行を強制するものではありません。
　　　また、持分なし医療法人への移行にあたって、必ずしも移行計画の認定制度を利用しなければならないものではありません。医療法人内で持分なし医療法人への移行について検討した結果、相続税・贈与税や持分払戻の問題がないのであれば、移行計画の認定は受けずに、従来どおり定款変更によって持分なし医療法人へ移行することもできます。

　2　事前準備
　　　持分なし医療法人への移行を検討される場合、十分に時間をかけて事前準備を行うことが、スムーズな移行への鍵となります。
　STEP1　医療法人内での検討体制の整備
　　①移行検討委員会等の立ち上げ
　　②担当理事の選任　等

　STEP2　持分なし医療法人への移行についての検討
　　①移行を予定する持分なし医療法人の法人類型(社会医療法人、特定医療法人、基金拠出型医療法人、その他の持分なし医療法人)の検討
　　②公認会計士、税理士、コンサルティング会社等を交えた各種シミュレーションの実施
　　　・法人資産の評価
　　　・移行する場合、しない場合の税制面等のメリット・デメリットの検討
　　　・移行スケジュールの策定　等
　　　　※社会医療法人に移行する場合は実績要件等の基準を満たす必要があること、特定医療法人に移行する場合には国税庁の審査をクリアする必要があることなど、基金拠出型医療法人やその他の持分なし医療法人に移行する以上に、移行のハードルは高くなりますので、準備期間も含めて無理のない移行スケジュールを策定するようにしてください。
　　　　　また、移行計画の認定は1回限りです。認定後に取消となることがないよう、十分検討した上で申請してください。

STEP3　医療法人関係者への事前説明
①出資者への持分なし医療法人への移行に関する事前説明と持分放棄の意向確認

第2節　移行計画の認定
1　移行計画の認定について
<u>持分なし医療法人への移行を希望される医療法人で、税制措置や融資制度を利用される場合は、以下の手続きが必要</u>になります。
①移行計画の申請
②移行計画の認定を受けた旨を記載した定款への変更

2　手続きのステップ
STEP1　移行計画の申請
①移行計画の申請について、社員総会で議決を得る。
※STEP2の定款変更についても同時に議決を得る。
②厚生労働大臣あてに移行計画の申請を行う。
※都道府県は経由せず、<u>直接厚生労働省に提出してください。</u>
③申請にあたっての必要書類は以下のとおりです。
・移行計画認定申請書（附則様式第1）
・移行計画（附則様式第2）
・出資者名簿（附則様式第3）
・定款（案）（移行計画の認定を受けた認定医療法人である旨を記載したもの）及び新旧対照表
・社員総会の議事録
・直近に終了した3会計年度（医療法上の会計年度をいう。）の貸借対照表及び損益計算書
※移行計画については、税制措置を受ける場合に、P．33の「第3章 第3節 STEP1」の「③認定移行計画の写し」として提出する必要がありますので、理事長印を押印した移行計画の写しを保存しておいてください。
④その他
移行計画の認定にあたって、事務を円滑に進めるため、事務担当者の連絡先等について、別紙1を併せて提出してください。

STEP2　定款変更
①移行計画の認定を受けた認定医療法人である旨を記載した定款への変更について、社員総会で議決を得る。
※STEP1の移行計画の申請の議決と同時に社員総会の議決を得る。
②厚生労働省から移行計画の認定通知書を受理したら、速やかに都道府県知事あてに定款変更の申請を行う。
③定款変更の申請にあたっての必要書類は以下のとおりです。
・定款（案）（移行計画の認定を受けた認定医療法人である旨を記

　　　　載したもの）及び新旧対照表
　　　・社員総会の議事録
　　　・移行計画の認定通知書の写し
　　④定款変更の認可を受けた場合は、厚生労働大臣あてに報告する必要があります。
　　　詳しくは、次ページの「第6節　実施状況報告」で説明します。
　　※定款の作成にあたっては、Ｐ．20の「認定医療法人の定款例」を参考としてください。

第3節　移行計画の変更認定
　1　移行計画の変更認定について
　　　以下の理由により、移行計画の内容に変更が生じた場合には、移行計画の変更認定が必要となります。
　　①移行期間中に認定医療法人が他の持分あり医療法人と合併し、持分あり医療法人として存続法人となった場合。
　　②移行計画の認定時には、融資制度の利用見込みを「無」としていたものの、融資制度の利用見込みが生じた場合。

　2　手続きのステップ
　　STEP1　移行計画の変更について、社員総会で議決を得る。

　　STEP2　厚生労働大臣あてに移行計画の変更認定申請を行う。
　　　　※合併により移行計画を変更する場合は、合併後に申請する。

　　STEP3　変更認定申請にあたっての必要書類は以下のとおりです。
　　　・移行計画変更認定申請書（附則様式第4）
　　　・変更後の移行計画（附則様式第2）
　　　・移行計画の認定通知書の写し
　　　・変更前の移行計画（附則様式第2）の写し
　　　・社員総会の議事録
　　　・合併に伴い移行計画を変更する場合は、上記の書類に加えて、出資者名簿（附則様式第3）、定款（合併後のもの）、定款変更認可書の写し、医療法人合併認可書の写し及び他の医療法人と合併したことを証明できる書類（社員総会の議事録、合併協議会の議事録等）

第4節　移行計画の認定取消
　1　移行計画の認定取消について
　　　以下の場合には、移行計画の認定が取り消されます。
　　①持分なし医療法人への移行に向けた取組を行っていなとき。
　　②移行計画の認定を受けた日から3ヶ月以内に、移行計画の認定を受けた旨の定款変更の認可を受けなかったとき

③認定医療法人が合併以外の理由により解散したとき。
④認定医療法人が他の医療法人と合併し、消滅したとき。
⑤移行計画が、偽りその他の不正行為により作成されたことが判明したとき。
⑥認定医療法人が、移行計画の変更について、厚生労働大臣の認定を受けなかったとき。
⑦移行計画の実施状況について、厚生労働大臣に報告しなかったとき、又は虚偽の報告をしたとき。
⑧移行計画の認定から移行期限（3年を上限）までに持分なし医療法人に移行できなかったとき。

2　解散、合併に関する事実確認について
　　1の③、④に該当するときは、解散前又は合併前に以下の書類の提出をお願いします。
　　・解散による場合は、医療法人の解散を証明できる書類（社員総会の議事録等）
　　・合併により消滅する場合は、他の医療法人と合併することを証明できる書類（社員総会の議事録、合併協議会の議事録等）

第5節　実施状況報告
1　実施状況報告について
　　認定医療法人となった場合、厚生労働大臣に対して以下の実施状況報告が必要となります。
　　①移行計画の認定を受けた認定医療法人である旨を記載した定款変更について、都道府県知事の認可を受けた場合。
　　　（施行規則附則第60条第2項関係）
　　②認定を受けてから2年間、認定を受けた日から1年を経過するごとの、持分なし医療法人への移行の進捗状況。
　　　（施行規則附則第60条第1項関係）
　　③放棄、払戻、譲渡、相続、贈与などにより、出資持分の処分が生じた場合。
　　　（施行規則附則第60条第3項関係）
　　　※租税特別措置法の規定により、納税猶予の特例適用者が死亡した場合には、相続人が権利を承継することから、その場合も実施状況報告をしてください。
　　④持分なし医療法人への移行の定款変更について、都道府県知事の認可を受けた場合。
　　　（施行規則附則第60条第2項関係）
　　　※④の場合については、次の第6節で説明します。

2　報告のステップ
　STEP1　①～④の状況が生じてから３ヶ月以内に、厚生労働大臣あてに実施状況報告を行う。

　STEP2　実施状況報告にあたっての必要書類は以下のとおりです。
　　・実施状況報告書（附則様式第５）
　　※①、④の場合は、以下の書類も必要です。
　　　・定款および新旧対照表
　　　・定款変更の認可書の写し
　　　　※定款の作成にあたっては、Ｐ．２６の「持分なし医療法人の定款例」を参考としてください。
　　※③の場合は、以下の書類も必要です。
　　　・出資者名簿（附則様式第３）
　　　・出資持分の状況報告書（附則様式第６）
　　　・出資持分の放棄申出書（附則様式第７）の写し・・・持分の放棄があった場合のみ提出してください。

第６節　持分なし医療法人への移行完了
1　移行完了へ向けた手続き
　　持分なし医療法人への移行を完了させるために、以下の手続きが必要になります。
　　①都道府県知事あてに持分なし医療法人への定款変更の申請
　　②厚生労働大臣あてに移行完了報告

2　手続きのステップ
　STEP1　移行完了のための定款変更の申請
　　①持分なし医療法人への移行のための定款変更について、社員総会で議決を得る。
　　②都道府県知事あてに定款変更の申請を行う。
　　③報告にあたっての必要書類は以下のとおりです。
　　　・定款及び新旧対照表
　　　・社員総会の議事録

　STEP2　持分なし医療法人への移行完了報告
　　①厚生労働大臣あてに実施状況報告書（附則様式第５）を提出する。
　　②報告にあたっての必要書類は以下のとおりです。
　　　・出資持分の状況報告書（附則様式第６）
　　　・都道府県知事の定款変更認可書の写し
　　　・定款及び新旧対照表
　　　・社員総会の議事録

認定制度の流れ

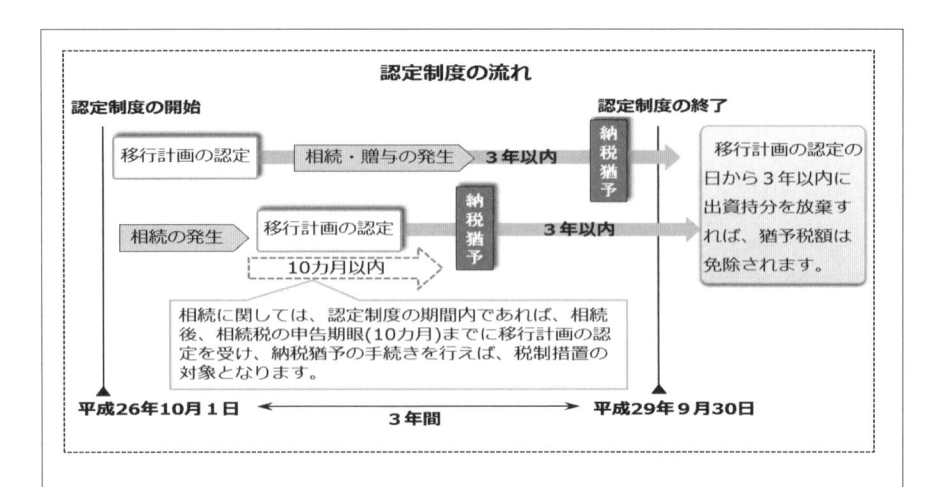

- 認定制度の開始：平成26年10月1日
- 認定制度の終了：平成29年9月30日（3年間）

移行計画の認定 → 相続・贈与の発生 → 3年以内 → 納税猶予 → 移行計画の認定の日から3年以内に出資持分を放棄すれば、猶予税額は免除されます。

相続の発生 → 10カ月以内 → 移行計画の認定 → 納税猶予 → 3年以内

相続に関しては、認定制度の期間内であれば、相続後、相続税の申告期限（10カ月）までに移行計画の認定を受け、納税猶予の手続きを行えば、税制措置の対象となります。

移行計画の認定から持分なし医療法人への移行までの流れ

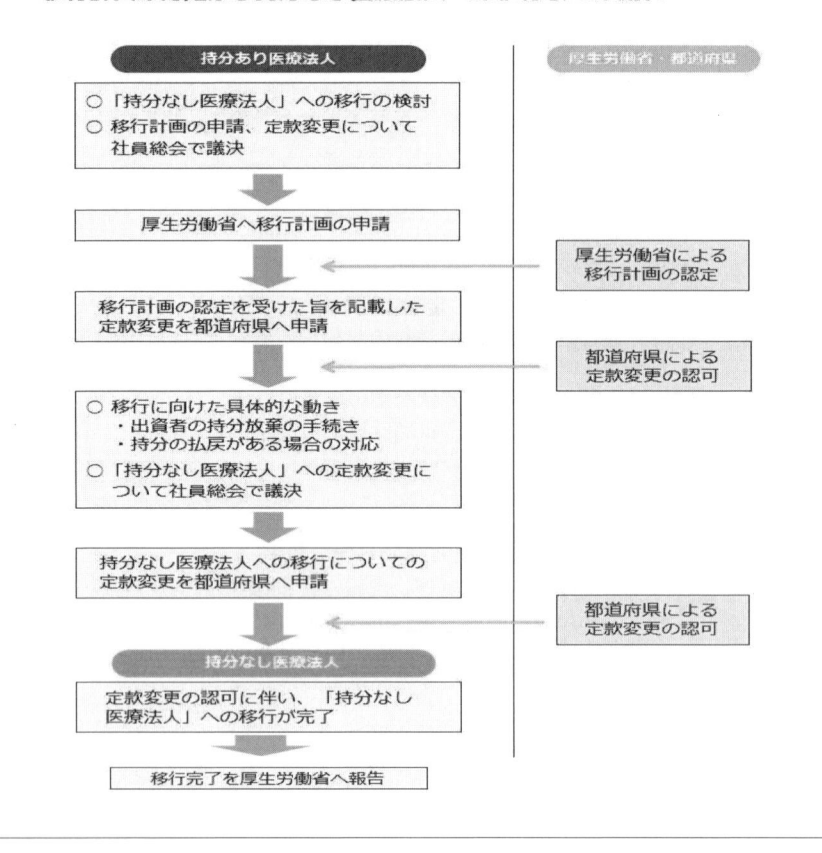

持分あり医療法人

1. ○「持分なし医療法人」への移行の検討
   ○ 移行計画の申請、定款変更について社員総会で議決

2. 厚生労働省へ移行計画の申請 ← 厚生労働省による移行計画の認定

3. 移行計画の認定を受けた旨を記載した定款変更を都道府県へ申請 ← 都道府県による定款変更の認可

4. ○ 移行に向けた具体的な動き
   ・出資者の持分放棄の手続き
   ・持分の払戻がある場合の対応
   ○「持分なし医療法人」への定款変更について社員総会で議決

5. 持分なし医療法人への移行についての定款変更を都道府県へ申請 ← 都道府県による定款変更の認可

持分なし医療法人

6. 定款変更の認可に伴い、「持分なし医療法人」への移行が完了

7. 移行完了を厚生労働省へ報告

認定医療人の定款例
《参照》厚生労働省HP：従前の「持分の定めのある社団医療法人定款例」を引用
http://www.mhlw.go.jp/topics/bukyoku/isei/igyou/igyoukeiei/shusshigaku03.pdf

社団医療法人の定款例	備　　考
医療法人○○会定款 　第1章　名称及び事務所 第1条　本社団は、医療法人○○会と称する。 第2条　本社団は、事務所を○○県○○郡（市）○○町（村）○○番地に置く。 　第2章　目的及び事業 第3条　本社団は、病院（診療所、介護老人保健施設）を経営し、科学的でかつ適正な医療（及び疾病・負傷等により寝たきりの状態等にある老人に対し、看護、医学的管理下の介護及び必要な医療等）を普及することを目的とする。 第4条　本社団の開設する病院（診療所、介護老人保健施設）の名称及び開設場所は、次のとおりとする。 　(1)　○○病院　　○○県○○郡（市）○○町（村） 　(2)　○○診療所　○○県○○郡（市）○○町（村） 　(3)　○○園　　　○○県○○郡（市）○○町（村） 2　本社団が○○市（町、村）から指定管理者として指定を受けて管理する病院（診療所、介護老人保健施設）の名称及び開設場所は、次のとおりとする。 　(1)　○○病院　　○○県○○郡（市）○○町（村） 　(2)　○○診療所　○○県○○郡（市）○○町（村） 　(3)　○○園　　　○○県○○郡（市）○○町（村） 第5条　本社団は、前条に掲げる病院（診療所、介護老人保健施設）を経営するほか、次の業務を行う。 　　○○看護師養成所の経営 　第3章　社員 第6条　本社団の社員になろうとする者は、社員総会の承認を得なければならない。 2　本社団は、社員名簿を備え置き、社員の変更があるごとに必要な変更を加えなければならない。 第7条　社員は、次に掲げる理由によりその資格を失う。 　(1)　除　名 　(2)　死　亡 　(3)　退　社 2　社員であって、社員たる義務を履行せず本社団の定款に違反し又は品位を傷つける行為のあった者は、社員総会の議決を経て除名することができる。	

第8条　やむを得ない理由のあるときは、社員はその旨を理事長に届け出て、その同意を得て退社することができる。

第9条　社員資格を喪失した者は、その出資額に応じて払戻しを請求することができる。

第4章　資産及び会計

第10条　本社団の資産のうち、次に掲げる財産を基本財産とする。
(1)　・・・
(2)　・・・
(3)　・・・

2　基本財産は処分し、又は担保に供してはならない。ただし、特別の理由のある場合には、理事会及び社員総会の議決を経て、処分し、又は担保に供することができる。

第11条　本社団の資産は、社員総会で定めた方法によって、理事長が管理する。

第12条　資産のうち現金は、日本郵政公社、確実な銀行又は信託会社に預け入れ若しくは信託し、又は国公債若しくは確実な有価証券に換え保管するものとする。

第13条　本社団の収支予算は、毎会計年度開始前に理事会及び社員総会の議決を経て定める。

第14条　本社団の会計年度は、毎年4月1日に始まり翌年3月31日に終る。

第15条　本社団の決算については、毎会計年度終了後2月以内に、事業報告書、財産目録、貸借対照表及び損益計算書（以下「事業報告書等」という。）を作成しなければならない。

2　本社団は、事業報告書等、監事の監査報告書及び本社団の定款を事務所に備えて置き、社員又は債権者から請求があった場合には、正当な理由がある場合を除いて、これを閲覧に供しなければならない。

3　本社団は、毎会計年度終了後3月以内に、事業報告書等及び監事の監査報告書を○○県知事（○○厚生局長）に届け出なければならない。

第16条　決算の結果、剰余金を生じたときは、理事会及び社員総会の議決を経てその全部又は一部を基本財産に繰り入れ、又は積立金として積み立てるものとし、配当してはならない。

第5章　役員

第17条　本社団に、次の役員を置く。
　(1) 理事　○名以上○名以内
　　　うち理事長1名

(2) 監事　○名
第18条　理事及び監事は、社員総会において選任する。
2　理事長は、理事の互選によって定める。
3　本社団が開設（指定管理者として管理する場合を含む。）する病院（診療所、介護老人保健施設）の管理者は、必ず理事に加えなければならない。
4　前項の理事は、管理者の職を退いたときは、理事の職を失うものとする。
5　理事又は監事のうち、その定数の5分の1を超える者が欠けたときは、1月以内に補充しなければならない。
第19条　理事長のみが本社団を代表する。
2　理事長は本社団の業務を総理する。
3　理事は、本社団の常務を処理し、理事長に事故があるときは、理事長があらかじめ定めた順位に従い、理事がその職務を行う。
4　監事は、次の職務を行う。
　(1) 本社団の業務を監査すること。
　(2) 本社団の財産の状況を監査すること。
　(3) 本社団の業務又は財産の状況について、毎会計年度、監査報告書を作成し、当該会計年度終了後3月以内に社員総会又は理事に提出すること。
　(4) 第1号又は第2号による監査の結果、本社団の業務又は財産に関し不正の行為又は法令若しくはこの定款に違反する重大な事実があることを発見したときは、これを○○県知事（○○厚生局長）又は社員総会に報告すること。
　(5) 第4号の報告をするために必要があるときは、社員総会を招集すること。
　(6) 本社団の業務又は財産の状況について、理事に対して意見を述べること。
5　監事は、本社団の理事又は職員（本社団の開設する病院、診療所又は介護老人保健施設（指定管理者として管理する病院等を含む。）の管理者その他の職員を含む。）を兼ねてはならない。
第20条　役員の任期は2年とする。ただし、再任を妨げない。
2　補欠により就任した役員の任期は、前任者の残任期間とする。
3　役員は、任期満了後といえども、後任者が就任するまでは、その職務を行うものとする。
　　　　第6章　会議
第21条　会議は、社員総会及び理事会の2つとし、

社員総会はこれを定時総会と臨時総会に分ける。
第22条　定時総会は、毎年2回、○月及び○月に開催する。
第23条　理事長は、必要があると認めるときは、いつでも臨時総会及び理事会を招集することができる。
2　社員総会の議長は、社員総会において選任し、理事会の議長は、理事長をもってあてる。
3　理事長は、総社員の5分の1以上の社員から会議に付議すべき事項を示して臨時総会の招集を請求された場合には、その請求のあった日から20日以内に、これを招集しなければならない。
4　理事会を構成する理事の3分の1以上から連名をもって理事会の目的たる事項を示して請求があったときは、理事長は理事会を招集しなければならない。
第24条　次の事項は、社員総会の議決を経なければならない。
　(1) 定款の変更
　(2) 基本財産の設定及び処分(担保提供を含む。)
　(3) 毎事業年度の事業計画の決定及び変更
　(4) 収支予算及び決算の決定
　(5) 剰余金又は損失金の処理
　(6) 借入金額の最高限度の決定
　(7) 社員の入社及び除名
　(8) 本社団の解散
　(9) 他の医療法人との合併契約の締結
　(10) その他重要な事項
第25条　社員総会は、総社員の過半数の出席がなければ、その議事を開き、議決することができない。
2　社員総会の議事は、出席した社員の過半数で決し、可否同数のときは、議長の決するところによる。
3　前項の場合において、議長は、社員として議決に加わることができない。
第26条　社員総会の招集は、期日の少なくとも5日前までに会議の目的である事項、日時及び場所を記載し、理事長がこれに記名した書面で社員に通知しなければならない。
2　社員総会においては、前項の規定によってあらかじめ通知した事項のほか議決することができない。ただし、急を要する場合はこの限りではない。
第27条　社員は、社員総会において1個の議決権

及び選挙権を有する。
第28条　社員は、あらかじめ通知のあった事項についてのみ書面又は代理人をもって議決権及び選挙権を行使することができる。ただし、代理人は社員でなければならない。
2　代理人は、代理権を証する書面を議長に提出しなければならない。
第29条　会議の議決事項につき特別の利害関係を有する者は、当該事項につきその議決権を行使できない。
第30条　社員総会の議事についての細則は、社員総会で定める。
2　理事会の議事についての細則は、理事会で定める。

　　　第7章　定款の変更
第31条　この定款は、社員総会の議決を経、かつ、○○県知事（○○厚生局長）の認可を得なければ変更することができない。

　　　第8章　解散及び合併
第32条　本社団は、次の事由によって解散する。
　(1)　目的たる業務の成功の不能
　(2)　社員総会の決議
　(3)　社員の欠亡
　(4)　他の医療法人との合併
　(5)　破産手続開始の決定
　(6)　設立認可の取消し
2　本社団は、総社員の4分の3以上の賛成がなければ、前項第2号の社員総会の決議をすることができない。
3　第1項第1号又は第2号の事由により解散する場合は、○○県知事（厚生労働大臣）の認可を受けなければならない。
第33条　本社団が解散したときは、合併及び破産手続開始の決定による解散の場合を除き、理事がその清算人となる。ただし、社員総会の議決によって理事以外の者を選任することができる。
2　清算人は、社員の欠亡による事由によって本社団が解散した場合には、○○県知事（厚生労働大臣）にその旨を届け出なければならない。
3　清算人は、次の各号に掲げる職務を行い、又、当該職務を行うために必要な一切の行為をすることができる。
　(1)　現務の結了
　(2)　債権の取立て及び債務の弁済
　(3)　残余財産の引渡し

第34条 本社団が解散した場合の残余財産は、払込済出資額に応じて分配するものとする。 第35条 本社団は、総社員の同意があるときは、○○県知事（厚生労働大臣）の認可を得て、他の社団医療法人と合併することができる。 　　　第9章　持分の定めのない医療法人への移行 第36条 本社団は、移行計画の認定を受けた認定医療法人である。 2　租税特別措置法に基づく相続税・贈与税の納税猶予を受けていた社員（本社団の出資持分を当該納税猶予等に係る担保として提供している者に限る。）について、納税猶予分の税額の猶予期限が確定し、納付義務が生じたにも関わらず、これを履行しなかった場合、第9条の規定に関わらず、本社団は担保権者の払戻し請求に応じるものとする。 　　　第10章　雑則 第37条 本社団の公告は、官報（及び○○新聞）によって行う。 第38条 この定款の施行細則は、理事会及び社員総会の議決を経て定める。 　　附　則 本社団設立当初の役員は、次のとおりとする。 　　理　事　長　〇　〇　〇　〇 　　理　　　事　〇　〇　〇　〇 　　　　同　　　〇　〇　〇　〇 　　　　同　　　〇　〇　〇　〇 　　　　同　　　〇　〇　〇　〇 　　　　同　　　〇　〇　〇　〇 　　監　　　事　〇　〇　〇　〇 　　　　同　　　〇　〇　〇　〇 　　附　則 この定款の変更は、平成○○年○○月○○日から施行する。	・移行計画の認定を受けた医療法人である旨を定款に規定する。 ・相続税・贈与税の納税猶予を受けていた出資者等が、納付義務を果たさない場合は、医療法人は担保権者の払戻請求に応じることを規定する。 ・施行日は、定款変更についての都道府県知事の認可があった日とする。

持分なし医療法人の定款例
《参照》厚生労働省HP:「制度改正後、新たに設立する社団医療法人定款例」を引用
http://www.mhlw.go.jp/topics/bukyoku/isei/igyou/igyoukeiei/ruikei/ruikei17.pdf

社団医療法人の定款例	備　　　考
医療法人○○会定款 　　第1章　名称及び事務所 第1条　本社団は、医療法人○○会と称する。 第2条　本社団は、事務所を○○県○○郡（市）○ 　　○町（村）○○番地に置く。 　　第2章　目的及び事業 第3条　本社団は、病院（診療所、介護老人保健施設）を経営し、科学的でかつ適正な医療（及び疾病・負傷等により寝たきりの状態等にある老人に対し、看護、医学的管理下の介護及び必要な医療等）を普及することを目的とする。 第4条　本社団の開設する病院（診療所、介護老人保健施設）の名称及び開設場所は、次のとおりとする。 　（1）○○病院　　　○○県○○郡（市）○○町（村） 　（2）○○診療所　　○○県○○郡（市）○○町（村） 　（3）○○園　　　　○○県○○郡（市）○○町（村） 2　本社団が○○市（町、村）から指定管理者として指定を受けて管理する病院（診療所、介護老人保健施設）の名称及び開設場所は、次のとおりとする。 　（1）○○病院　　　○○県○○郡（市）○○町（村） 　（2）○○診療所　　○○県○○郡（市）○○町（村） 　（3）○○園　　　　○○県○○郡（市）○○町（村） 第5条　本社団は、前条に掲げる病院（診療所、介護老人保健施設）を経営するほか、次の業務を行う。 　　　　○○看護師養成所の経営	・事務所については、複数の事務所を有する場合は、すべてこれを記載し、かつ、主たる事務所を定めること。 ・病院、診療所又は介護老人保健施設のうち、開設する施設を掲げる。（以下、第4条、第5条及び第18条において同じ。） ・介護老人保健施設のみを開設する医療法人については、「本社団は、介護老人保健施設を経営し、疾病・負傷等により寝たきりの状態等にある老人に対し、看護、医学的管理下の介護及び必要な医療等を普及することを目的とする。」とする。 ・本項には、地方自治法（昭和22年法律第67号）に基づいて行う指定管理者として管理する病院（診療所、介護老人保健施設）の名称及び開設場所を掲げる。行わない場合には、掲げる必要はない。（以下、第18条第3項及び第19条第5項において同じ。） ・本条には、医療法（昭和23年法律第205号。以下「法」という。）第42条各号の規定に基づいて行う附帯業務を掲げる。行わない場合には、掲げる必要はない。

第3章　社員
第6条　本社団の社員になろうとする者は、社員総会の承認を得なければならない。
2　本社団は、社員名簿を備え置き、社員の変更があるごとに必要な変更を加えなければならない。
第7条　社員は、次に掲げる理由によりその資格を失う。
　(1)　除　名
　(2)　死　亡
　(3)　退　社
2　社員であって、社員たる義務を履行せず本社団の定款に違反し又は品位を傷つける行為のあった者は、社員総会の議決を経て除名することができる。
第8条　やむを得ない理由のあるときは、社員はその旨を理事長に届け出て、その同意を得て退社することができる。

・退社について社員総会の承認の議決を要することとしても差し支えない。

　　　第4章　資産及び会計
第9条　本社団の資産は次のとおりとする。
　(1)　設立当時の財産
　(2)　設立後寄附された金品
　(3)　諸種の資産から生ずる果実
　(4)　事業に伴う収入
　(5)　その他の収入
2　本社団の設立当時の財産目録は、主たる事務所において備え置くものとする。
第10条　本社団の資産のうち、次に掲げる財産を基本財産とする。
　(1)　・・・
　(2)　・・・
　(3)　・・・
2　基本財産は処分し、又は担保に供してはならない。ただし、特別の理由のある場合には、理事会及び社員総会の議決を経て、処分し、又は担保に供することができる。

・不動産、運営基金等重要な資産は、基本財産とすることが望ましい。

・社員総会のみの議決でよいこととしても差し支えないが、理事会の議決を経ることとすることが望ましい。（以下、第13条及び第16条において同じ。）

第11条　本社団の資産は、社員総会で定めた方法によって、理事長が管理する。
第12条　資産のうち現金は、日本郵政公社、確実な銀行又は信託会社に預け入れ若しくは信託し、又は国公債若しくは確実な有価証券に換え保管するものとする。
第13条　本社団の収支予算は、毎会計年度開始前に理事会及び社員総会の議決を経て定める。

第14条　本社団の会計年度は、毎年4月1日に始まり翌年3月31日に終る。 第15条　本社団の決算については、毎会計年度終了後2月以内に、事業報告書、財産目録、貸借対照表及び損益計算書（以下「事業報告書等」という。）を作成しなければならない。 2　本社団は、事業報告書等、監事の監査報告書及び本社団の定款を事務所に備えて置き、社員又は債権者から請求があった場合には、正当な理由がある場合を除いて、これを閲覧に供しなければならない。 3　本社団は、毎会計年度終了後3月以内に、事業報告書等及び監事の監査報告書を〇〇県知事（〇〇厚生局長）に届け出なければならない。 第16条　決算の結果、剰余金を生じたときは、理事会及び社員総会の議決を経てその全部又は一部を基本財産に繰り入れ、又は積立金として積み立てるものとし、配当してはならない。 　　　第5章　役員 第17条　本社団に、次の役員を置く。 　(1) 理事　〇名以上〇名以内 　　　うち理事長1名 　(2) 監事　〇名 第18条　理事及び監事は、社員総会において選任する。 2　理事長は、理事の互選によって定める。 3　本社団が開設（指定管理者として管理する場合を含む。）する病院（診療所、介護老人保健施設）の管理者は、必ず理事に加えなければならない。	・任意に1年間を定めても差し支えない。（法第53条参照） ・2以上の都道府県の区域において病院、診療所又は介護老人保健施設を開設する医療法人については、主たる事務所の所在地を管轄する地方厚生局長に届け出るものとする。 ・原則として、理事は3名以上置かなければならない。都道府県知事の認可を受けた場合には、1名又は2名でも差し支えない。（法第46条の2参照）なお、理事を1名又は2名置くこととした場合でも、社員は3名以上置くことが望ましい。 ・役員の同族要件については、P.39の「第5章　第2節　③」を参照してください。 ・病院、診療所又は介護老人保健施設を2以上開設する場合において、都道府県知事（2以上の都道府県の区域において病院、診療所又は介護老人保健施設を開設する医療法人については主たる事務所の所在地を管轄する地方厚生局長）の認可（以下、第31条

117

4　前項の理事は、管理者の職を退いたときは、理事の職を失うものとする。 5　理事又は監事のうち、その定数の５分の１を超える者が欠けたときは、１月以内に補充しなければならない。 第19条　理事長のみが本社団を代表する。 2　理事長は本社団の業務を総理する。 3　理事は、本社団の常務を処理し、理事長に事故があるときは、理事長があらかじめ定めた順位に従い、理事がその職務を行う。 4　監事は、次の職務を行う。 　(1)　本社団の業務を監査すること。 　(2)　本社団の財産の状況を監査すること。 　(3)　本社団の業務又は財産の状況について、毎会計年度、監査報告書を作成し、当該会計年度終了後３月以内に社員総会又は理事に提出すること。 　(4)　第１号又は第２号による監査の結果、本社団の業務又は財産に関し不正の行為又は法令若しくはこの定款に違反する重大な事実があることを発見したときは、これを〇〇県知事（〇〇厚生局長）又は社員総会に報告すること。 　(5)　第４号の報告をするために必要があるときは、社員総会を招集すること。 　(6)　本社団の業務又は財産の状況について、理事に対して意見を述べること。 5　監事は、本社団の理事又は職員（本社団の開設する病院、診療所又は介護老人保健施設（指定管理者として管理する病院等を含む。）の管理者その他の職員を含む。）を兼ねてはならない。 第20条　役員の任期は２年とする。ただし、再任を妨げない。 2　補欠により就任した役員の任期は、前任者の残任期間とする。 3　役員は、任期満了後といえども、後任者が就任するまでは、その職務を行うものとする。 　　第６章　会議 第21条　会議は、社員総会及び理事会の２つとし、社員総会はこれを定時総会と臨時総会に分ける。	において同じ。）を受けた場合は、管理者（指定管理者として管理する病院等の管理者を除く。）の一部を理事に加えないことができる。（法第47条参照） ・理事の職への再任を妨げるものではない。

第22条　定時総会は、毎年2回、〇月及び〇月に開催する。	・定時総会は、場合によっては年1回の開催としても差し支えないが、収支予算の決定と決算の決定のため年2回開催することが望ましい。
第23条　理事長は、必要があると認めるときは、いつでも臨時総会及び理事会を招集することができる。	
2　社員総会の議長は、社員総会において選任し、理事会の議長は、理事長をもってあてる。	
3　理事長は、総社員の5分の1以上の社員から会議に付議すべき事項を示して臨時総会の招集を請求された場合には、その請求のあった日から20日以内に、これを招集しなければならない。	・総社員の5分の1の割合については、これを下回る割合を定めることができる。
4　理事会を構成する理事の3分の1以上から連名をもって理事会の目的たる事項を示して請求があったときは、理事長は理事会を招集しなければならない。	
第24条　次の事項は、社員総会の議決を経なければならない。 （1）定款の変更 （2）基本財産の設定及び処分（担保提供を含む。） （3）毎事業年度の事業計画の決定及び変更 （4）収支予算及び決算の決定 （5）剰余金又は損失金の処理 （6）借入金額の最高限度の決定 （7）社員の入社及び除名 （8）本社団の解散 （9）他の医療法人との合併契約の締結 （10）その他重要な事項	
第25条　社員総会は、総社員の過半数の出席がなければ、その議事を開き、議決することができない。	
2　社員総会の議事は、出席した社員の議決権の過半数で決し、可否同数のときは、議長の決するところによる。	・法第48条の3第10項参照。
3　前項の場合において、議長は、社員として議決に加わることができない。	
第26条　社員総会の招集は、期日の少なくとも5日前までに会議の目的である事項、日時及び場所を記載し、理事長がこれに記名した書面で社員に通知しなければならない。	
2　社員総会においては、前項の規定によってあらかじめ通知した事項のほか議決することができない。ただし、急を要する場合はこの限りではな	

い。
第27条　社員は、社員総会において1個の議決権及び選挙権を有する。
第28条　社員は、あらかじめ通知のあった事項についてのみ書面又は代理人をもって議決権及び選挙権を行使することができる。ただし、代理人は社員でなければならない。
2　代理人は、代理権を証する書面を議長に提出しなければならない。
第29条　会議の議決事項につき特別の利害関係を有する者は、当該事項につきその議決権を行使できない。
第30条　社員総会の議事についての細則は、社員総会で定める。
2　理事会の議事についての細則は、理事会で定める。

　　　第7章　定款の変更
第31条　この定款は、社員総会の議決を経、かつ、〇〇県知事（〇〇厚生局長）の認可を得なければ変更することができない。

　　　第8章　解散及び合併
第32条　本社団は、次の事由によって解散する。
（1）目的たる業務の成功の不能
（2）社員総会の決議
（3）社員の欠亡
（4）他の医療法人との合併
（5）破産手続開始の決定
（6）設立認可の取消し
2　本社団は、総社員の4分の3以上の賛成がなければ、前項第2号の社員総会の決議をすることができない。
3　第1項第1号又は第2号の事由により解散する場合は、〇〇県知事（厚生労働大臣）の認可を受けなければならない。
第33条　本社団が解散したときは、合併及び破産手続開始の決定による解散の場合を除き、理事がその清算人となる。ただし、社員総会の議決によって理事以外の者を選任することができる。
2　清算人は、社員の欠亡による事由によって本社団が解散した場合には、〇〇県知事（厚生労働大臣）にその旨を届け出なければならない。
3　清算人は、次の各号に掲げる職務を行い、又、当該職務を行うために必要な一切の行為をす

第4章　認定医療法人活用と出資持分の相続税の延納制度の活用

ことができる。 (1) 現務の結了 (2) 債権の取立て及び債務の弁済 (3) 残余財産の引渡し	
第34条　本社団が解散した場合の残余財産は、合併及び破産手続開始の決定による解散の場合を除き、次の者から選定して帰属させるものとする。 (1) 国 (2) 地方公共団体 (3) 医療法第31条に定める公的医療機関の開設者 (4) 都道府県医師会又は郡市区医師会（一般社団法人又は一般財団法人に限る。） (5) 財団医療法人又は社団医療法人であって持分の定めのないもの	・持分なし医療法人の定款であるため、残余財産の帰属先から出資者を除くこと。
第35条　本社団は、総社員の同意があるときは、○○県知事（厚生労働大臣）の認可を得て、他の社団医療法人又は財団医療法人と合併することができる。	・法第57条参照。変更しなくても差し支えない。
第9章　雑則 第36条　本社団の公告は、官報（及び○○新聞）によって行う。 第37条　この定款の施行細則は、理事会及び社員総会の議決を経て定める。	・認定医療法人の定款例の「第9章　持分の定めのない医療法人への移行」を削除する。
附　則 本社団設立当初の役員は、次のとおりとする。 　　理　事　長　○　○　○　○ 　　理　　　事　○　○　○　○ 　　　　同　　　○　○　○　○ 　　　　同　　　○　○　○　○ 　　　　同　　　○　○　○　○ 　　　　同　　　○　○　○　○ 　　監　　　事　○　○　○　○ 　　　　同　　　○　○　○　○	
附　則 この定款の変更は、平成○○年○○月○○日から施行する。	・施行日は、移行計画の認定を受けた認定医療法人である旨を記載した定款への変更について、都道府県知事の認可のあった日とする。
附　則 この定款の変更は、平成○○年○○月○○日から施行する。	・施行日は、持分なし医療法人の定款への変更について、都道府県知事の認可のあった日とする。

第３章　相続税・贈与税の納税猶予等の税制措置について

　認定医療法人において相続や贈与が発生した場合の、相続税・贈与税の納税猶予及び税額控除（以下、「納税猶予等」という。）の税制措置について、その内容や具体的な手続きについては、財務省のホームページの、トップページ＞税制＞毎年度の税制改正＞税制改正の概要＞平成２６年度＞平成２６年度税制改正の解説の「租税特別措置法等（相続税・贈与税関係）の改正」において、詳細な改正内容が記載されていますので、参考としてください。
　《参照先：財務省ホームページ》
　http://www.mof.go.jp/tax_policy/tax_reform/outline/fy2014/explanation/pdf/p0615_0647.pdf
なお、主な手続きの流れは以下のとおりです。

第１節　相続税の納税猶予等
　　認定医療法人において、出資者の死亡により相続が発生した場合、出資者の相続人は相続税の納税猶予等を受けることができます。
　　なお、医療法人が、相続税の期限内申告書の提出期限までに移行計画の認定を受け、移行計画の認定を受けた認定医療法人である旨を記載した定款変更の認可を受けた上で、相続人が納税猶予等の手続きを行った場合も対象となります。

第２節　贈与税の納税猶予等
　　認定医療法人の出資者が持分を放棄したことにより、他の出資者の持分が増加することで、贈与を受けたものとして他の出資者に贈与税が課される場合、贈与税の納税猶予等を受けることができます。
　　なお、出資者が持分を放棄する時に、認定医療法人である必要がある点が、相続税の納税猶予等と異なるので注意してください。

第３節　納税猶予等の手続き
　　相続税・贈与税の納税猶予等を受けようとする相続人や出資者の方は、医療法人および税務署において、以下の手続きが必要となります。
　　STEP1　医療法人から、以下の書類を交付してもらってください。
　　　　①移行計画の認定通知の写し　又は　②定款（移行計画の認定を受けた認定医療法人である旨を記載したもの）及び都道府県の認可通知
　　　　③認定移行計画の写し
　　　　④出資者名簿の写し（放棄の直前及び放棄の後のもの）
　　　　⑤出資者の持分の放棄又は相続があった直前及びその後の出資持分の評価額を計算するための書類
　　　　※①、②については、いずれかの書類を交付してもらってください。

STEP2　税務署への納税猶予等申告手続きに必要な書類等
①相続税・贈与税の申告書
※納税猶予等の適用を受けるためには、申告書を期限内に提出するとともに、猶予税額及び利子税の額に見合う担保を提供する必要があります。
この手続きが期限内に行われないと、納税猶予等の適用を受けることはできませんのでご注意ください。
②STEP1で医療法人から交付された書類
③担保提供に必要な書類等
※出資持分を担保として提供する場合は、質権設定承諾書等の提出が必要になります。質権設定承諾書の詳細については、「租税特別措置法等（相続税・贈与税関係）の改正」のP.620〜621を参照していただくか、所轄の税務署にお問い合わせください。

第4節　猶予税額免除の手続き

持分なし医療法人への移行期限までに持分を放棄した場合、猶予税額の免除の手続きを行うことができます。

STEP1　医療法人での書類交付の手続き
①放棄申出書（医療法人に提出したもの）の写し
②出資者名簿の写し（放棄の直前及び放棄の後のもの）
③基金拠出型医療法人へ移行した場合、猶予税額のうち基金に拠出した額に対応する猶予税額と利子税を合わせて納付しなければならず、放棄した額に対応する猶予税額が免除されます。この場合、上記の書類に加え、基金拠出型医療法人の定款の写し、基金拠出の直前において有していた持分の時価評価の評価書を医療法人から交付してもらってください。

STEP2　税務署への猶予税額免除の申請手続きに必要な書類等
①免除の届出書
②STEP1で医療法人から交付された書類
③猶予税額免除の手続きの際に、納税猶予時に担保提供した持分や資産について、担保権解除の手続きも併せて行いますが、その際に必要な書類や手続き等については、「租税特別措置法等（相続税・贈与税関係）の改正」のP.620を参照していただくか、所轄の税務署にお問い合わせください。

第5節　税額計算の具体例

相続人が、出資持分：2億円（出資額：1,000万円、利益剰余分：1億9,000万円）、その他財産：1億円、合計3億円を相続（法定相続人は1人とする）した場合で、出資持分：2億円の相続について納税猶予の手続を行い、出資持分を全て放棄して移行期間内に持分なし医療法人

に移行したケースについての税額計算は以下のとおりとなります。

<u>○平成 26 年 12 月 31 日までの相続に係るもの</u>
 ① 全ての相続財産から税額を算出
  1) 課税遺産　3 億円 －（5,000 万円＋1,000 万円×1 人）
           基　礎　控　除　＝ 2 億 4,000 万円
  2) 税額計算　2 億 4,000 万円×40％ －1,700 万円＝ 7,900 万円
          税率　　　　控除額

 ② 出資持分のみを相続したとして税額を算出
  1) 課税遺産　2 億円 －（5,000 万円＋1,000 万円×1 人）
           基　礎　控　除　＝ 1 億 4,000 万円
  2) 税額計算　1 億 4,000 万円×40％ －1,700 万円＝ <u>3,900 万円</u>
          税率　　　　控除額　　　（猶予税額）

 ③ 納税額　　　7,900 万円－ <u>3,900 万円</u>＝　4,000 万円

<u>○平成 27 年 1 月 1 日からの相続に係るもの</u>
 ① 全ての相続財産から税額を算出
  1) 課税遺産　3 億円 －（3,000 万円＋600 万円×1 人）
           基　礎　控　除　＝ 2 億 6,400 万円
  2) 税額計算　2 億 6,400 万円×45％ －2,700 万円＝ 9,180 万円
          税率　　　　控除額

 ② 出資持分のみを相続したとして税額を算出
  1) 課税遺産　2 億円 －（3,000 万円＋600 万円×1 人）
           基　礎　控　除　＝ 1 億 6,400 万円
  2) 税額計算　1 億 6,400 万円×40％ －1,700 万円＝ <u>4,860 万円</u>
          税率　　　　控除額　　　（猶予税額）

 ③ 納税額　　　9,180 万円－ <u>4,860 万円</u>＝　4,320 万円

第 6 節　基金拠出型医療法人へ移行した場合の猶予税額の取り扱い
 持分なし医療法人の一類型である「基金拠出型医療法人」に移行した場合の猶予税額の取り扱いは以下のとおりとなります。
  ①第 4 節の STEP1 の③にも記載したとおり、基金拠出型医療法人へ移行した場合、猶予税額のうち基金に拠出した額に対応する猶予税額と利子税を合わせて納付しなければならず、放棄した額に対応する猶予税額が免除されることになります。

②基金拠出型医療法人へ移行した場合の税額計算の詳細については、「租税特別措置法等（相続税・贈与税関係）の改正」のP.622～623を参照してください。
③なお、税額計算にあたって、出資持分評価額は時価評価に基づき算出されますので、移行完了報告の際に提出いただく出資持分の状況報告書（附則様式第6）の「出資持分評価額　B」欄には、これにより算出した額を記載してください。

第7節　持分を放棄しなかった場合の猶予税額の取り扱い

持分を放棄する見込みで、納税猶予の申告を行ったにもかかわらず、以下の項目に該当した場合は、猶予税額は免除されず、猶予税額と利子税を合わせて納付しなければなりません。
①持分の全部または一部の払戻を受けた場合。
②持分の譲渡をした場合。
③出資者や相続人が持分を放棄せず、認定医療法人が移行期限までに持分なし医療法人に移行しなかった場合。
④認定医療法人が解散した場合。
⑤認定医療法人が合併により消滅した場合。
⑥上記③、④または⑤以外の理由で認定医療法人の移行計画が取り消された場合。
　※納税猶予分の税額の納付および認定医療法人に合併があった場合の納税猶予の継続の適否については、租税特別措置法等（相続税・贈与税関係）の改正のP.622を参考にしてください。
⑦上記①～⑥に該当した場合は、P．7の「第2章第5節　実施状況報告」に該当しますので、速やかに厚生労働大臣あてに報告してください。
なお、報告の際には、納税猶予を受けている税務署名についても併せて報告してください。

第8節　放棄申出書等
①認定医療法人において、持分放棄の手続きを行う場合は、必ず別添の「放棄申出書」（附則様式第7）を使用してください。
②持分なし医療法人への移行に賛同して持分を放棄する出資者、相続人だけでなく、移行期間中に他の出資者より先に放棄する出資者の方も、「放棄申出書」を必ず使用してください。
③後のトラブルを避けるため、払戻や譲渡についても、当事者間で払戻請求書や譲渡契約書等の書面を交わすようにしてください。

[参考] 医療法人制度改正に関する定款例の新旧対照表（厚生労働省）

定款作成上の注意

この定款例は、良質な医療を提供する体制の確立を図るための医療法等の一部を改正する法律（平成18年法律第84号。以下「改正法」という。）の施行日前に設立された医療法人（改正法の施行の際現に改正前の医療法第42条第2項に規定する特別医療法人及び租税特別措置法第67条の2第1項に規定する特定の医療法人を除く。）の定款変更につき医療法第50条第1項の認可を受ける医療法人又は第3項の届出が必要となる部分と、改正法附則第9条第1項の規定により、施行日から1年以内に定款変更の認可の申請（届出を含む。）をしなければならないこと。

1. ＿＿＿部分は、改正法の施行に伴い改正前のモデル定款から変更する部分であり、改正法附則第9条第2項の規定により第244条第3項に規定する指定管理者として管理する公の施設である病院（診療所、介護老人保健施設）がない場合、定款変更の認可の申請を必要としないこと。（改正法附則第9条第2項に規定する他の医療法人から改正法の施行後の医療法第10条第1項及び第2項の規定により、当分の間、定款を変更する際に変更を必要とする部分があり、定款の変更の認可の申請を必要とする部分である。）
2. ＿＿＿部分は、改正法の施行後の医療法人へ移行する際に定款又は寄附行為がない部分を医療法上の規定が存在しないため改正後の定款例に規定することとしたものであり、
3. ……部分は、改正前のモデル定款に規定する部分又は規定する必要がない部分であり、医療法人が任意に定款変更の認可の申請をすることができるもの。

[改正後] 社団医療法人の定款例	[改正前] 出資額限度法人モデル定款 （平成16年医政発第0813001号厚生労働省医政局長通知）	[改正前] 社団医療法人モデル定款 （昭和61年健政発第410号厚生省健康政策局長通知）
医療法人○○○会定款	医療法人○○○会定款	医療法人○○○会定款
第1章 名称及び事務所	第1章 名称及び事務所	第1章 名称及び事務所
第1条 本社団は、医療法人○○○会と称する。	第1条 本社団は、医療法人○○○会と称する。	第1条 本社団は、医療法人○○○会と称する。
第2条 本社団は、事務所を○○県○○郡（市）○○町（村）○○番地に置く。	第2条 本社団は、事務所を○○県○○郡（市）○○町（村）○○番地に置く。	第2条 本社団は、事務所を○○県○○郡（市）○○町（村）○○番地に置く。
第2章 目的及び事業	第2章 目的及び事業	第2章 目的及び事業
第3条 本社団は、病院（診療所、介護老人保健施設）を経営し、科学的でかつ適正な医療（及び疾病・負傷等により寝たきりの状態等にある老人に対し、看護、医学的管理下の介護及び必要な医療等）を普及することを目的とする。	第3条 本社団は、病院（診療所、介護老人保健施設）を経営し、科学的でかつ適正な医療（及び疾病・負傷等により寝たきりの状態等にある老人に対し、看護、医学的管理下の介護及び必要な医療等）を普及することを目的とする。	第3条 本社団は、病院（診療所、介護老人保健施設）を経営し、科学的でかつ適正な医療（及び疾病・負傷等により寝たきりの状態等にある老人に対し、看護、医学的管理下の介護及び必要な医療等）を普及することを目的とする。

第4章 認定医療法人活用と出資持分の相続税の延納制度の活用

第4条 本社団の開設する病院（診療所、介護老人保健施設）の名称及び開設場所は、次のとおりとする。 (1) ○○病院　○○県○○郡（市）○○町（村） (2) ○○診療所　○○県○○郡（市）○○町（村） (3) ○○園　○○県○○郡（市）○○町（村） 2 本社団が○○市（町、村）から指定管理者として指定を受けて管理する病院（診療所、介護老人保健施設）の名称及び開設場所は、次のとおりとする。 (1) ○○病院　○○県○○郡（市）○○町（村） (2) ○○診療所　○○県○○郡（市）○○町（村） (3) ○○園　○○県○○郡（市）○○町（村） 第5条 本社団は、前条に掲げる病院（診療所、介護老人保健施設）を経営するほか、次の業務を行う。 　○○看護師養成所の経営 　　　　第3章　社員 第6条 本社団の社員になろうとする者は、社員総会の承認を得なければならない。 2 本社団は、社員名簿を備え置き、社員の変更がある毎に必要な変更を加えなければならない。 第7条 社員は、次に掲げる理由によりその資格を失う。 (1) 除名 (2) 死亡 (3) 退社	第4条 本社団の開設する病院（診療所、介護老人保健施設）の名称及び開設場所は、次のとおりとする。 (1) ○○病院　○○県○○郡（市）○○町（村） (2) ○○診療所　○○県○○郡（市）○○町（村） (3) ○○園　○○県○○郡（市）○○町（村） 第5条 本社団は、前条に掲げる病院（診療所、介護老人保健施設）を経営するほか、次の業務を行う。 　○○看護師養成所の経営 　　　　第3章　社員 第6条 本社団の社員になろうとする者は、社員総会の承認を得なければならない。 第7条 社員は、次に掲げる理由によりその資格を失う。 1 除名 2 死亡 3 退社	第4条 本社団の開設する病院（診療所、介護老人保健施設）の名称及び開設場所は、次のとおりとする。 (1) ○○病院　○○県○○郡（市）○○町（村） (2) ○○診療所　○○県○○郡（市）○○町（村） (3) ○○園　○○県○○郡（市）○○町（村） 第5条 本社団は、前条に掲げる病院（診療所、介護老人保健施設）を経営するほか、次の業務を行う。 　○○看護師養成所の経営 　　　　第3章　社員 第6条 本社団の社員になろうとするものは、社員総会の承認を得なければならない。 第7条 社員は、次に掲げる理由によりその資格を失う。 1 除名 2 死亡 3 退社

2 社員であって、社員たる義務を履行せず本社団の定款に違反し又は品位を傷つける行為のあった者は、社員総会の議決を経て除名することができる。 第8条 やむを得ない理由のあるときは、社員はその旨を理事長に届け出て、その同意を得て退社することができる。 (削除) 　　　第4章　資産及び会計 第9条 本社団の資産は次のとおりとする。 (1). 設立当時の財産 (2). 設立後寄附された金品 (3). 議種の資産から生ずる果実 (4). 事業に伴う収入 (5). その他の収入 2. 本社団の設立当時の財産目録は...主たる事務所...において備え置くものとする。 第10条 本社団の資産のうち、次に掲げる財産を基本財産とする。 (1) ・・・ (2) ・・・ (3) ・・・ 2 基本財産は処分し、又は担保に供してはならない。ただし、特別の理由のある場合には、理事会及び社員総会の議決を経て、処分し、又は担保に供することができる。	2 社員であって、社員たる義務を履行せず本社団の定款に違反し又は品位を傷つける行為のあった者は、社員総会の議決を経て除名することができる。 第8条 やむを得ない理由のあるときは、社員はその旨を理事長に届け出て、その同意を得て退社することができる。 第9条 社員資格を喪失した者は、その出資額を限度として出資金の払戻しを請求することができる。 　　　第4章　資産及び会計	2 社員であって、社員たる義務を履行せず本社団の定款に違反し又は品位を傷つける行為のあった者は、社員総会の議決を経て除名することができる。 第8条 やむを得ない理由のあるときは、社員はその旨を理事長に届け出て、その同意を得て退社することができる。 第9条 社員資格を喪失した者は、その出資額に応じて出資金の払戻しを請求することができる。 　　　第4章　資産及び会計 第10条 本社団の資産のうち、次に掲げる財産を基本財産とする。 (1) ・・・ (2) ・・・ (3) ・・・ 2 基本財産は処分し、又は担保に供してはならない。ただし、特別の理由のある場合には、理事会及び社員総会の議決を経て、処分し、又は担保に供することができる。

第4章 認定医療法人活用と出資持分の相続税の延納制度の活用

第11条 本社団の資産は、社員総会で定めた方法によって、理事長が管理する。	第11条 本社団の資産は、社員総会で定めた方法によって、理事長が管理する。	第11条 本社団の資産は、社員総会で定めた方法によって、理事長が管理する。
第12条 資産のうち現金は、日本郵政公社、銀行又は信託会社に預け入れ若しくは信託し、又は国公債若しくは確実な有価証券に換え保管するものとする。	第12条 資産のうち現金は、日本郵政公社、銀行又は信託会社に預け入れ若しくは信託し、又は国公債若しくは確実な有価証券に換え保管するものとする。	第12条 資産のうち現金は、日本郵政公社、銀行又は信託会社に預け入れ若しくは信託し、又は国公債若しくは確実な有価証券に換え保管するものとする。
第13条 本社団の収支予算は、毎会計年度開始前に理事会及び社員総会の議決を経て定める。	第13条 本社団の収支予算は、毎会計年度開始前に理事会及び社員総会の議決を経て定める。	第13条 本社団の収支予算は、毎会計年度開始前に理事会及び社員総会の議決を経て定める。
第14条 本社団の会計年度は、毎年4月1日に始まり翌年3月31日に終る。	第14条 本社団の会計年度は、毎年4月1日に始まり翌年3月31日に終る。	第14条 本社団の会計年度は、毎年4月1日に始まり翌年3月31日に終る。
第15条 本社団の決算については、毎会計年度終了後2月以内に、事業報告書、貸借対照表及び損益計算書(以下「事業報告書等」という。)を作成しなければならない。 2 本社団は、事業報告書等、監査報告書及び本社団の定款を事務所に備えて置き、社員又は債権者から請求があった場合には、正当な理由がある場合を除いて、これを閲覧に供しなければならない。 3 本社団は、毎会計年度終了後3月以内に、事業報告書等及び監事の監査報告書を○○県知事(○○厚生局長)に届け出なければならない。	第15条 本社団の決算については、毎会計年度終了後2月以内に監事の監査を経た上、理事会及び社員総会の承認を受け、かつ、これを○○県知事(○○厚生局長)に届け出なければならない。	第15条 本社団の決算については、毎会計年度終了後2月以内に監事の監査を経た上、理事会及び社員総会の承認を受け、かつ、これを○○県知事(○○厚生局長)に届け出なければならない。
第16条 決算の結果、剰余金を生じたときは、理事会及び社員総会の議決を経てその全部又は一部を基本財産に繰り入れ、又は積立金として積み立てるものとし、配当してはならない。	第16条 決算の結果、剰余金を生じたときは、理事会及び社員総会の議決を経てその全部又は一部を基本財産に繰り入れ、又は積立金として積み立てるものとし、配当してはならない。	第16条 決算の結果、剰余金を生じたときは、理事会及び社員総会の議決を経てその全部又は一部を基本財産に繰り入れ、又は積立金として積み立てるものとし、配当してはならない。

第5章 役員

第17条 本社団に、次の役員を置く。
 (1) 理事 ○名以上○名以内
     うち理事長1名
     常務理事○名
 (2) 監事 ○名

2 理事及び監事は、社員総会において本社団の社員の中から選任する。ただし、必要があるときは、社員以外の者から選任することを妨げない。

第18条 理事長及び常務理事は、理事の互選によって定める。

2 本社団の開設する病院(診療所、介護老人保健施設)の管理者は、必ず理事に加えなければならない。ただし、○○県知事(○○厚生局長)の認可を受けた場合はこの限りでない。

3 前項の理事は、管理者の職を退いたときは、理事の職を失うものとする。ただし、再選を妨げるものではない。

第19条 理事長のみが本社団を代表する。

2 理事長は本社団の業務を総理する。

3 常務理事は、理事長を補佐して常務を処理し、理事長に事故があるときは、その職務を行う。

4 理事は、本社団の常務を処理する。

5 監事は、民法第59条に規定する職務を行う。

第4章　認定医療法人活用と出資持分の相続税の延納制度の活用

(1) 本社団の業務を監査すること。
(2) 本社団の財産の状況を監査すること。
(3) 本社団の業務又は財産の状況について、毎会計年度、監査報告書を作成し、当該会計年度終了後3月以内に社員総会又は理事に提出すること。
(4) 第1号又は第2号による監査の結果、本社団の業務又は財産に関し不正の行為又は法令若しくはこの定款に違反する重大な事実があることを発見したときは、これを〇〇県知事（〇〇厚生局長）又は社員総会に報告すること。
(5) 第4号の報告をするために必要があるときは、社員総会を招集すること。
(6) 本社団の業務又は財産の状況について、理事に対して意見を述べること。

5　監事は、本社団の理事又は職員（本社団の開設する病院、診療所又は介護老人保健施設（指定管理者として管理する病院等を含む。）の管理者その他の職員を含む。）を兼ねてはならない。

6　監事は、この法人の理事又は他の職務を兼任することができない。

第20条　役員の任期は2年とする。ただし、再任を妨げない。
2　補欠により就任した役員の任期は、前任者の残留期間とする。
3　役員は、任期満了後といえども、後任者の就任するまでは、その職務を行うものとする。

第6章　会議

第21条　会議は、社員総会及び理事会の2つとし、社員総会はこれを定時総会と臨時総会に分ける。

131

第22条 定時総会は、毎年2回、○月及び○月に開催し、臨時総会及び理事会は随時必要なときに開催する。...

第23条 会議は、理事長がこれを招集し、その議長となる。

2 社員総会の議長は、社員総会において選任し、臨時総会を招集することができる。

2 理事会の議長は、理事長をもってなてる。

3 理事長は、総社員の5分の1以上の社員から会議に付議すべき事項を示して臨時総会の招集を請求された場合には、その請求のあった日から20日以内に、これを招集しなければならない。

4 理事会を構成する理事の3分の1以上から連名をもって理事会の目的たる事項を示して請求があったときは、理事長はその会議を招集しなければならない。

（第25条第1項～）

2 その会議を構成する社員又は理事の3分の1以上から連名をもって会議の目的たる事項を示して請求があったときは、理事長はその会議を招集しなければならない。

第24条 社員総会は、社員の2分の1以上が出席しなければ、議事を開くことができない。

第25条 次の事項は、社員総会の議決を経なければならない。

(1) 定款の変更
(2) 基本財産の設定及び処分（担保提供を含む。）
(3) 毎事業年度の事業計画の決定及び変更
(4) 収支予算及び決算の処理
(5) 剰余金又は損失金の処理
(6) 借入金額の最高限度の決定
(7) 社員の入社及び除名
(8) 本社団の解散
(9) 他の医療法人との合併契約の締結

第22条 定時総会は、毎年2回、○月及び○月に開催し、臨時総会及び理事会は随時必要なときに開催する。...

第23条 会議は、理事長がこれを招集し、その議長となる。

2 その会議を構成する社員又は理事の3分の1以上から連名をもって会議の目的たる事項を示して請求があったときは、理事長はその会議を招集しなければならない。

第24条 社員総会は、社員の2分の1以上が出席しなければ、議事を開くことができない。

第25条 次の事項は、社員総会の議決を経なければならない。

1 定款の変更
2 基本財産の設定及び処分（担保提供を含む。）
3 毎事業年度の事業計画の決定及び変更
4 収支予算及び決算の処理
5 剰余金又は損失金の処理
6 借入金額の最高限度の決定
7 社員の入社及び除名
8 本社団の解散
9 他の医療法人との合併契約の締結

第4章　認定医療法人活用と出資持分の相続税の延納制度の活用

(10) その他重要な事項	10 その他重要な事項	10 その他重要な事項
第25条　社員総会は、総社員の過半数の出席がなければ、その議事を開き、議決することができない。 2　社員総会の議事は、出席した社員の議決権の過半数で決し、可否同数のときは、議長の決するところによる。 3　前項の場合において、議長は、社員として議決に加わることができない。 第26条　社員総会の招集は、期日の少なくとも5日前までに会議の目的である事項、日時及び場所を記載し、理事長がこれを記名した書面で社員に通知しなければならない。 2　社員総会においては、前項の規定によってあらかじめ通知した事項のほか議決することができない。ただし、急を要する場合はこの限りではない。 第27条　社員は、社員総会において1個の議決権及び選挙権を有する。 第28条　社員は、あらかじめ通知のあった事項につき書面又は代理人をもって議決権及び選挙権を行使することができる。ただし、代理人は社員でなければならない。 2　代理人は、代理権を証する書面を議長に提出しなければならない。 第29条　会議の議決事項につき特別の利害関係を有	第26条　社員総会の議事は、別段の定めあるものを除き、出席した社員の議決権の過半数で決し、可否同数のときは、議長の決するところによる。ただし、定款の変更、社員の除名及び解散の議決は、社員の3分の2以上が出席し、その3分の2以上の同意を要する。 第27条　社員総会の招集は、期日のすくなくとも5日前までに会議の目的である事項、日時及び場所を記載し、理事長がこれを記名した書面で社員に通知しなければならない。 2　社員総会においては、前項の規定によってあらかじめ通知した事項のほか議決することができない。ただし、急を要する場合はこの限りではない。 第28条　社員は、社員総会において1個の議決権及び選挙権を有する。 第29条　社員は、あらかじめ通知のあった事項についてのみ書面又は代理人をもって議決権及び選挙権を行使することができる。ただし、代理人は社員でなければならない。 2　代理人は、代理権を証する書面を議長に提出しなければならない。 第30条　会議の議決事項につき特別の利害関係を有	第26条　社員総会の議事は、別段の定めあるものを除き、出席した社員の議決権の過半数で決し、可否同数のときは、議長の決するところによる。ただし、定款の変更、社員の除名及び解散の議決は、社員の3分の2以上が出席し、その3分の2以上の同意を要する。 第27条　社員総会の招集は、期日のすくなくとも5日前までに会議の目的である事項、日時及び場所を記載し、理事長がこれを記名した書面で社員に通知しなければならない。 2　社員総会においては、前項の規定によってあらかじめ通知した事項のほか議決することができない。ただし、急を要する場合はこの限りではない。 第28条　社員は、社員総会において1個の議決権及び選挙権を有する。 第29条　社員は、あらかじめ通知のあった事項についてのみ書面又は代理人をもって議決権及び選挙権を行使することができる。ただし、代理人は社員でなければならない。 2　代理人は、代理権を証する書面を議長に提出しなければならない。 第30条　会議の議決事項につき特別の利害関係を有

する者は、当該事項についてその議決権を行使できない。

第30条 社員総会の議事についての細則は、社員総会で定める。
2 理事会の議事についての細則は、理事会で定める。

第7章 定款の変更及び解散

第31条 この定款は、社員総会の議決を経、かつ、○○県知事(○○厚生局長)の認可を得なければ変更することができない。

第32条 本社団が解散したときは、理事がその清算人となる。ただし、社員総会の議決によって社員

第33条 本社団が解散したときは、理事がその清算人となる。ただし、社員総会の議決によって社員

する者は、当該事項についてその議決権を行使できない。

第30条 社員総会の議事についての細則は、社員総会で定める。
2 理事会の議事についての細則は、理事会で定める。

第7章 定款の変更及び解散

第31条 この定款は、社員総会の議決を経、かつ、○○県知事(○○厚生局長)の認可を得なければ変更することができない。

第33条 本社団が解散したときは、理事がその清算人となる。ただし、社員総会の議決によって社員

する者は、当該事項についてその議決権を行使できない。

第30条 社員総会の議事についての細則は、社員総会で定める。
2 理事会の議事についての細則は、理事会で定める。

第7章 定款の変更

第31条 この定款は、社員総会の議決を経、かつ、○○県知事(○○厚生局長)の認可を得なければ変更することができない。

第8章 解散及び合併

第32条 本社団は、次の事由によって解散する。
(1) 目的たる業務の成功の不能
(2) 社員総会の決議
(3) 社員の欠亡
(4) 他の医療法人との合併
(5) 破産手続開始の決定
(6) 設立認可の取消し
2 本社団は、総社員の4分の3以上の賛成がなければ、前項第2号の社員総会の決議をすることができない。
3 第1項第1号又は第2号の事由により解散する場合は、○○県知事(厚生労働大臣)の認可を受けなければならない。

第33条 本社団が解散したときは、合併及び破産手続開始の決定による解散の場合を除き、理事がその

の清算人となる。ただし、社員総会の議決によって理事以外の者を選任することができる。 2　清算人は、社員の欠亡による事由によって本社団が解散した場合には、○○県知事（厚生労働大臣）にその旨を届け出なければならない。 3　清算人は、次の各号に掲げる職務を行い、又は当該職務を行うために必要な一切の行為をすることができる。 　(1)　現務の結了 　(2)　債権の取立て及び債務の弁済 　(3)　残余財産の引渡し 第34条　本社団が解散した場合の残余財産は、合併及び破産手続開始の決定による解散の場合を除き、次の者から選定して帰属させるものとする。 　(1)　国 　(2)　地方公共団体 　(3)　医療法第31条に定める公的医療機関の開設者 　(4)　都市区医師会又は都道府県医師会（民法第34条の規定により設立された法人に限る。） 　(5)　財団医療法人又は社団医療法人であって持分の定めのないもの 第35条　本社団は、総社員の同意があるときは、○○県知事（厚生労働大臣）の認可を得て、他の社団医療法人と合併することができる。 …(削除)…	の中からこれを選任することができる。 第34条　本社団が解散した場合の残余財産は、払込済出資額を限度として分配するものとし、当該払込出資額を控除してなお残余があるときは、社員総会の議決により、○○県知事（厚生労働大臣）の認可を得て、国若しくは地方公共団体又は租税特別措置法（昭和32年法律第26号）第67条の2に定める特定医療法人若しくは医療法（昭和23年法律第205号）第42条第2項に定める特別医療法人に当該残余の額を帰属させるものとする。 第34条の2　第9条及び前条の規定にかかわらず変更することは第32条の規定にかかわらず変更することはできない。ただし、特定医療法人又は特別医療法人に移行するために変更する場合はこの限りではない。
	払込 第34条　本社団が解散した場合の残余財産は、払込済出資額に応じて分配するものとする。

第9章 雑則	第8章 雑則	第8章 雑則
第36条 本社団の公告は、官報（及び○○新聞）によって行う。	第35条 本社団の公告は、○○新聞（官報）によって行う。	第35条 本社団の公告は、○○新聞（官報）によって行う。
第37条 この定款の施行細則は、理事会及び社員総会の議決を経て定める。	第36条 この定款の施行細則は、理事会及び社員総会の議決を経て定める。	第36条 この定款の施行細則は、理事会及び社員総会の議決を経て定める。
附　則	附　則	附　則
本社団設立当初の役員は、次のとおりとする。	本社団設立当初の役員は、次のとおりとする。	本社団設立当初の役員は、次のとおりとする。
理　事　長　○○○○	理　事　長　○○○○	理　事　長　○○○○
理　　　事　○○○○	常務理事　○○○○	常務理事　○○○○
同　　　　　○○○○	理　　　事　○○○○	理　　　事　○○○○
同　　　　　○○○○	同　　　　　○○○○	同　　　　　○○○○
同　　　　　○○○○	同　　　　　○○○○	同　　　　　○○○○
同　　　　　○○○○	同　　　　　○○○○	同　　　　　○○○○
監　　　事　○○○○	監　　　事　○○○○	監　　　事　○○○○
同　　　　　○○○○	同　　　　　○○○○	同　　　　　○○○○

別添

　基金制度を採用する場合は、社団医療法人の定款例（「医療法人制度について」（平成19年3月30日医政発第0330049号厚生労働省医政局長通知別添1））に、次のように「基金」の章を追加すること。

社団医療法人（基金拠出型）の定款例	備　　　　考
第2章　目的及び事業 　　第3章　基金 第○条　本社団は、その財政的基盤の維持を図るため、基金を引き受ける者の募集をすることができる。 第○条　本社団は、基金の拠出者に対して、本社団と基金の拠出者との間の合意の定めるところに従い返還義務（金銭以外の財産については、拠出時の当該財産の価額に相当する金銭の返還義務）を負う。 第○条　基金の返還は、定時社員総会の決議によって行わなければならない。 2　本社団は、ある会計年度に係る貸借対照表上の純資産額が次に掲げる金額の合計額を超える場合においては、当該会計年度の次の会計年度の決算の決定に関する定時社員総会の日の前日までの間に限り、当該超過額を返還の総額の限度として基金の返還をすることができる。 (1) 基金（代替基金を含む。） (2) 資本剰余金 (3) 資産につき時価を基準として評価を行ったことにより増加した貸借対照表上の純資産額 3　前項の規定に違反して本社団が基金の返還を行った場合には、当該返還を受けた者及び当該返還に関する職務を行った業務執行者は、本社団に対し、連帯して、返還された額を弁済する責任を負う。 4　前項の規定にかかわらず、業務執行者は、その職務を行うについて注意を怠らなかったことを証明したときは、同項の責任を負わない。 5　第3項の業務執行者の責任は、免除することができない。ただし、第2項の超過額を限度として当該責任を免除することについて総社員の同意がある場合は、この限りでない。 6　第2項の規定に違反して基金の返還がされた場合においては、本社団の債権者は、当該返還を受けた者に対し、当該返還の額を本社団に対して	・特定医療法人又は社会医療法人若しくは特別医療法人は、基金制度を利用することができないため、基金拠出型法人から当該医療法人に移行する場合は、拠出者に基金を返還し、定款から「基金」の章を削除することが必要である。 ・取り崩すことができない科目をすべて掲げること。

返還することを請求することができる。 第○条　基金の返還に係る債権には、利息を付することができない。 第○条　基金の返還をする場合には、返還をする基金に相当する金額を代替基金として計上しなければならない。 ２　前項の代替基金は、取り崩すことができない。 　　　<u>第４章　社員</u> 　　　附　則 <u>１　本社団設立当初の役員は、次のとおりとする。</u> 　（略） <u>２　本社団は、第３章の基金に係る規定について、都道府県知事の定款変更の認可を受けることを条件に、本社団の出資者に対して、その出資額を限度とした出資金の払戻しを行う。</u>	・出資額限度法人から移行する場合に限り記載するものとする。

3 基金拠出型医療法人の目的

【医療法施行規則】

> （基金）
> 第30条の37　社団である医療法人（持分の定めのあるもの、法第42条の2第1項に規定する社会医療法人及び租税特別措置法第67条の2第1項に規定する特定の医療法人を除く。社団である医療法人の設立前にあっては、設立時社員。以下この条において「社団医療法人」という。）は、基金（社団医療法人に拠出された金銭その他の財産であって、当該社団医療法人が拠出者に対して本条及び次条並びに当該医療法人と当該拠出者との間の合意の定めるところに従い返還義務（金銭以外の財産については、拠出時の当該財産の価額に相当する金銭の返還義務）を負うものをいう。以下同じ。）を引き受ける者の募集をすることができる旨を定款で定めることができる。この場合においては、次に掲げる事項を定款で定めなければならない。
> 一　基金の拠出者の権利に関する規定
> 二　基金の返還の手続
> 2　前項の基金の返還に係る債権には、利息を付することができない。

1 基　　金

　基金とは「①社団医療法人に拠出された金銭その他の財産であって、当該社団医療法人が拠出者に対して当該医療法人と当該拠出者との間の合意の定めるところに従い返還義務を負う」ものであり、「②金銭以外の財産については、拠出時の当該財産の価額に相当する金銭の返還義務を負う」ものをいいます。

　このような社団医療法人の重要事項は、定款自治の原則から定款に定めることを旨としていますから、基金制度による基金拠出型医療法人は基金の増加、すなわち、資産調達は容易といえます。ただし、医療法54条の剰余金配当禁止は存在し、上記①、②について利息を付することはできないこととなります。

2　相続税課税

　基金拠出型医療法人は出資持分の定めのない医療法人であることから，財産評価基本通達194－2の定めに基づき相続税の評価をする必要はなく，相続税法22条に基づいて，前記②により相続税の課税について評価されることとなります。

　基金は医療法人に対する債権という財産であり，「基金」の評価は財産評価基本通達204（貸付金債権の評価）に準じて評価します。

4　会社と医療法人との制度の違い
－基金拠出型の持分の定めのない社団医療法人における基金と税法の資本金の取扱い－

　平成19年4月の改正医療法により，出資持分のある医療法人は設立できないこととされ，これに伴い，持分の定めのない医療法人の活動原資となる資金の調達手段として基金への拠出を募集することができます（医療規則30の37①）。

1　基金の特性

① 基金とは，社団医療法人に拠出された金銭その他の財産であって，当該社団医療法人が基金の拠出者に対して返還義務を負う（医療規則30の37①）
② 基金制度は剰余金の分配を目的としないという医療法人の基本的性格を維持しつつ，その活動の原資となる資金を調達し，その財産的基礎の維持を図るための制度である。
③ 医療法人の議決権については，基金の拠出者が議決権を有する旨の規定はない。
④ 基金制度における経理処理等については，基金の総額（基金の返還をする場合の代替基金を含む）は，貸借対照表の純資産の部に「基金」（又は「代替基金」）の科目で計上する。よって「資本金」ではない。
⑤ 社団医療法人が破産手続開始の決定を受けた場合には，基金の返還に係る債権は，破産法に規定する約定劣後破産債権となる。
⑥ 基金の返還に係る債権には利息を付すことはできない（医療規則30の37②）。

2 法人税法上又は消費税法上における資本金の額又は出資金の額と基金との比較

(1) 資本金又は出資金の考え方

株式会社の株主又は持分会社の社員は，その有する株式の引受価額を限度とした有限責任又は無限責任を負う一方で次の①から③までの権利を有しています。

① 剰余金又は利益の配当を請求する権利
② 残余財産の分配を受ける権利
③ 株主総会における議決権（資本の論理）又は持分会社の業務を執行する権利

(2) 基金の考え方

基金の拠出者は，返還を受ける権利を有しているものの，有限責任又は無限責任を負っているものではなく，上記1の①～③までの権利は有していません。一方，持分の定めのない社団医療法人は，拠出者に対して基金の返還義務を負っているとともに，基金は破産手続開始の決定を受けた場合，拠出者において約定劣後破産債権とされることから，医療法人にとっては債務と同様の性質を有しています。したがって基金の拠出者にとって，基金への拠出額は出資金の額には該当しません。

【参考】「持分なし医療法人」への移行に関する手引書（抄）（厚生労働省）

第4章　融資制度について

　第4章では、独立行政法人福祉医療機構による新たな経営安定化資金の貸し付けについて説明します。
　なお、融資制度については、福祉医療機構のホームページにおいて、詳細な貸付内容等が記載されていますので、参考としてください。
　《参照先：福祉医療機構ホームページ》
　　http://hp.wam.go.jp/guide/iryokashitsuke/tabid/163/Default.aspx

第1節　新たな経営安定化資金
　　認定医療法人において出資者や相続人から払戻請求が生じ、医療法人の自己資金だけでは対応できず資金調達が必要となった場合、独立行政法人福祉医療機構による新たな経営安定化資金の貸し付けを受けることができます。

第2節　貸付限度額等
　①貸付限度額：病院、診療所、介護老人保健施設ともに
　　　　　　　　2億5,000万円
　②償還期間：8年（うち据置期間1年以内）

第3節　貸付条件
　①移行計画の申請時に、融資制度の利用見込みを「有」として認定を受け、持分なし医療法人への移行期間中の医療法人であること。
　②移行計画の認定時において、融資制度の利用見込みを「無」としていたものの、その後、融資制度の利用見込みが生じた場合については、厚生労働省あてに移行計画の変更申請を行って認定を受けてください。
　③資金の貸付けにあたっては、事前審査および本審査を受けていただく必要があります。
　④原則として、担保提供していただきます。
　⑤保証については、次のいずれかを選択していただきます。
　　・保証人不要制度（貸付利率に一定の利率を上乗せします。）
　　・法人代表者等、個人の連帯保証人を立てる。
　⑥通常の「経営安定化資金」との併用はできません。

第4節　審査
　①審査については、事前審査と本審査の2回受けていただく必要があります。
　②事前審査
　　・収支改善計画書、財務諸表等を提出いただき、事前審査を行います。
　③本審査
　　・借入申込前に「経営指導」を受けていただく必要があります。

・医療法人関係者に対して面接を実施し、収支改善計画の内容を確認します。
・提出書類は、収支改善計画書、財務諸表等です。

第5章　その他

　第5章では、持分なし医療法人への移行促進策を利用するにあたっての留意事項等について説明します。

　第1節　持分なし医療法人への移行促進策の事前準備
　　第2章の第1節でも説明しましたが、持分なし医療法人への移行促進策の利用にあたっては、事前準備に時間をかけることが重要です。
　　移行計画の認定は平成26年10月1日から3年間であり、移行期限については移行計画の認定を受けた日から3年以内としていることから、時間的には十分な準備期間を設けることができます。
　　移行を急ぐあまり医療法人内での合意が得られなかった、移行計画を十分検討せずに策定したため取り下げざるを得なくなったなどの結果とならないよう、十分な事前準備をお願いします。

　第2節　持分なし医療法人へ移行した際の医療法人の課税関係
　　①持分なし医療法人へ移行した際、相続税法第66条第4項の規定に該当するときには、医療法人に対して贈与税が課される場合があります。
　　②医療法人に対する贈与税が非課税となる基準については、次ページの「持分あり医療法人から持分なし医療法人への移行に関する税制について（贈与税非課税基準について）」を参考としてください。
　　③なお、上記基準の②中の「役員等（社員は含まれない）」については、「持分の定めのない医療法人への移行に係る質疑応答集（Q＆A）」のQ4、5（P．42参照）を参考にしてください。

　第3節　基金拠出型医療法人へ移行した場合の出資者の課税関係
　　①出資額部分のみを基金として振り替えた場合は、出資者に対して所得税は課税されません。
　　②利益剰余分も含めて基金として振り替えた場合は、出資者に対して利益剰余部分に対する額について、みなし配当として所得税が課税されます。（所得税法第25条第1項第5号）
　　※基金拠出型医療法人へ移行した場合の課税関係については、「持分の定めのない医療法人への移行に係る質疑応答集（Q＆A）のQ2、Q3（P．41参照）を参考にしてください。

《参考》持分の定めのない医療法人への移行に係る質疑応答集(Q&A)(抜粋)

Q2．基金拠出型法人に移行する際に、出資者全員が出資額部分のみを基金として振り替えた場合の課税関係はどのようになるのか。

A2．この場合における課税関係は、以下のとおり。
1　各出資者に対する贈与税の課税関係
　　各出資者に対して、贈与税は課税されない。
2　各出資者に対する所得税の課税関係
　　各出資者に対して、所得税は課税されない。
3　医療法人に対する贈与税の課税関係
　医療法人に対して、出資持分（出資額部分＋利益剰余金部分）のうち利益剰余金部分の放棄に伴う出資者の権利の消滅に係る経済的利益について、贈与税が課税される場合がある（相続税法第66条第4項）。
4　医療法人に対する法人税の課税関係
　医療法人に対して、移行の際に持分の全部又は一部の払戻しをしなかったことにより生じる利益について、法人税は課税されない（法人税法施行令第136条の4第2項）。

Q3．基金拠出型法人に移行する際に、利益剰余金部分も含めて基金として振り替えた場合の課税関係はどのようになるのか。

A3．この場合における課税関係は、以下のとおり。
1　各出資者に対する贈与税の課税関係
　　各出資者に対して、贈与税は課税されない。
2　各出資者に対する所得税の課税関係
　出資持分の払戻しを受けた出資者に対して、利益剰余金部分に相当する額について、みなし配当として所得税が課税される（所得税法第25条第1項第5号）。
3　医療法人に対する贈与税の課税関係
　　医療法人に対して、贈与税は課税されない。
4　医療法人に対する法人税の課税関係
　　医療法人に対して、法人税は課税されない。

Q4．相続税法施行令第33条第3項第1号において、いわゆる「同族要件」として、「役員等のうち親族等が占める割合が3分の1以下である」旨規定されているが、ここにいう「役員等」に医療法人の社員は含まれるのか。

A4．含まれない。

（理由）
役員等は、「理事、監事、評議員その他これらの者に準ずるもの」と規定されている（相続税法施行令第32条）。
医療法人の場合にあっては、業務執行機関を指し、基本的意思決定機関の構成員たる「社員」は役員等に含まれない。

Q5．「同族要件」の判定はいつの時点でなされるのか。

A5．原則として、贈与時点で判定する。ただし、贈与のタイミングに限って「3分の1要件」を満たすように定款変更を行っている場合など、租税回避目的と認められるような事例については、贈与時点のみならず、その前後を通じて判定する場合もある。

（注）「同族要件」を満たす定款の定めがあった場合であっても、実際には、「同族要件」を満たさない役員の選任がなされているときには、運営組織が適正であると認められない場合もある。

なお、国税庁の通達では、判定時期について、贈与時点で要件を満たしていなくても、申告期限までに要件を満たしていればよいものとして取り扱われている。

第5章 医療法人の持分に係る経済的利益についての特例

❶ 医療法人の持分に係る経済的利益についての贈与税の納税猶予及び免除−措法70の7の5−

1 創設された制度の概要

　認定医療法人の持分を有する個人（以下「贈与者」といいます）がその持分の全部又は一部の放棄をしたことにより，その持分がその認定医療法人の持分を有する他の個人（以下「受贈者」といいます）に帰属することとなり，その持分の増加という経済的利益について受贈者に対して贈与税が課される場合には，その放棄があった日の属する年分の贈与税で贈与税の申告書の提出により納付すべきものの額のうち，その放棄により受けた経済的利益の価額でその贈与税の申告書にこの特例の適用を受けようとする旨の記載があるものに係る納税猶予分の贈与税額に相当する贈与税については，贈与税の申告期限までにその納税猶予分の贈与税額に相当する担保を提供した場合に限り，認定移行計画に記載された移行期限まで，納税が猶予されます（措法70の7の5①）。

（注1）　「認定医療法人」とは，地域における医療及び介護の総合的な確保を推進するための関係法律の整備等に関する法律（平成26年法律第83号）附則1条2号に掲げる規定の施行の日（平成26年10月1日）から起算して3年を経過する日までの間に，持分なし医療法人に移行する計画を作成し，その計画について厚生労働大臣の認定を受けた医療法人をいいます。
（注2）　「納税猶予分の贈与税額」とは，次の2②により計算した税額をいいます。
（注3）　「認定移行計画」とは，持分なし医療法人に移行するための取組みの内容などが記載された計画で厚生労働大臣の認定を受けたものをいいます。
（注4）　「移行期限」とは，認定移行計画に記載された持分なし医療法人に移行する期限をいい，認定の日から3年以内とされています。
（注5）　この納税猶予制度においては，認定を受けることができる医療法人，適用を受けることができる受贈者に関する要件はありませんが，受贈者が，贈与者による放棄の時から贈与税の申告期限までの間に認定医療法人の持分に基づき出資額に応じた払戻しを受けた場合又はその持分の譲渡をした場合には，経営資源の流出につなが

り，医業経営の安定という政策目的と相容れないことから，この特例の適用を受けることはできないこととされています。また，後述の税額控除制度（措法70の7の6）の適用を受ける場合には，この特例の適用はありません（措法70の7の5④）。

なお，この納税猶予制度の適用を受ける経済的利益については，相続時精算課税制度は適用できないこととされています（措法70の7の5③）。

【図表1】 経済的利益についての贈与税の納税猶予又は税額控除のイメージ

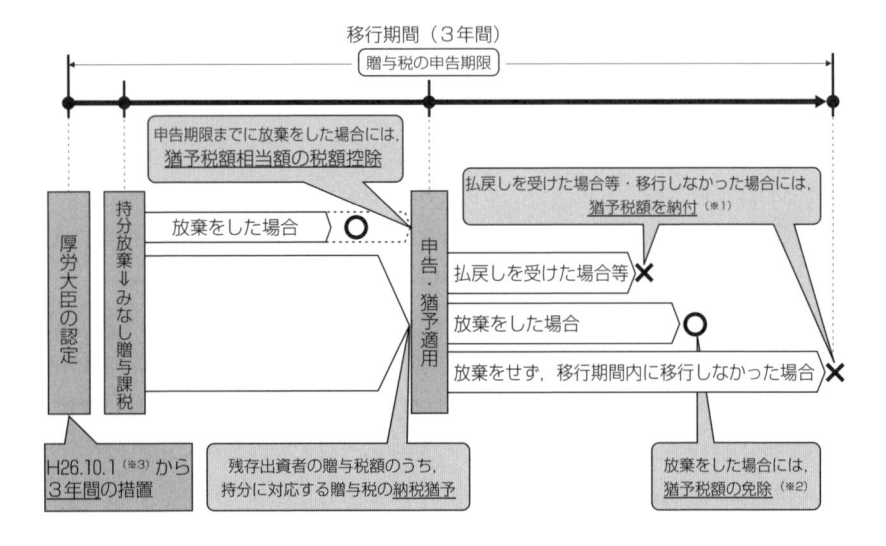

※1 猶予税額に併せて，利子税（年率6.6％（特例適用後1.7％））を納付。
※2 「基金拠出型医療法人」へ移行した場合には，基金として拠出した額に対応する猶予税額及び利子税を納付。
※3 「良質な医療を提供する体制の確立を図るための医療法等の一部を改正する法律（平成18年法律第84号）」の一部改正の施行の日

(出所：財務省HP)

本制度適用にあたっては，下記①，②の要件が必要となります。
① 「持分あり」から「持分なし」への移行計画の認定を厚生労働大臣より受けていること（任意）
② 認定制度の平成26年10月1日から「3年以内」に認定を受け，かつ「移行期間（3年以内）」を定めていること

したがって，認定制度が始まったら3年以内に移行計画の作成（社員総会の意思決定による）し，申請の後，認定を受け（任意），認定を受けたら移行期間内（3年以

内)に「持分なし」の法人になるよう努力する必要があります(取下げ可)。

2　税額の計算

　納税猶予分の贈与税額と納付税額の計算は以下のとおりです(措法70の7の5①)。
① 　上記1の経済的利益及びそれ以外の受贈財産について通常の贈与税額を算出します。
② 　上記1の経済的利益の価額を受贈者に係るその年分の贈与税の課税価格とみなして、相続税法21条の5及び21条の7並びに租税特別措置法70条の2の4及び70条の2の5の規定を適用して計算した金額が納税猶予分の贈与税額となります。
③ 　上記①の贈与税額から上記②の猶予税額を控除した金額が受贈者が贈与税の申告期限までに納付すべき贈与税額となります。
　　(注)　贈与者又は認定医療法人が2以上ある場合における納税猶予分の贈与税額は、経済的利益に係る受贈者がその年中において贈与者による放棄により受けた全ての認定医療法人の経済的利益の価額の合計額を当該受贈者に係るその年分の贈与税の課税価格とみなして計算することとされています(措令40の8の4⑤)。
　　　　この場合、それぞれの贈与者又は認定医療法人ごとの納税猶予分の贈与税額は、上記の納税猶予分の贈与税額に、贈与者及び認定医療法人の異なるものごとの経済的利益の価額が上記のみなされたその年分の贈与税の課税価格に占める割合を乗じて計算した金額となります(措令40の8の4⑥)。
　　　　納税猶予期限の確定、納付、免除などについては、それぞれの贈与者又は認定医療法人ごとの納税猶予分の贈与税額について適用されます(措令40の8の4⑦)。

【納税猶予】

　認定医療法人の持分を有する個人が当該持分の全部又は一部の放棄をしたことにより、当該認定医療法人の持分を有する他の個人に対して贈与税が課される場合には、当該受贈者の当該放棄があった日の属する年分の贈与税で相続税法28条1項の規定による期限内申告書の提出により納付すべきものの額のうち、当該放棄により受けた利益の価額で当該贈与税の申告書にこの項の規定の適用を受けようとする旨の記載があるものに係る納税猶予分の贈与税額に相当する贈与税については、政令で定めるところにより当該年分の贈与税の申告書の提出期限までに当該納税猶予分の贈与税額に相当する担保を提供した場合に限り、同法33条の規定にかかわら

ず，認定移行計画に記載された移行期限まで，その納税を猶予します。

　なお，既に社員総会で総社員の４分の１以上による意思決定（医療法48条の３）で認定医療法人に移行していることが条件であり，ここにおいて，総社員の４分の３の他の個人に対する経済的利益の納税猶予が示されています。

３　担　　保

　この特例の適用を受けるためには，その経済的利益に係る贈与税の申告期限までに納税猶予分の贈与税額に相当する担保を提供する必要があります。

　担保の提供は，国税通則法の規定に従って提供することが原則ですが，本特例においては，受贈者が有する特例の適用に係る認定医療法人の持分の全てを担保として提供する場合には，国税通則法の規定では国税の担保として提供することができない医療法人の持分を担保として提供することができることとされるとともに，爾後の価額変動によりその持分の価額が納税猶予分の贈与税額に満たなくなったときであっても，納税猶予分の贈与税額に相当する担保が提供されたものとみなすこととされています（措法70の７の５⑦）。

　なお，認定医療法人の持分を担保として提供する場合には，次の書類を税務署長に提出することとされています（措令40の８の４①，措規23の12の２①）。

① 　受贈者がその有する認定医療法人の持分に質権を設定することについて承諾した旨を記載した書類及び受贈者の印鑑証明書

② 　認定医療法人が質権の設定について承諾したことを証する次のいずれかの書類

　　イ　公正証書

　　ロ　私署証書で登記所又は公証人役場において日付のある印が押されたもの及び認定医療法人の印鑑証明書

　　ハ　内容証明郵便及び認定医療法人の印鑑証明書

【図表２】 納税猶予における担保提供手続のイメージ

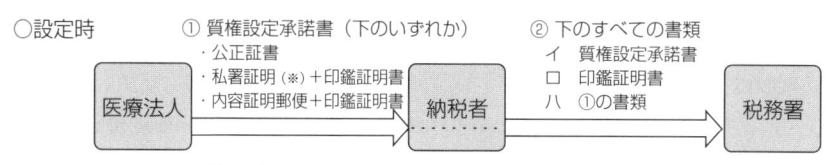

○設定時

① 質権設定承諾書（下のいずれか）
・公正証書
・私署証明（※）＋印鑑証明書
・内容証明郵便＋印鑑証明書

② 下のすべての書類
イ 質権設定承諾書
ロ 印鑑証明書
ハ ①の書類

医療法人 → 納税者 → 税務署

※登記所又は公証人役場において日付のある印章が押されているもの

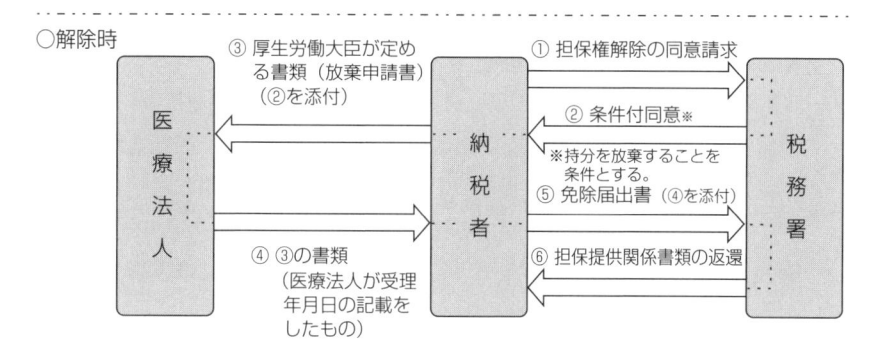

○解除時

③ 厚生労働大臣が定める書類（放棄申請書）（②を添付）

④ ③の書類（医療法人が受理年月日の記載をしたもの）

① 担保権解除の同意請求
② 条件付同意※
※持分を放棄することを条件とする。
⑤ 免除届出書（④を添付）
⑥ 担保提供関係書類の返還

医療法人 ← 納税者 → 税務署

（出所：財務省HP）

（備考）
　その認定医療法人について受贈者が既にこの特例又は相続税の納税猶予の特例（措法70の7の8）を適用し，その認定医療法人の持分を担保として提供している場合であっても，その認定医療法人の持分を重ねて担保として提供することができます（措令40の8の4③）。

【租税特別措置法施行令】

> （医療法人の持分に係る経済的利益についての贈与税の納税猶予及び免除）
> 第48条の8の4
> 14　法第70条の7の5第1項の規定の適用に係る贈与者が同項の規定の適用に係る当該贈与者による認定医療法人の持分の放棄の時から3年以内に死亡した場合には，同項の規定の適用に係る経済的利益の価額については，相続税法第19条第1項の規定は，適用しない。

　贈与者が当該贈与者による認定医療法人の持分の放棄の時から3年以内に死亡した場合には，同項の規定の適用に係る経済的利益の価額については，相続開始前3年以内贈与加算の規定は，適用しません。

【租税特別措置法】

(医療法人の持分に係る経済的利益についての贈与税の納税猶予及び免除)
第70条の7の5
3 次に掲げる者が，その者に係る相続税法第21条の9第5項に規定する特定贈与者が認定医療法人の持分を放棄したことにより経済的利益について第1項の規定の適用を受ける場合には，当該経済的利益については，同法第2章第3節の規定は，適用しない。
一 相続税法第21条の9第5項に規定する相続時精算課税適用者
二 第1項の規定の適用に係る認定医療法人の持分について当該特定贈与者による放棄があった日の属する年中において，当該特定贈与者から贈与を受けた同項の規定の適用を受ける経済的利益以外の財産について相続税法第21条の9第2項（第70条の2の6第1項又は第70条の3第1項において準用する場合を含む。）の届出書を提出する者
(筆者注) 納税猶予制度について当該経済的利益については，相続時精算課税制度は適用できません。

4 第1項の規定の適用を受けようとする受贈者が，同項の贈与者による認定医療法人の持分の放棄があった日から同項の経済的利益に係る贈与税の申告書の提出期限までの間に同項の認定医療法人の持分に基づき出資額に応じた払戻しを受けた場合若しくは当該持分の譲渡をした場合又は次条第1項の規定の適用を受ける場合には，第1項の規定は，適用しない。
(筆者注) この場合の譲渡には有償譲渡と無償譲渡，すなわち贈与を含みます（以下同じ）。

4 申告手続

　この納税猶予制度の適用を受けようとする受贈者は，経済的利益に係る贈与税の期限内申告書に，その経済的利益につきこの納税猶予制度の適用を受けようとする旨を記載し，その経済的利益に係る持分の明細及び納税猶予分の贈与税額の計算に関する明細その他一定の書類を添付しなければなりません（措法70の7の5⑧，措規23の12の2④）。

【租税特別措置法】

（医療法人の持分に係る経済的利益についての贈与税の納税猶予及び免除）
第70条の7の5

9 　税務署長は，第１項の規定の適用を受ける受贈者が同項に規定する担保について国税通則法第51条第１項の規定による命令に応じない場合には，納税猶予分の贈与税額に相当する贈与税に係る第１項の規定による納税の猶予に係る期限を繰り上げることができる。この場合においては，同法第49条第２項及び第３項の規定を準用する。

10 　受贈者が第１項の規定の適用を受けようとする場合又は同項の規定による納税の猶予がされた場合における国税通則法，国税徴収法及び相続税法の規定の適用については，次に定めるところによる。

　一　第１項の規定の適用があった場合における贈与税に係る延滞税については，その贈与税の額のうち納税猶予分の贈与税額とその他のものとに区分して，それぞれの税額ごとに国税通則法の延滞税に関する規定を適用する。

　二　第１項の規定の適用を受けようとする受贈者が第７項本文の規定によりその有する認定医療法人の持分の全てを担保として提供する場合には，国税通則法第50条第２号中「有価証券で税務署長等（国税に関する法律の規定により国税庁長官又は国税局長が担保を徴するものとされている場合には，国税庁長官又は国税局長。以下この条及び次条において同じ。）が確実と認めるもの」とあるのは，「有価証券及び租税特別措置法第70条の７の５第２項第２号（医療法人の持分に係る経済的利益についての贈与税の納税猶予及び免除）に規定する持分（質権その他の担保権の目的となっていないことその他の財務省令で定める要件を満たすものに限る。）」とし，同法第51条第１項の規定は，適用しない。

　三　前号の場合において，第７項ただし書の規定の適用があるときは，同号の規定は，適用しない。

　四　第１項の規定による納税の猶予を受けた贈与税については，国税通則法第64条第１項中「延納」とあるのは「延納（租税特別措置法第70条の７の５第１項（医療法人の持分に係る経済的利益についての贈与税の納税猶予及び免除）の規定による納税の猶予を含む。）」と，同法第73条第４項中「延納，」とあるのは「延納（租税特別措置法第70条の７の５第１項

（医療法人の持分に係る経済的利益についての贈与税の納税猶予及び免除）の規定による納税の猶予を含む。以下この項において同じ。），」とする。

　五　第1項の規定による納税の猶予に係る期限（第5項，第6項又は前項の規定による当該期限を含む。）は，国税通則法　及び国税徴収法中法定納期限又は納期限に関する規定を適用する場合には，相続税法の規定による延納に係る期限に含まれるものとする。

　六　第1項の規定による納税の猶予を受けた贈与税については，国税通則法第52条第4項中「認めるときは，税務署長等」とあるのは「認めるとき（租税特別措置法第70条の7の5第1項（医療法人の持分に係る経済的利益についての贈与税の納税猶予及び免除）の規定による納税の猶予の担保として同項に規定する経済的利益に係る同項の認定医療法人の持分が提供された場合には，当該認めるとき，又は当該認定医療法人の持分を換価に付しても買受人がないとき）は，税務署長等」と，国税徴収法第35条第1項中「1年以上前」とあるのは「1年以上前（当該滞納に係る国税が贈与税である場合にあっては，当該贈与税に係る贈与の前）」と，同法第48条第1項中「財産は」とあるのは「財産（租税特別措置法第70条の7の5第1項（医療法人の持分に係る経済的利益についての贈与税の納税猶予及び免除）の規定による納税の猶予の担保として同項に規定する経済的利益に係る同項の認定医療法人の持分が提供された場合において，当該認定医療法人の持分を換価に付しても買受人がないときにおける当該担保を提供した同項に規定する受贈者の他の財産を除く。）は」とする。

　七　第5項，第6項又は前項の規定に該当する贈与税については，相続税法第38条第3項の規定は，適用しない。

5　免　　除

移行期限までに次の①又は②に該当することとなった場合には，次の①又は②の金額に相当する贈与税は，免除されます（措法70の7の5⑪）。

　①　受贈者が有している認定医療法人の持分の全てを放棄した場合には，納税猶予分の贈与税額の全額

② 認定医療法人が基金拠出型医療法人へ移行する場合において，受贈者が有しているその認定医療法人の持分の一部を放棄し，その残余の部分をその基金拠出型医療法人の基金として拠出したときは，納税猶予分の贈与税額から次の6(2)で納付することとなる金額を控除した残額

(注1) 認定医療法人の持分の放棄は，厚生労働大臣が定める所定の様式による書類を医療法人に提出することによって行われる必要があります（措規23の12の2③）。

(注2) 基金拠出型医療法人とは，良質な医療を提供する体制の確立を図るための医療法等の一部を改正する法律附則第10条の3第2項第1号ハに規定する医療法人をいいますが，具体的には，持分なし医療法人であって基金（医療法人に拠出された金銭等であって，当該医療法人が拠出をした者に対して返還義務を負うものをいいます）を引き受ける者の募集をすることができる旨を定款に定めたものをいいます。

(1) 税務署への届出

届出書の提出，納税猶予分の贈与税額の免除を受けようとする受贈者は，次の記載事項を記載した届出書に，次のイからニまでの書類（上記①の場合には，イ及びロのみ）を添付して，免除事由に該当した日後遅滞なく，納税地の所轄税務署長に提出しなければなりません（措令40の8の4⑪，措規23の12の2⑤）。

なお，出資持分なしに直接移行（認定医療法人を経由しない医療法人）する場合は，別表五(一)の記載のみで届出書の提出は不要となります。

(2) 記載事項

・ 届出書を提出する者の氏名及び住所
・ 贈与税の免除を受けようとする旨
・ 免除を受ける贈与税の額（次の6(2)に該当する場合には，計算の明細を含みます）
・ その他参考となるべき事項

(3) 添付書類

イ 受贈者が持分の放棄をする際に認定医療法人に提出した上記（注1）の書類（その認定医療法人が受理した年月日の記載があるものに限ります）の写し

ロ 受贈者による認定医療法人の持分の放棄の直前及び放棄の時における出資者名簿の写し

ハ 基金拠出型医療法人の定款（都道府県知事の認可を受けたものに限ります）の写し

ニ 免除を受ける贈与税の額及びその計算の明細の根拠を明らかにする書類

※ 具体的には，受贈者の持分の価額を評価するためのその認定医療法人の基金拠出時における貸借対照表などの書類が考えられます。

6 納　付
(1) 納税猶予分の贈与税額の全額の猶予期限が確定する場合
次のイからへまでに該当する場合には，それぞれイからへまでの日から2か月を経過する日が納税猶予に係る猶予期限となり，猶予税額の全額を納付しなければなりません（措法70の7の5⑤）。

　イ　受贈者が贈与税の申告期限から移行期限までの間に認定医療法人の持分に基づき出資額に応じた払戻しを受けた場合には，その払戻しの日
　ロ　受贈者が贈与税の申告期限から移行期限までの間に認定医療法人の持分の譲渡をした場合には，その譲渡の日
　ハ　移行期限までに持分なし医療法人に移行しなかった場合には，その移行期限
　ニ　認定移行計画の認定が取り消された場合には，その取消しの日
　ホ　認定医療法人が解散をした場合（合併により消滅をする場合を除きます）には，その解散の日
　ヘ　認定医療法人が合併により消滅をした場合には，その消滅の日
　ただし，次の場合を除きます（措令40の8の4⑧）。
　　(イ)　合併により医療法人を設立する場合において受贈者が持分に代わる金銭その他の財産の交付を受けないとき
　　(ロ)　合併後存続する医療法人がその合併により持分なし医療法人となる場合において受贈者が持分に代わる金銭その他の財産の交付を受けないとき

(2) 納税猶予分の贈与税額の一部の猶予期限が確定する場合
認定医療法人が基金拠出型医療法人に移行する場合において，受贈者が有するその認定医療法人の持分の一部を放棄し，その残余の部分をその基金拠出型医療法人の基金として拠出したときは，納税猶予分の贈与税額のうち基金として拠出した金額に対応する部分の税額に相当する贈与税については，基金拠出型医療法人への移行に関する都道府県知事の認可があった日から2か月を経過する日が納税猶予に係る猶予期限となり，納税猶予分の贈与税額のうち基金として拠出した金額に対応する部分の税額を納付しなければなりません（措法70の7の5⑥）。

第5章　医療法人の持分に係る経済的利益についての特例

【図表3】認定医療法人に合併があった場合の納税猶予の継続の適否

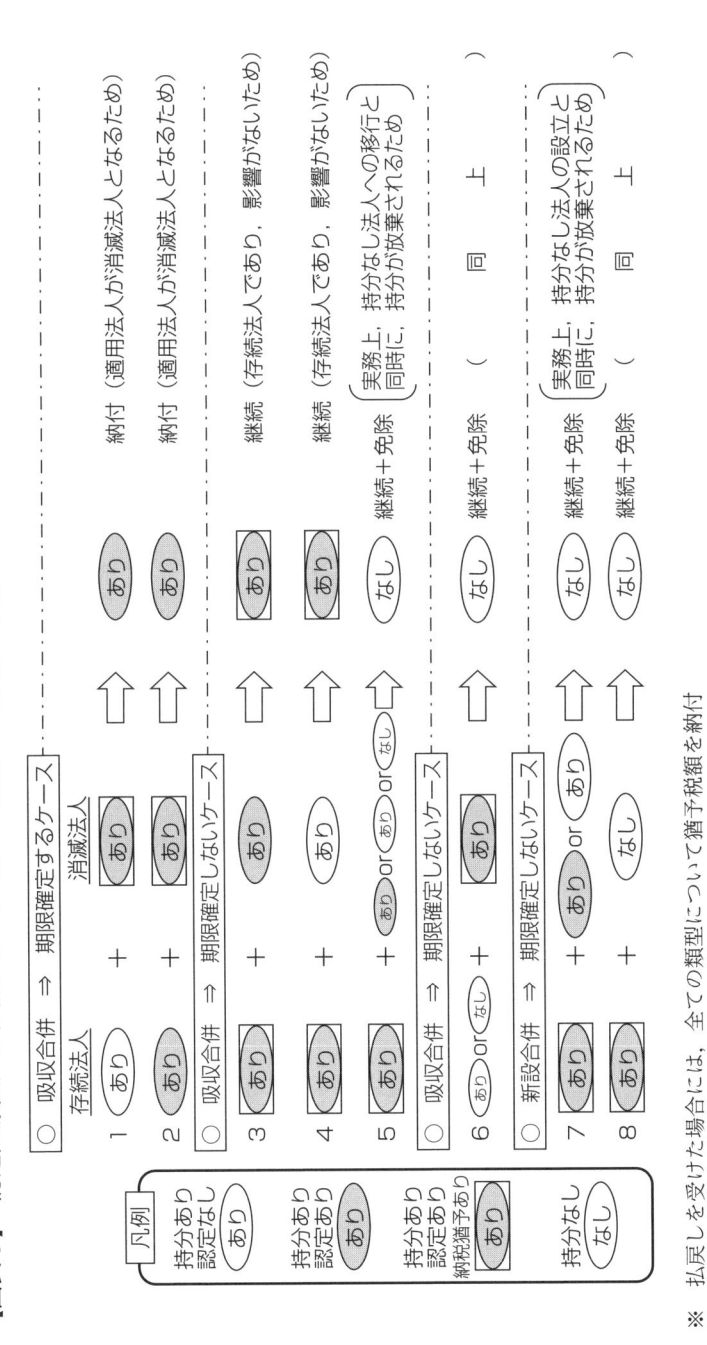

	存続法人		消滅法人			
○ 吸収合併 ⇒ 期限確定するケース						
1	あり	＋	あり	⇒	あり	納付（適用法人が消滅法人となるため）
2	あり	＋	あり	⇒	あり	納付（適用法人が消滅法人となるため）
○ 吸収合併 ⇒ 期限確定しないケース						
3	あり	＋	あり	⇒	あり	継続（存続法人であり、影響がないため）
4	あり	＋	あり	⇒	あり	継続（存続法人であり、影響がないため）
5	あり	＋	あり or なし	⇒	なし	継続＋免除（実務上、同時に、持分なし法人への移行と持分が放棄されるため）
○ 吸収合併 ⇒ 期限確定しないケース						
6	あり or なし	＋	あり	⇒	なし	継続＋免除（　同　上　）
○ 新設合併 ⇒ 期限確定しないケース						
7	あり	＋	あり	⇒	なし	継続＋免除（実務上、持分なし法人の設立と持分が放棄されるため）
8	あり	＋	なし	⇒	なし	継続＋免除（　同　上　）

凡例
- 持分あり 認定なし：あり（楕円）
- 持分あり 認定あり：あり（角）
- 持分あり 認定あり 納税猶予あり：あり（角・網掛）
- 持分なし：なし

※ 払戻しを受けた場合には、全ての類型について猶予税額を納付

（出所：財務省HP）

157

基金として拠出した金額に対応する部分の税額は，次のとおり計算します（措令40の8の4⑨）。

$$\text{納税猶予分の贈与税額} \times \frac{\text{基金拠出額} - \text{拠出時の持分の価額}}{\text{拠出時の持分の価額}} \times \left[1 - \text{納税猶予割合}\right]$$

※1 「納税猶予割合」とは，贈与者による放棄があった時（≒納税猶予適用開始時）において受贈者が有していた持分のうち納税猶予の対象となる経済的利益の割合を表すもので，贈与者による放棄により受けた経済的利益の価額がその経済的利益の価額と贈与者による放棄の直前において受贈者が自ら有していた認定医療法人の持分の価額との合計額に占める割合をいいます（措令40の8の4⑩）。

※2 基金拠出額が少ない場合など分子がマイナスとなる場合には，持分のうち納税猶予の対象となる経済的利益以外の受贈者が自ら有していた持分（自己所有持分）から基金が拠出されたものと考え，確定税額はゼロ（＝全額免除）となります。

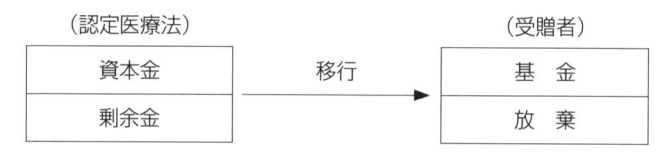

（認定医療法）　　　　　　　　（受贈者）

| 資本金 | → 移行 | 基　金 |
| 剰余金 | | 放　棄 |

具体的な計算例で示すと以下のとおりです。

【みなし贈与時】

① 自己所有持分：1,000万円

② 受贈分（経済的利益）：1,500万円

③ 持分の価額（①+②）：2,500万円

④ 贈与税額（納税猶予分の贈与税額）：470万円（上記②に対応する税額）

⑤ 納税猶予割合：5分の3（1,500万円／(1,000万円＋1,500万円)）

【基金拠出時】

① 自己所有持分：1,200万円（持分の価値は1.2倍）

② 受贈分（経済的利益）：1,800万円（〃）

③ 持分の価額（①+②）：3,000万円

④ 基金拠出額：1,500万円（基金拠出時の持分の価額（3,000万円）の2分の1を拠出）

【確定税額の計算】

$$470万円 \times \frac{1,500万円 - 3,000万円 \times (1 - 3/5)}{3,000万円 \times 3/5}$$

$$= 470万円 \times \frac{300万円}{1,800万円} \fallingdotseq 78万円$$

※ 基金拠出額1,500万円のうち，基金拠出額1,500万円から拠出時の自己所有持分1,200万円を控除した残額（300万円）に対応する税額が確定税額となります。

(3) 担保の変更命令に従わない場合

　税務署長は，上記3の担保について受贈者が国税通則法51条1項の規定による変更の命令に応じない場合には，納税猶予分の贈与税額に相当する贈与税に係る納税の猶予に係る期限を繰り上げ，納付を求めることができることとされています（措法70の7の5⑨）。

7　利　子　税

　上記6により納税猶予分の贈与税額の全部又は一部を納付する受贈者は，その納付する贈与税額を基礎とし，贈与税の申告期限の翌日から上記6の納税の猶予に係る期限までの期間に応じ，年6.6％の割合を乗じて計算した金額に相当する利子税を，上記6の贈与税と併せて納付しなければなりません（措法70の7の5⑫）。

　（注）　上記の利子税の割合（6.6％）は，利子税の割合の特例の適用後は，1.7％（貸出約定平均金利の年平均が0.9％の場合）となります（措法93）。

8　そ　の　他

(1) 納付義務の承継

　移行期限までに受贈者が死亡した場合には，その受贈者に係る納税猶予分の贈与税額に係る納付の義務は，その受贈者の相続人に承継されます（措法70の7の5⑬）。

　相続人が複数いる場合に各相続人が承継する割合は次のとおりです（措令40の8の4⑫）。

　① 　上記5又は6に該当することとなった時までに死亡した受贈者が有していた認定医療法人の持分が共同相続人又は包括受遺者によって分割されている場合には，その共同相続人又は包括受遺者が相続又は遺贈により取得した認定医療法人の持分の価額が死亡した受贈者が有していた認定医療法人の持分の価額の

うちに占める割合

② いまだ分割されていない場合には、民法900条から902条まで（法定相続分、代襲相続人の相続分、遺言による相続分の指定）の規定による相続分の割合により承継することとされています。

(2) 通知規定

厚生労働大臣又は地方厚生局長若しくは地方厚生支局長（以下「厚生労働大臣等」といいます）は、受贈者又は認定医療法人について、納税の猶予に係る期限の確定に係る事実があったことを知った場合には、国税庁長官又は受贈者の納税地の所轄税務署長に対し、その事実が生じた旨その他一定の事項を書面により通知することとされています（措法70の7の5⑭）。また、税務署長も、厚生労働大臣等の事務処理のために必要があると認めるときは、厚生労働大臣等に対し、受贈者がこの特例の適用を受ける旨その他一定の事項を通知することができることとされています（措法70の7の5⑮）。

(3) 3年加算

贈与者が上記1の贈与者による認定医療法人の持分の放棄の時から3年以内に死亡した場合には、この納税猶予制度の適用を受ける経済的利益の価額については、いわゆる3年加算（相法19①）の規定は、適用されません（措令40の8の4⑮）。

【適用関係】

上記の特例は、地域における医療及び介護の総合的な確保を推進するための関係法律の整備等に関する法律附則1条2号に掲げる規定の施行の日（平成26年10月1日の予定）以後に認定医療法人の持分の放棄があった場合の経済的利益に係る贈与税について適用されます（平成26年措法附則1二十二、128⑬）。

2 医療法人の持分に係る経済的利益についての贈与税の税額控除
－措法70の7の6－

1 創設された制度の概要

認定医療法人の持分を有する個人（以下「贈与者」といいます）がその持分の全部又は一部の放棄をしたことにより、その持分がその認定医療法人の持分を有する他の個人（以下「受贈者」といいます）に帰属することとなり、その持分の増加という経済的利益について受贈者に対して贈与税が課される場合において、受贈者が贈与

第5章　医療法人の持分に係る経済的利益についての特例

者による放棄の時から経済的利益に係る贈与税の申告期限までの間に，その認定医療法人の持分の全部又は一部を放棄したときは，その受贈者の贈与税については，通常の計算による贈与税額（経済的利益及びそれ以外の受贈財産について相続税法21条の5から21条の8まで並びに租税特別措置法70条の2の4及び70条の2の5の規定を適用して計算した金額）から放棄相当贈与税額を控除した残額を申告期限までに納付すべき贈与税額とします（措法70の7の6①）。

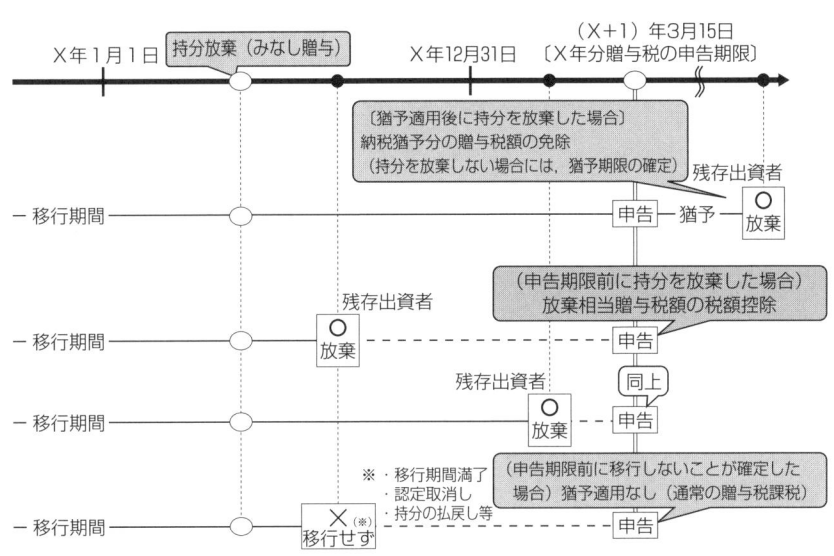

【図表4】　申告期限までに持分を放棄した場合（贈与税）

(出所：財務省HP)

(注1)　この税額控除制度においては，認定を受けることができる医療法人，適用を受けることができる受贈者に関する要件はありませんが，受贈者が贈与者による放棄の時から贈与税の申告期限までの間に認定医療法人の持分に基づき出資額に応じた払戻しを受けた場合又はその持分の譲渡をした場合には，経営資源の流出につながり，医業経営の安定という政策目的と相容れないことから，この特例の適用を受けることはできないこととされています（措法70の7の6④）。

なお，この特例の適用を受ける経済的利益については，相続時精算課税制度は適用できないこととされています（措法70の7の6③）。

(注2)　受贈者による認定医療法人の持分の放棄は，厚生労働大臣が定める所定の様式による書類を医療法人に提出することによって行われる必要があります（措規23の12の3①）。

161

(受贈者)

```
┌─────────────────────┐
│ 認定医療法人からの  │ ┐
│ 移行で持分の放棄が  │ │ ※まず、通常の贈与税の
│ あったことによる    │ │   計算による金額を算出
│ 経済的利益の価額①  │ │
├─────────────────────┤ │
│ その年に受けた      │ │
│ 上記以外の          │ │
│ 贈与財産の価額②    │ │
└─────────────────────┘ ┘
```
その年分の贈与税の課税価格とみなす

1．(①+②)－110万円(基礎控除)＝×××円
2．×××円×贈与税累進税率＝累進税率適用後の贈与税額③（通常の贈与税額の計算）
3．③－①の贈与者の放棄相当贈与税額（経済的利益部分）＝その納付すべき贈与税額
　　　（すなわち(①－110万円)×贈与税率）

(1) 問 題 点

　このように贈与者の放棄相当贈与税額と累進税率適用後の贈与税額に係る累進税率は必ずしも一致しません。このことから，認定医療法人からの移行年において，他の贈与財産を受けることは勧められません。次に，贈与税の基礎控除額（110万円）は結果として贈与者の放棄相当贈与税額に影響しないこととなります。

(2) ポイント

　認定の医療法人からの出資持分の放棄は全員が同時期に行うことで，本件贈与の問題が解決できます。

2　放棄相当贈与税額

　放棄相当贈与税額は，上記**1**5の納税猶予適用後に免除される税額と同様の税額となりますが，具体的には次のとおりです（措法70の7の6②，措令40の8の5①②）。

　① 受贈者が有している認定医療法人の持分の全てを放棄した場合には，経済的利益の価額を受贈者に係るその年分の贈与税の課税価格とみなして，相続税法21条の5及び21条の7並びに租税特別措置法70条の2の4及び70条の2の5の規定を適用して計算した金額となります。

　② 認定医療法人が基金拠出型医療法人へ移行する場合において，受贈者が有しているその認定医療法人の持分の一部を放棄し，その残余の部分をその基金拠出型医療法人の基金として拠出したときは，上記①の方法により計算した金額

のうち，認定医療法人の持分の放棄がされた部分に相当する金額となります。
(注) 放棄がされた部分に相当する金額は，次のとおり計算します。
　　　上記①の方法により計算した金額×イ／ロ
　　イ　認定医療法人の持分のうち受贈者が放棄をした部分に対応する部分のその放棄の直前における金額
　　ロ　受贈者による放棄の直前においてその受贈者が有していた認定医療法人の持分の価額に相当する金額に，イに掲げる価額がイとロの合計額に占める割合を乗じて計算した金額
　　　(イ)　贈与者による放棄により受けた経済的利益の価額
　　　(ロ)　イの放棄の直前において受贈者が自ら有していた認定医療法人の持分の価額
　　※　イの金額がロの金額を上回る場合には，上記①の方法により計算した金額となります。

【租税特別措置法施行令】

（医療法人の持分に係る経済的利益についての贈与税の税額控除）
第40条の8の5　法第70条の7の6第2項に規定する贈与税の課税価格とみなして政令で定めるところにより計算した金額は，同条第1項に規定する贈与者の同項の放棄による経済的利益の価額を同項に規定する受贈者（以下この条において「受贈者」という。）に係るその年分の贈与税の課税価格とみなして，相続税法第21条の5及び第21条の7の規定（法第70条の2の4及び第70条の2の5の規定を含む。）を適用して計算した金額とする。この場合においては，前条第4項から第6項までの規定を準用する。
2　法第70条の7の6第2項に規定する持分の放棄がされた部分に相当するものとして政令で定めるところにより計算した金額は，次の各号に掲げる場合の区分に応じ当該各号に定める金額とする。
一　法第70条の7の6第1項の規定の適用を受ける受贈者が有する同項の規定の適用に係る同項に規定する認定医療法人（以下この条において「認定医療法人」という。）の持分の全てを財務省令で定めるところにより放棄をした場合　前項の規定により計算した金額
二　法第70条の7の6第1項の規定の適用に係る認定医療法人が法第70条の7の5第2項第6号に規定する基金拠出型医療法人（以下この号及び第40条の8の8第2項第2号において「基金拠出型医療法人」という。）への移行をする場合において，法第70条の7の6第1項の規定の適用を受

ける受贈者が有する当該認定医療法人の持分の一部を財務省令で定めるところにより放棄をし，その残余の部分を当該基金拠出型医療法人の基金として拠出したとき　前項の規定により計算した金額にイに掲げる金額がロに掲げる金額に占める割合（当該割合が1を超える場合には，1とする。）を乗じ計算した金額
　　イ　当該認定医療法人の持分のうち当該放棄をした部分に対応する部分の当該放棄の直前における金額
　　ロ　当該放棄の直前において当該受贈者が有していた当該認定医療法人の持分の価額に相当する金額に(1)に掲げる価額が(1)に掲げる価額と(2)に掲げる価額との合計額に占める割合を乗じて計算した金額
　　　(1)　法第70条の7の6第1項の規定の適用に係る同項の贈与者による放棄により受けた経済的利益の価額
　　　(2)　(1)の放棄の直前において当該受贈者が有していた当該認定医療法人の持分の価額

【解説】
　租税特別措置法70条の7の6第2項に規定する贈与税の課税価格とみなして政令で定めるところにより計算した金額は，同条1項に規定する贈与者の同項の放棄による経済的利益の価額を同項に規定する受贈者に係るその年分の贈与税の課税価格とみなして，通常の贈与税を適用して計算した金額とします。この場合においては，前条4項から6項までの規定を準用します。
1．贈与者の放棄による経済的利益の価額が受贈者に係るその年分の贈与税の課税価格とみなして計算した金額
2．①　受贈者が認定医療法人の持分の全てを放棄した場合
　　→上記1．により計算した金額
　　②　認定医療法人が基金拠出型医療法人へ移行する場合

$$\text{上記1} \times \frac{\text{ロ.受贈者が有していた当該認定医療法人の持分の価額} \times \frac{(1)\text{贈与者の放棄により受けた経済的利益}}{(2)\text{上記}(1)+\text{上記}(1)\text{の直前において当該受贈者が有していた当該認定医療法人の持分の価額}}}{\text{イ.当該認定医療法人の当該放棄直前の金額}}$$

【租税特別措置法施行令】

(医療法人の持分に係る経済的利益についての贈与税の税額控除)
第40条の8の5
3　法第70条の7の6第1項の規定の適用に係る同項に規定する贈与者が同項の規定の適用に係る当該贈与者による認定医療法人の持分の放棄の時から3年以内に死亡した場合には，同項の規定の適用に係る経済的利益の価額については，相続税法第19条第1項の規定は，適用しない。
4　法第70条の7の6第1項の規定の適用を受けようとする受贈者が，同項の規定の適用に係る同項の贈与者による放棄があった日の属する年中において，同項の規定の適用を受ける経済的利益以外の財産について相続税法第2章第3節の規定の適用を受ける者である場合における同項の規定の適用については，同項中「第21条の8」とあるのは「第21条の7」と，「」により」とあるのは「」又は同法第21条の13の規定及び同法第21条の8の規定により」とする。

【解説】
　「前条第三項の規定は，第一項の規定の適用を受ける経済的利益について準用する」とされており，この規定の適用を受ける経済的利益については，相続時精算課税制度は適用できません。
　また，第1項の規定の適用を受けようとする受贈者が，同項の贈与者による認定医療法人の持分の放棄があった日から同項の経済的利益に係る贈与税の申告書の提出期限までの間に，当該認定医療法人の持分に基づき出資額に応じた払戻しを受けた場合又は当該持分の譲渡をした場合には，同項の規定は適用しません。

3　申告手続

　この特例の適用を受けようとする受贈者は，経済的利益に係る贈与税の期限内申告書に，その経済的利益につきこの特例の適用を受けようとする旨を記載し，その経済的利益に係る持分の明細及び放棄相当贈与税額の計算に関する明細その他一定の書類を添付しなければなりません（措法70の7の6⑤，措規23の12の3②）。

4 その他

　贈与者が上記1の贈与者による認定医療法人の持分の放棄の時から3年以内に死亡した場合には，この特例の適用を受ける経済的利益の価額については，いわゆる3年加算（相法19①）の規定は，適用されません（措令40の8の5③）。

【適用関係】

　上記の特例は，地域における医療及び介護の総合的な確保を推進するための関係法律の整備等に関する法律附則1条2号に掲げる規定の施行の日（平成26年10月1日）以後に認定医療法人の持分の放棄があった場合の経済的利益に係る贈与税について適用されます（平成26年措法附則1二十二，128⑬）。

③　個人の死亡に伴い贈与又は遺贈があったものとみなされる場合の特例－措法70の7の7－

1　創設された制度の概要

　例えば，出資額限度法人である医療法人の持分を有する個人の死亡に伴い，相続人が出資額を払い出した場合には，出資額を超える部分は，その医療法人に帰属することから，他の出資者は経済的利益を受けることとなります。

　この場合，現在の課税実務では，相続税法9条及び19条1項の規定により贈与税ではなく相続税が課税される場合があります。

　　（備考）　遺言により持分を放棄した場合も同様に経済的利益について相続税が課される場合があります。

　この特例（納税猶予）においては，そのような場合であっても，その経済的利益については相続税ではなく贈与税を課税することとし，上記①又は②の特例の適用を受けることができることとされます。

　すなわち，経過措置医療法人（贈与税の申告期限において認定医療法人である法人に限ります）の持分を有する個人の死亡に伴い他の個人の持分の価額が増加した場合には，その持分の価額の増加による経済的利益に係る相続税法9条本文の規定の適用については，同条本文中「贈与（当該行為が遺言によりなされた場合には，遺贈）」とあるのは「贈与」と読み替えられ，遺言により経済的利益を受けた場合であっても贈与税が課税されるとともに，その経済的利益については，相続税法19条1項の

規定は適用されず，相続税の課税対象ではなく贈与税の課税対象となります（措法70の7の7①）。

- （注1） 「出資額限度法人」とは，持分あり医療法人であって，社員の退社時における持分払戻請求権及び解散時における残余財産分配請求権に関し，その法人財産に及ぶ範囲を実際の払込出資額を限度とすることを定款上明らかにしたものをいいます。
- （注2） 「経過措置医療法人」とは，良質な医療を提供する体制の確立を図るための医療法等の一部を改正する法律（平成18年法律第84号）附則第10条の2に規定する経過措置医療法人をいい，具体的には持分あり医療法人を指します。
- （注3） この規定は，経済的利益を受けた他の出資者が上記❶又は❷の特例の適用を選択する場合のみ適用され，これらの特例の適用を受けない場合には従来どおりの課税関係となります（措法70の7の7③）。
- （注4） この特例の適用を受けようとする受贈者は，上記❶又は❷の特例の適用を受ける旨をこれらの規定の適用に係る贈与税の申告書に記載しなければなりません（措令40の8の6③）。

【参考条文：租税特別措置法】

（個人の死亡に伴い贈与又は遺贈があったものとみなされる場合の特例）

第70条の7の7 次条第2項に規定する経過措置医療法人の持分を有する個人の死亡に伴い当該経過措置医療法人の持分を有する他の個人の当該持分の価額が増加した場合には，当該持分の価額の増加による経済的利益に係る相続税法第9条本文の規定の適用については，同条本文中「贈与（当該行為が遺言によりなされた場合には，遺贈）」とあるのは，「贈与」とする。この場合において，当該経済的利益については，同法第19条第1項の規定は，適用しない。

2　前項前段に規定する場合において，同項の経過措置医療法人が同項の経済的利益に係る贈与税の申告書の提出期限において認定医療法人（平成26年改正医療法施行日から起算して3年を経過する日までの間に厚生労働大臣認定を受けた医療法人に限る。）であるときは，同項の他の個人は，当該経済的利益について，前2条の規定の適用を受けることができる。この場合において，同項の死亡した個人は第70条の7の5第1項又は前条第1項に規定する贈与者と，当該他の個人はこれらの規定に規定する受贈者とみなす。

3　第1項の規定は，同項の他の個人が前項の規定により前2条の規定の適用を選択した場合を除き，適用しない。

4　第2項の規定により前2条の規定を適用する場合に必要な技術的読替えその他前3項の規定の適用に関し必要な事項は，政令で定める。

【解説】
（2項）
　前項前段に規定する場合において，同項の経過措置医療法人が同項の経済的利益に係る贈与税の申告書の提出期限において認定医療法人であるときは，同項の他の個人は，当該経済的利益について，前2条の規定の適用を受けることができます。この場合において，同項の死亡した個人は第70条の7の5第1項又は前条1項に規定する贈与者と，当該他の個人はこれらの規定に規定する受贈者とみなします。

（3項）
　1項の規定は，同項の他の個人が前項の規定により前2条の規定の適用を選択した場合を除き，適用しません。

　なお，第1項の規定は，経済的利益を受けた他の出資者が租税特別措置法70条の7の5（医療法人の持分に係る経済的利益についての贈与税の納税猶予及び免除），70条の7の6（医療法人の持分に係る経済的利益についての贈与税の税額控除）の規定の適用を選択する場合のみ適用されます。

（4項）
　第2項の規定により前2条の規定を適用する場合に必要な技術的読替えその他前3項の規定の適用に関し必要な事項は，政令で定めます。

【適用関係】
　上記の特例は，地域における医療及び介護の総合的な確保を推進するための関係法律の整備等に関する法律附則第1条第2号に掲げる規定の施行の日（平成26年10月1日の予定）以後に認定医療法人の持分の放棄があった場合の経済的利益に係る贈与税について適用されます（平成26年措法附則1二十二，128⑬）。

4 医療法人の持分についての相続税の納税猶予及び免除−措法70の7の8−

1 創設された制度の概要

　個人が経過措置医療法人の持分を有していた他の個人（以下「被相続人」といいます）から相続又は遺贈によりその経過措置医療法人の持分を取得した場合において，その経過措置医療法人が相続税の申告期限において認定医療法人であるときは，その持分を取得した個人（以下「相続人等」といいます）が相続税の申告書の提出により納付すべき相続税の額のうち，その持分の価額で相続税の申告書にこの特例の適用を受けようとする旨の記載があるものに係る納税猶予分の相続税額に相当する相続税については，相続税の申告期限までにその納税猶予分の相続税額に相当する担保を提供した場合に限り，認定移行計画に記載された移行期限まで，その納税が猶予されます（措法70の7の8①）。

（注1）「認定医療法人」，「認定移行計画」及び「移行期限」とは，それぞれ上記**1**1の（注1），（注3）及び（注4）に記載されているものと同じ意味です。また，「経過措置医療法人」とは，上記**3**1（注2）と同じ意味です。

（注2）「納税猶予分の相続税額」とは，次の2②により計算した税額をいいます。

（注3）　この納税猶予制度においては，認定を受けることができる医療法人，適用を受けることができる相続人等に関する要件はありませんが，相続人等が被相続人の死亡の時から相続税の申告期限までの間に経過措置医療法人の持分に基づき出資額に応じた払戻しを受けた場合又はその持分の譲渡をした場合には，経営資源の流出につながり，医業経営の安定という政策目的と相容れないことから，この特例の適用を受けることはできないこととされています。また，後述の税額控除制度（措法70の7の9）の適用を受ける場合には，この特例の適用はありません（措法70の7の8③）。

【解説】

　相続は死亡を原因としているため，相続税の申告書の提出期限までに，社員総会で総社員の4分の1以上による意思決定で認定医療法人に移行していることが必要です。この場合，納税猶予が示されています。

2 税額の計算

　納税猶予分の相続税額及び相続人等の納付税額の計算は以下のとおりです（措法70の7の8②，措令40の8の7④～⑪）。

①　相続人等が相続又は遺贈により取得した医療法人の持分と持分以外の財産につき，通常の相続税額の計算を行い，その相続人等の相続税額を算出します。
②　医療法人の持分を取得した相続人等以外の者の取得財産は不変とした上で，その相続人等がその医療法人の持分のみを相続したものとして相続税法13条から19条まで並びに21条の15第1項及び2項の規定を適用して相続税額の計算を行い，その相続人等の相続税額を算出します。その金額がその相続人等に係る納税猶予分の相続税額となります。
③　上記①の相続税額から上記②の納税猶予分の相続税額を控除した金額がその相続人等が相続税の申告期限までに納付すべき相続税額となります。

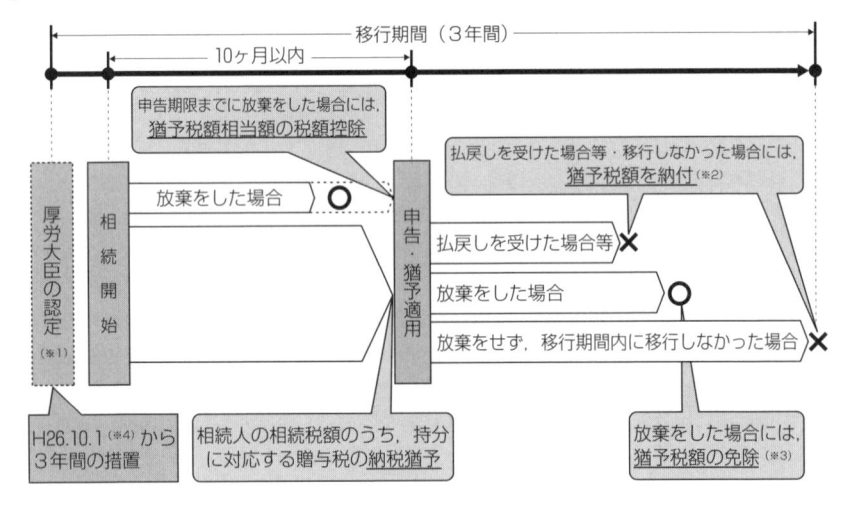

【図表5】　持分についての相続税の納税猶予又は税額控除のイメージ

※①相続開始前，又は②相続開始後申告期限までに「厚労大臣の認定」を受ける必要があります。
※②猶予税額に併せて，利子税（年率6.6％（特例適用後1.7％））を納付。
※③「基金拠出型医療法人」へ移行した場合には，基金として拠出した額に対応する猶予税額及び利子税を納付。
※④「良質な医療を提供する体制の確立を図るための医療法等の一部を改正する法律（平成18年法律第84号）」の一部改正の施行の日

(出所：財務省HP)

【解説】

① 相続人等が相続又は遺贈により取得した全財産に係る相続税額を計算し、その相続人等の相続税額を算出
② 当該相続人等が医療法人の出資持分のみを相続したものとして相続税額の計算を行い、当該相続人等の相続税額を算出し、当該金額が当該相続人等の納税猶予分の相続税額となります。

【租税特別措置法施行令】

（医療法人の持分についての相続税の納税猶予及び免除）
第40条の8の7 法第70条の7の8第1項の規定の適用を受けようとする同項に規定する相続人等（以下この条において「相続人等」という。）が行う担保の提供については、国税通則法施行令第16条に定める手続によるほか、同項の規定の適用に係る同項に規定する認定医療法人（以下この条において「認定医療法人」という。）の持分を担保として提供する場合には、当該相続人等が当該持分を担保として提供することを約する書類その他の財務省令で定める書類を納税地の所轄税務署長に提出する方法によるものとする。

2・3 （略）

4 法第70条の7の8第2項に規定する相続人等の相続税の額は、同条第1項の規定の適用に係る持分の価額（相続税法第13条の規定により控除すべき債務がある場合において、控除未済債務額があるときは、当該持分の価額から当該控除未済債務額を控除した残額。第2号において「特定価額」という。）を当該相続人等に係る相続税の課税価格とみなして、相続税法第13条から第19条まで並びに第21条の15第1項及び第2項の規定を適用して計算した当該相続人等の相続税の額（当該相続人等が同法第19条の2から第20条の2まで又は第21条の15の規定の適用を受ける者である場合において、当該相続人等に係る法第70条の7の8第1項に規定する納付すべき相続税の額の計算上これらの規定により控除された金額の合計額が第1号に掲げる金額から第2号に掲げる金額を控除した残額を超えるときは、当該超える部分の金額を控除した残額）とする。

一 相続税法第11条から第19条まで並びに第21条の15第1項及び第2項の規定を適用して計算した当該相続人等の相続税の額

二　特定価額を当該相続人等に係る相続税の課税価格とみなして，相続税法第13条から第19条まで並びに第21条の15第1項及び第2項の規定を適用して計算した当該相続人等の相続税の額
5　前項の「控除未済債務額」とは，第1号に掲げる金額から第二号に掲げる金額を控除した金額（当該金額が零を下回る場合には，零とする。）をいう。
　一　相続税法第13条の規定により控除すべき相続人等の負担に属する部分の金額
　二　前号の相続人等が法第70条の7の8第1項の規定の適用に係る相続又は遺贈（当該相続又は遺贈に係る被相続人からの贈与（贈与をした者の死亡により効力を生ずる贈与を除く。）により取得した財産で相続税法第21条の9第3項の規定の適用を受けるものに係る当該被相続人からの贈与及び贈与をした者の死亡により効力を生ずる贈与を含む。）により取得した財産の価額から法第70条の7の8第1項の規定の適用に係る持分の価額を控除した残額
（略）

　認定医療法人が2以上ある場合における納税猶予分の相続税額は，相続人等が被相続人から相続又は遺贈により取得した全ての認定医療法人の持分の価額の合計額を当該相続人等に係る相続税の課税価格とみなして計算することとされています（措令40の8の7⑦）。
　この場合，それぞれの認定医療法人ごとの納税猶予分の相続税額は，上記の納税猶予分の相続税額に，認定医療法人の異なるものごとの持分の価額が上記の全ての認定医療法人の持分の価額の合計額に占める割合を乗じて計算した金額となります（措令40の8の7⑧）。
　納税猶予期限の確定，納付，免除などについては，それぞれの認定医療法人ごとの納税猶予分の相続税額について適用されます（措令40の8の7⑪）。

　納税猶予分の相続税額を計算する場合において，被相続人から相続又は遺贈により財産の取得をした者のうちに農地等についての相続税の納税猶予（措法70の6）の適用を受ける者がいるときは，その財産の取得をした全ての者に係る相続税の課税価格は，農地等の価額について農業投資価格を基にした価額により計算される相続税の課税価格となります（措令40の8の7⑨）。

また，この特例の適用を受ける相続人等が「農地等についての相続税の納税猶予（措法70の6）」，「山林についての相続税の納税猶予（措法70の6の4）」又は「非上場株式等についての相続税の納税猶予（措法70の7の2，70の7の4）」の適用を受ける者である場合において，調整前持分猶予税額，調整前農地等猶予税額，調整前山林猶予税額又は調整前株式等猶予税額の合計額が猶予可能税額を超えるときは，納税猶予分の相続税額は，猶予可能税額に調整前持分猶予税額がその合計額に占める割合を乗じて計算した金額となります（措令40の8の7⑩）。

3 分割要件

相続税の申告期限までに相続又は遺贈により取得した経過措置医療法人の持分の全部又は一部が共同相続人又は包括受遺者によって分割されていない場合には，その分割されていない持分については，この特例の適用を受けることはできません（措法70の7の8④）。

4 その他

担保の提供，申告手続，免除，納付，利子税については，上記❶の贈与税の納税猶予の3から7までと同様とされています（措法70の7の8⑤〜⑫，措令40の8の7⑫〜⑮）。

また，納付義務の承継や通知規定についても上記❶の贈与税の納税猶予の8の(1)，(2)と同様とされています（措法70の7の8⑬〜⑮，措令40の8の7⑯）。

【適用関係】

上記の特例は，地域における医療及び介護の総合的な確保を推進するための関係法律の整備等に関する法律附則1条2号に掲げる規定の施行の日（平成26年10月1日）以後に相続又は遺贈により取得する医療法人の持分に係る相続税について適用されます（平成26年措法附則1二十二，128⑮）。

5 医療法人の持分についての相続税の税額控除 －措法70の7の9－

1 創設された制度の概要

　個人（以下「相続人等」といいます）が経過措置医療法人の持分を有していた他の個人（以下「被相続人」といいます）から相続又は遺贈によりその経過措置医療法人の持分を取得した場合において，その経過措置医療法人が相続の開始の時において認定医療法人（相続税の申告期限又は平成26年改正医療法施行日から起算して3年を経過する日のいずれか早い日までに厚生労働大臣の認定を受けた経過措置医療法人を含みます）であり，かつ，その持分を取得した相続人等が相続の開始の時から相続税の申告期限までの間に厚生労働大臣の認定を受けた経過措置医療法人の持分の全部又は一部を放棄したときは，その相続人等については，通常の計算による相続税額（持分及び持分以外の財産について相続税法15条から20条の2まで及び21条の15第3項の規定により計算した金額）から放棄相当相続税額を控除した残額が，相続税の申告期限までに納付すべき相続税額となります（措法70の7の9①）。

（注1）　平成26年改正医療法施行日とは，地域における医療及び介護の総合的な確保を推進するための関係法律の整備等に関する法律（平成26年法律第83号）附則1条2号に掲げる規定の施行の日をいい，平成26年10月1日です。

（注2）　相続人等が相続の開始の時から相続税の申告期限までの間に認定医療法人の持分に基づき出資額に応じた払戻しを受けた場合又はその持分の譲渡をした場合には，経営資源の流出につながり，医業経営の安定という政策目的と相容れないことから，この特例の適用を受けることはできないこととされています（措法70の7の9③）。

（注3）　厚生労働大臣の認定を受けた経過措置医療法人の持分の放棄は，厚生労働大臣が定める所定の様式による書類を医療法人に提出することによって行われる必要があります（措規23の12の5①）。

【図表6】 申告期限までに持分を放棄した場合［相続税］

○ 出資者の死亡により，医療法人の持分を相続した者の課税関係

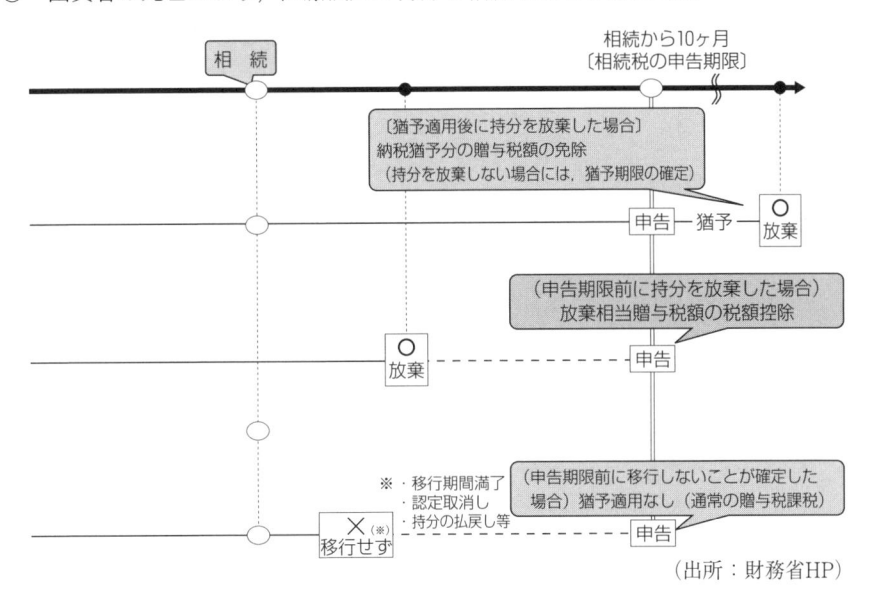

〔猶予適用後に持分を放棄した場合〕
納税猶予分の贈与税額の免除
（持分を放棄しない場合には，猶予期限の確定）

（申告期限前に持分を放棄した場合）
放棄相当贈与税額の税額控除

※ ・移行期間満了
・認定取消し
・持分の払戻し等

（申告期限前に移行しないことが確定した場合）猶予適用なし（通常の贈与税課税）

（出所：財務省HP）

2 放棄相当相続税額

放棄相当相続税額は，上記**4**の納税猶予適用後に免除される税額と同様の税額となりますが，具体的には次のとおりです（措法70の7の9②，措令40の8の8①②）。

① 相続人等が有している認定医療法人の持分の全てを放棄した場合には，上記**4**の納税猶予分の相続税額と同様の方法（**4**2②）により計算した金額となります。

② 認定医療法人が基金拠出型医療法人へ移行する場合において，相続人等が有しているその認定医療法人の持分の一部を放棄し，その残余の部分をその基金拠出型医療法人の基金として拠出したときは，上記①の方法により計算した金額のうち，認定医療法人の持分の放棄がされた部分に相当する金額となります。

放棄がされた部分に相当する金額は，次のとおり計算します。
　上記①の方法により計算した金額×イ／ロ
　イ　認定医療法人の持分のうち放棄をした部分に対応する部分のその放棄の直前における金額

ロ　放棄の直前においてその相続人等が有していた認定医療法人の持分の価額に相当する金額に，イに掲げる価額がイとロの合計額に占める割合を乗じて計算した金額
　　(イ)　相続又は遺贈により取得した持分の価額
　　(ロ)　イの相続又は遺贈の直前において相続人等が有していた認定医療法人の持分の価額
　※　イの金額がロの金額を上回る場合には，上記①の方法により計算した金額となります。
　1．相続税の課税価格とみなして計算した金額は納税猶予分の相続税額に相当する金額とされます。
　2．前記措令40条の8の5第2項と同様の計算とされます。
　　①　相続人等が有する認定医療法人の持分の全部を放棄した場合
　　　→上記1．により計算した金額
　　②　認定医療法人が基金拠出型医療法人へ移行する場合

$$上記1 \times \frac{ロ.相続人等が有していた当該認定医療法人の持分の価額 \times \frac{(1)被相続人から相続等により取得した持分の価額}{(2)被相続人から相続等により取得した持分の価額+相続人が有していた認定医療法人の持分の価額}}{イ.認定医療法人の当該放棄をした部分の当該放棄直前における金額}$$

3　申告手続

　この特例の適用を受けようとする相続人等は，相続又は遺贈により取得した持分に係る相続税の期限内申告書に，その持分につきこの特例の適用を受けようとする旨を記載し，その持分の明細及び放棄相当相続税額の計算に関する明細その他一定の書類を添付しなければなりません（措法70の7の9④，措規23の12の5②）。

【租税特別措置法】

> （医療法人の持分についての相続税の税額控除）
> 第70条の7の9　（略）
> 　3　第1項の規定の適用を受けようとする相続人等が，同項の相続の開始の時から当該相続に係る相続税の申告書の提出期限までの間に，同項の経過措置医療法人の持分に基づき出資額に応じた払戻しを受けた場合又は当該持分の譲渡をした場合には，同項の規定は，適用しない。
> 　4　（略）

5 前2項に定めるもののほか，第1項の規定の適用に関し必要な事項は，政令で定める。

【参考】

3）移行期間中に相続・贈与が発生した場合の納税猶予などの手続き

① 納税猶予の手続き

相続税・贈与税の申告の際、税務署で納税猶予の手続きを行うことができます。

> この特例の適用を受ける場合には、相続税・贈与税の申告書を期限内に提出するとともに、担保を提供する必要があります。

> 申告にあたっては、医療法人から移行計画の認定通知書、移行計画、定款、出資者名簿の交付を受け、申告書に添付してください。

> 申告の際に、担保提供の手続きが必要となりますが、担保提供の際に所有している出資持分の全てを担保として提供する場合は、出資持分を担保として提供することができます。この場合、質権設定承諾書等の必要書類を税務署へ提出する必要があります。

② 猶予税額免除の手続き

移行期限までに出資持分を放棄すれば、猶予税額の免除の手続きを行うことができます。

> 手続きにあたっては、医療法人から放棄申出書（医療法人に提出したもの）、出資者名簿の交付を受け、届出書に添付して税務署に提出してください。

> 基金拠出型医療法人に移行した場合、猶予税額のうち基金に拠出した額に対応する猶予税額は納付しなければならず、放棄した額に対応する猶予税額は免除されます。その際には、上記の書類に加え、定款、持分の時価評価の評価書を提出していただくことになります。

注）納税猶予期間に出資持分の一部または全部の払戻を受けた場合は、猶予税額は免除されず、猶予税額と利子税を併せて納付しなければなりません。

（出所：厚生労働省「持分なし医療法人への移行促進策のご案内」）

6　持分の定めのない社団医療法人への移行に係る会計処理

　持分の定めのある社団医療法人から持分の定めのない社団医療法人への移行により，原則として移行時の純資産は全て設立等積立金として処理されることとなります。ただし，純資産の部には，資産の部の評価と対になっている評価・換算差額や，法令の規定により取り崩すことができない代替基金，税法上の取扱いで取崩しが規定されているものが存在するため，これらのものはそのまま引き継ぐこととなります。

【特定目的積立金が存在しない場合（一般的会計処理）】

　　（借方）資　　本　　金　　　×××
　　（借方）繰越利益積立金　　　×××
　　　　（貸方）未　　払　　金　　×××・・・贈与税課税分
　　　　（貸方）設 立 等 積 立 金　　×××

　出資金と繰越利益積立金を設立等積立金に振り替えることとなります。なお，移行に伴い払戻しをしないこととなった金額に対する法人税等は課税されませんが，法人に贈与税が課税される場合があります。この場合の贈与税額は，損益計算書に計上せずに設立時積立金から直接減額します。出資金の金額と繰越利益積立金の金額の合計額よりも贈与税の金額が多い場合には，マイナスの設立等積立金となります。

7　医療法人の組織変更3方法

　社団である医療法人で持分の定めのあるものから持分の定めのないものへの組織変更には三つの方法が存在します。

1　第1の方法

　組織変更に際し，当該医療法人を解散して新たに社団である医療法人で持分の定めのない医療法人を設立する方法です。この場合には，解散，設立という手続をとることとなります。すなわち持分の定めのある医療法人を解散して清算手続に入り，債権債務の清算，各出資者に対する残余財産の引渡しなどを経て清算結了し，各課税面も完結したところで新たに社団である医療法人で持分の定めのないものを設立するという方法です。

従前の医療法人の法人格は消失し，新たな医療法人の設立とともに別の法人格を取得する方法となります。

2　第2の方法

　医療法施行規則30条の39第1項の規定に基づき，定款変更の方法により，社団である医療法人で持分の定めのあるものから，持分の定めのないものに組織変更する方法です。この場合には，従前の医療法人の解散，清算に係る上記の各手続を経た上で新たな医療法人を設立するものではなく，組織変更の前後を通じて法人格は同一であり，また上記各手続の際に発生する課税面の問題も発生しないことから社団である医療法人で持分の定めのないものが新設されたものとはなりません。

3　第3の方法

　認定医療法人の創設について（P95図解）で示すとおり，認定医療法人（厚生労働大臣の認定）は，新医療法人化への予備法人としての中間法人と考えられ，よって，認定医療法人は組織変更とはなりません。しかし，認定医療法人を経由して新医療法人（知事の認可）として成立した時点で組織変更とされます。

8　医療法人の出資持分ありから出資持分なしへの組織変更

1　出資持分ありから出資持分なしへの課税関係の問題点

　既存の出資持分の定めのある医療法人が，出資持分の定めのない医療法人に移行する場合，当該移行が種類の異なる法人への組織変更であり，事実上の解散及び設立があったものとして取り扱われるとすれば〔税法上〕は次のような課税関係が生じることとなります。

① 既存の医療法人の解散に伴う清算所得に対する法人税課税
② 既存の医療法人の出資者への残余財産の分配に係るみなし配当所得に対する所得税課税（所法25①六）
③ 出資持分の定めのない医療法人設立に伴う贈与税課税（相法64）
④ 組織変更に伴い出資持分の放棄を受ける医療法人の受贈益（法人税）（相法66④の贈与税）
⑤ 当該出資持分を放棄した個人出資者については，それが医療法人への贈与による出資持分の移転を伴うものであれば，出資持分の時価によるみなし譲渡課

税（所法59①）の課税関係が生じ法人出資者については，その持分に時価相当額が認識できる場合には，その放棄が経済的利益の供与に該当するため，その持分の時価相当額については，法人税法37条に規定する寄附金に該当するものと考えられます。

しかし医療法施行規則30条の39に組織変更について次のように規定がされています。

　イ　社団である医療法人で持分の定めのあるものは，定款を変更して，社団である医療法人で持分の定めのないものに移行することができる。

　ロ　社団である医療法人で持分の定めのないものは社団である医療法人で持分の定めのあるものへ移行できないものとする。

2　出資持分ありから出資持分なしへの施行規則による課税関係

　上記医療法施行規則により，社団たる医療法人一般について，定款変更により持分の定めのあるものから持分の定めのないものに移行することができることが明らかにされています。よって形式的にも実質的にも解散及び設立という手続を経ないものである以上，解散及び設立を前提とする清算所得に対する法人税，みなし配当所得に対する所得税及び贈与税という上記課税関係に示した①～②までの問題は生じないことになります。また組織変更後の医療法人は法人税法上は受贈益が発生しないので④の課税関係も生じないこととなり，次に上記⑤について，個人については，出資持分が個人からの贈与により法人へ移転したものとみなされ（相法66④，相令33③）株式の無償償却と同様に譲渡性が認められないことから，所得税法59条1項に規定するいわゆる「みなす譲渡」の課税関係は発生しません。

　しかし法人については，残余財産分配請求権が喪失することとなる出資に係る支出については，当該医療法人への寄附金に該当することとなると思われます。

　一方，基金拠出型医療法人については，役員に占める親族の制限（医療法42の2一）など，法令上は特定医療法人と同等の要件が付されているとはいえないため，個別に判定することとなると思われます（参考：厚生労働省医政発第0406002号）。

第6章 診療所及び病院の対策

1 理事長退職金

1 一般的算式

功績倍率の数値については創業者であるかどうか等，医療法人への貢献度によって考え方に差が生じます。

退職時の平均報酬月額×在任年数×功績倍率(3)

退職金は過大部分も含めて本人は2分の1課税で完結します。

2 過大退職金の考え方

上記算式を超過した部分にいては，過大役員退職金として法人税申告書の別表四で損金不算入として自己否認しますが，この法人実行税率15％（又は23.9％）に対する税額と組織変更に係る相続税法66条4項のみなし贈与課税（本件贈与税は持分の定めのない社団医療法人への移行に係る会計処理に示すとおり損金にはなりません）に対する贈与税額を比較すれば，一般的には過大退職金の支払が税額で有利になるものと考えます。

2 出資社員を生存退社する場合

出資社員を任意退社し，出資払戻請求権を実行する場合の理事長の選択は下記のとおりです。

① 理事長の地位は社員総会の決議によりそのまま継続

この場合は上記**1**の理事長退職金の請求はできません。

② 理事長の地位も退任する

上記**1**の実行と併用できます。

なお，出資社員の任意退社については，出資持分である財産権と社員としての立場である社員権は，一般的には一蓮托生と考えられることから，仮に出資払戻請求権を留保する場合は社員総会の承認を要することになると考えます。

3　診療所及び中小病院

　一般的には，①創業者であり，②勤続年数30年以上，③剰余金は5億円以下が多いものと考えられます。この場合，全額退職金と退社社員による出資持分の払戻しを実行し，資本金をゼロとします。出資持分なし医療法人又は新医療法人への移行はあまり薦められません。

4　旧医療法人制度の出資持分の払戻しにおける課税関係

　新医療法が平成18年6月14日に可決成立しました。しかし，次の（検討）にあるとおり，旧医療法56条（持分のある社団の出資持分の帰属）の規定は当分の間，なおその効力を有するものとされております。なぜ，新医療法50条4項（残余財産の帰属すべき者の準用）の規定の適用はされないかというと旧医療法の残余財産の帰属すべき者を新医療法で強制適用するということは憲法で定める財産権の侵害行為に抵触する恐れありと考えられたようです。そうすると，旧医療法人制度の出資金の譲渡について問題が残ることになります。第1章5「医療法附則の留意点－「当分の間」の解釈について－」でも触れましたが，あらためてこの問題を整理します。

【医療法附則】

　（検討）
　第2条　政府は，この法律の施行後5年を目途として，この法律の施行の状況等を勘案し，この法律により改正された医療法等の規定に基づく規制の在り方について検討を加え，必要があると認めるときは，その結果に基づいて必要な措置を講ずるものとする。

　（残余財産に関する経過措置）
　第10条　医療法第44条第5項の規定は，施行日以後に申請された同条第1項の認可について適用し，施行日前に申請された同項の認可については，なお従前の例による。
　2　施行日前に設立された医療法人又は施行日前に医療法第44条第1項の規定による認可の申請をし，施行日以後に設立の認可を受けた医療法人であっ

> て，施行日において，その定款又は寄附行為に残余財産の帰属すべき者に関する規定を設けていないもの又は残余財産の帰属すべき者として同条第5項に規定する者以外の者を規定しているものについては，当分の間（当該医療法人が，施行日以後に，残余財産の帰属すべき者として，同項に規定する者を定めることを内容とする定款又は寄附行為の変更をした場合には，当該定款又は寄附行為の変更につき同法第50条第1項の認可を受けるまでの間)，同法第50条第4項の規定は適用せず，旧医療法第56条の規定は，なおその効力を有する。

1　旧医療法に基づく払戻し

　出資持分の定めを有する医療法人の出資者への払戻し等の権利の評価については次の2点が考えられます。
　① 社員が退社した場合－出資払戻請求権
　② 医療法人が解散した場合－残余財産分配請求権
　営利法人は医療法人の社員となることができないと解されていることから，営利法人が医療法人に出資者としての地位に基づく払戻等の権利を行使することは考えられず，営利法人の出資の払戻しは②の場合に限ると考えられます。

2　出資持分の放棄・払戻しに関する問題点

　医療法人においては，自己株式の取得が認められている株式会社の場合と異なり，自己の出資持分を取得（保有）することはできないと解されていることから次の問題が生じることとなります。

(1) 社員の出資持分の放棄に伴う課税関係
① 法人出資者の課税関係
　　法人出資者の放棄については，対価がゼロの取引として法人側の帳簿価格が損失として計上されます。ただし，その持分に時価相当額が認識できる場合にはその持分の放棄が経済的利益の供与に該当するため，その持分の時価相当額については，法人税法37条に規定する寄附金に該当することとなります。
② 個人出資者の課税関係
　　個人出資者の出資持分の放棄については，それが医療法人への贈与による出資持分の移転を伴うものであれば，出資持分の時価によるみなし譲渡課税（所法

59）の問題が生じます。
③　医療法人に対する課税関係

　出資持分の放棄に伴う出資者の権利の消滅に係る利益は結果として医療法人に帰属します。そのため，個人出資者の放棄については，相続税法66条4項の規定により課税が生じます。すなわち，当該放棄により個人出資者の親族等の相続税又は贈与税の負担が不当に減少する結果となると認められるときには，当該医療法人を個人とみなして，贈与税が課税されます。この場合の相続税又は贈与税の不当減少の有無については，出資者等への特別利益供与の有無，役員等の親族要件などに基づき判定されます（昭和39年6月9日直審（資）24「贈与税の非課税財産及び公益法人に対して財産の贈与等があった場合の取扱いについて」）。

(2) 社員が出資払込額の払戻しを受けて退社した場合の課税関係

① 法人出資者の課税関係

　営利法人は医療法人の社員となることができないと解されていることは前述のとおりです。よって，退社するということはありえないものと思料します。

② 退社した個人社員の課税関係

　医療法人からの退社により持分の払戻しを受けた場合（出資の減少により金銭の交付があったことに同じ）において，当該払戻しを受けた金額が所得税法施行令61条2項3号（社員の退社又は脱退による持分の払戻し）の規定により計算した当該持分に対応する資本等の金額（法法2十六）を超えるときのその超える部分の金額は医療法54条（剰余金配当の禁止）にかかわらず所得税法25条の規定による配当とみなします。

　また，社員が医療法人からの退社による持分の払戻しとして交付を受けた金銭等は配当とみなされる部分を除き，譲渡所得の収入金額とみなします（措法37条の10③六）。しかし原則として譲渡所得の課税は生じないものと思料します。

　退社による持分の払戻しは次のとおりです。

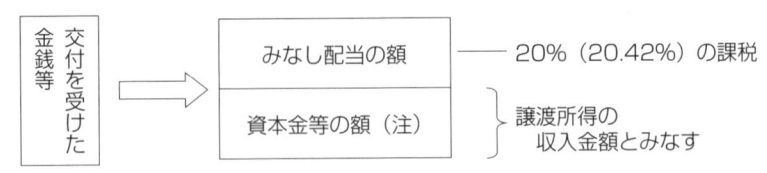

```
交付を受けた金銭等  ⇒  ┌─────────────┐
                        │ みなし配当の額      │── 20％（20.42％）の課税
                        ├─────────────┤
                        │ 資本金等の額（注）  │┐ 譲渡所得の
                        └─────────────┘┘ 収入金額とみなす
```

（注）「資本金等の額」とは，法人が出資を受けた出資金の額といわゆる資本積立金との合計額をいう（法法2十六）。また，ここにいう，いわゆる資本積立金とは，①資本金等の減少した金額，②医療法人がその設立において贈与等を受けた金銭の額等となります。

(3) 医療法人に対する法人税（受贈益）の課税関係

医療法人にとっては，定款に従い，退社社員に出資払込額を払い戻すという出資金額（純資産）の減少を生ずる取引に当たるため，課税関係は生じません。

なお，個人が退社に伴い出資払込額を限度として持分の払戻しを受ける金額（いわゆる出資額限度法人）の場合にあっても，医療法人に課税関係は生じませんが，差額については資本等取引として旧資本積立金額が生じることとなります。

(4) 残存出資者又は医療法人に対する贈与税の課税関係

① 残存出資者の課税関係

残存する他の出資者の有する出資持分の価額の増加について原則としてみなし贈与の課税（相法9）の問題が生じることになります。

② 医療法人の課税関係

剰余金相当部分に相当する利益は残存出資者へ移転されるものと解されるから医療法人への贈与があったものとみる必要はなく，相続税法66条4項の規定に基づく医療法人に対する贈与税課税の問題は生じません。

すなわち，個人社員が出資払込額の払戻しを受けて退社した場合には当該出資に対応する剰余金相当部分が医療法人に留保され，残存出資者の出資割合が増加することから，結果として，その出資の評価額が増加することとなります。この場合の増加額は社員の退社前の医療法人の資産の状況及び出資額（口数）に基づいて財産評価基本通達194－2（注）により評価した評価額と当該退社後の医療法人資産の状況及び出資額（口数）に基づく同評価額との差額により求められます。

この評価額の増加は原則として，退社社員から残存出資者への利益の移転と捉えることができ，原則として相続税法9条に規定するみなし贈与の課税が生じることとなります（ただし，相続税法基本通達9－2の取扱いによりみなし贈与の課税が生じない場合も考えられます）。

(5) 出資持分の評価方法

現行法において「持分の定めのある社団医療法人」の出資持分の評価（払戻し）はどのように行うかというと，

(1) 医療法人は剰余金の配当が禁止されていることから，配当還元方式による評価は適用されない。

(2) 1株当たりの純資産価額を算定する際には，医療法人においては出資持分の多寡にかかわらず各社員の議決権が平等であることから，「純資産価額×

80%」すなわち「20%の評価減」は適用されない。
(3) 医療法人の出資の評価（以下「評価の原則」という）
　　医療法人に対する出資の価額は，取引相場のない株式の評価に準じて計算した価額により評価される（評基通194－2）。
　したがって，医療法人の規模等により，類似業種比準方式，類似業種比準方式と純資産価額方式の併用方式，及び純資産価額方式により評価することとなりますが，類似業種比準価額の計算においては，医療法人は剰余金の配当が禁止されていることから，配当金額の要素を除いたところで次の算式により行うこととなります。

① 類似業種比準価額（評基通180）に定める算式

$$A \times \left(\frac{\frac{Ⓒ}{C} \times 3 + \frac{Ⓓ}{D}}{4} \right) \times 0.7$$

② 株式保有特定会社の株式の評価（評基通189－3）における「S1＋S2」方式の「S1」の金額についても次の計算式によることとなります。
　　モデル定款及び指導要綱の資産管理によれば，資産のうち現金は，「郵便官署，確実な銀行又は信託会社に預け入れ，若しくは信託し，又は国公債若しくは確実な有価証券に換え保管するものとする」とされており，よって株式保有特定会社になり得る可能性もあります（S1の金額とは，株式保有は安定会社が所有する株式等とその株式等の係る受取配当収入がなかったとした場合の「原則的評価方式」により評価した金額）。

$$A \times \left(\frac{\frac{Ⓒ － ⓒ}{C} \times 3 + \frac{Ⓓ － ⓓ}{D}}{4} \right) \times 0.7$$

A：類似業種の株価
C：課税時期の属する年の類似業種の1株当たりの年利益金額
D：課税時期の属する年の類似業種の1株当たりの純資産価額（帳簿価額によって計算した金額）
Ⓒ：医療法人の直前期末以前1年間における1株当たりの利益金額
Ⓓ：医療法人の直前期末における1株当たりの純資産価額（帳簿価額によって計算した金額）
　（注1）　上記算式中0.7は，中会社に相当する医療法人については0.6，小会社に相当する医療法人については0.5となります。

（注2）　上記算式中の◎の金額が0のときは，分母の4は2となります。

ⓒ＝◎×「受取配当金収受割合」　　｝評価通達189－3（株式保有特定会社
ⓓ＝(イ)＋(ロ)[Ⓓを限度とする。]　　の株式の評価）の定めによる。

(イ)＝Ⓓ×$\dfrac{\text{評価会社の保有する株式等の価額（帳簿価額）}}{\text{評価会社の総資産価額（帳簿価額）}}$

(ロ)＝評価会社の1株（50円）当たりの利益積立金×「受取配当金収受割合」

　○　利益積立金が負数のときは，0とする。

③　類似業種比準価額を計算する場合の類似業種

　医療法人の出資の評価において類似業種比準価額を計算する場合の類似業種については，「類似業種比準価額計算上の業種目について」で判定することになり，医療業については「その他の産業」に該当します。なお，会社規模を判定する場合には「小売・サービス業」となることに留意が必要です。

　よって①～③については，相続人が払戻請求をしない場合の出資額の継承についての評価と同じことになります。

(6) 社員が死亡により退社した場合の課税関係

① 相続税の課税関係

　社員が死亡により退社した場合において，出資払戻請求権を相続等により取得した相続人等がその払戻しに代えて出資を取得し，かつ社員たる地位を取得することとなるときには，当該出資又は出資払戻請求権の価額は出資としての評価額となり，前記財産評価基本通達194－2の定めに基づき評価した価額となります。一方，社員の死亡退社に伴いその出資に関する出資払戻請求権を取得した相続人等が現実に出資払戻額の払戻しを受けたとき（すなわち出資を相続しなかったとき）には，当該出資払戻請求権については，出資払戻額により評価します。

② 他の出資者の課税関係

　上記①で死亡した社員の相続人等が出資払込額の払戻しを受け，出資を相続しなかった場合にあっては，当該出資に係る剰余金の相当額が，残存する他の出資者に帰属することとなります。この場合は他の出資者は退社した社員から出資の価額の増加額に相当する利益の贈与を受けたものとして取り扱われ，よって上記(4)①と同じくみなし贈与の課税が生じることとなります（ただし，新医療法の拠出額限度法人の場合はみなし贈与課税は生じないものと思料します）。

(7) 新医療法に基づく権利の評価－基金拠出型医療法人の評価－

　新法の基金拠出型制度について，基金は劣後債権と捉えるので，基金に移行された場合の拠出金の評価額は，おのずと当該拠出金を超える額により評価されることはあり得ないと思料します。

　なお，当該医療法人の純資産（相続税による評価）が当該拠出額を下回れば，当該下回る額により評価されます。

(8) 相対取引の場合

　旧医療法に基づく医療法人の出資の移動に，当事者間の出資持分の有償譲渡（浦和地裁，名古屋地裁で認めている）が考えられます。医療法54条（剰余金配当の禁止）により，第三者間での取引は考えづらいことではありますが，かかる取引の譲渡価額については，当事者の合意により取引価額が決定されることになります。

　この場合，理事等及び当該医療法人の出資社員への取引であれば，財産評価基本通達を参考に価額を決めることになります（差額は贈与税の対象となる）。しかし，第三者間での取引となると，医療法52条2項で都道府県知事は，事業報告書等（旧法の決算書類）の書類について請求があった場合には，これを閲覧に供しなければならないとされ，よって誰でも当該医療法人の純資産の内容をチェックすることが可能となります。

【参考：出資持分の譲渡】　最高裁判決　昭和48年6月15日

> 　商法204条1項但書は，株式の譲渡につき，定款をもって取締役会の承認を要する旨定めることを妨げないと規定し，株式の譲渡性の制限を許しているが，その立法趣旨は，<u>もっぱら会社にとって好ましくない者が株主となることを防止することにあると解される</u>。そして，右のような譲渡制限の趣旨と，一方株式の譲渡が本来自由であるべきこととに鑑みると，定款に前述のような定めがある場合に<u>取締役会の承認を得ずになされた株式の譲渡は，会社に対する関係では効力を生じないが，譲渡当事者間においては有効であると解するのが相当である</u>。

(注：下線筆者)

　しかし，医療法54条のしばりにより，第三者間取引は，相対価額により決定されるものと思われます。

(9) ま と め
① 問 題 点
① 医療法人は，出資者と社員とは異なり，出資者は社員とは必ずしもなり得ない。例えば，旧医療法による医療法人が新医療法の基金拠出型医療法人等へ移行する場合は，社員総会で決定され，出資者の意向は反映されない。
② 投資目的である配当期待は全くない。
③ 相対取引には医療法上理事会の承認事項でないため，相対取引価額等について理事会は関知しない。
④ 社員となって発言する場合に，社員の入社については社員総会で適正な手続がなされ，承認を得ていることとされ，社員は出資者でなければならない規定がないし，出資者イコール社員でもない。
⑤ 医療法人運営管理指導要綱によれば，社員の出資持分の決定，変更及び払戻しについては適正な出資額の評価に基づいて行われていることとされ，出資者の出資持分については，何ら触れられていない。
⑥ 医療法48条の4において社員は，各1個の議決権を有するとし，出資者の出資持分については何ら触れられていない。

このように考えると，相対取引はゼロとはいえませんが，そもそも第三者間における相対取引の所得税の申告（出資金譲渡所得）はなされているかという疑問が生じます。ただし，当該医療法人の事業継続による出資金の全部譲渡（M&Aの一方法）は考えられます。もともと医療法人側には，出資者名簿の備え付け義務はなく，出資証券の発行もありません。よって取引は書面による売買契約となることのみが問題であると思料します。

② 基金拠出型法人への移行
基金の評価における課税関係については，平成19年度の改正税制で整備されましたが，旧医療法に基づく出資持分の定めを有する医療法人，すなわち平成19年3月31日前に設立された医療法人，又は施行日前に医療法44条1項の認可の申請をした医療法人については，当分の間医療法50条4項（基金）の規定は適用せず，旧医療法56条（持分のある社団の出資持分の帰属）の規定は，その効力を有することとなりました。

その趣旨は，医療法改正により憲法の財産権の侵害にならないようにすると判断されたようです。そうすると，当分の間という用語は法律上消えないのではないかと考えられます。

さて，第5次医療法改正により法令の整備がなされましたが，旧医療法に基づく医療法人（平成25年3月現在で95％）が出資持分の定めのある社団医療法人とされています。

　出資者であるオーナーは，当該医療法人は，自己の所有と認識した上で，当該医療法人の経営方針を決定・実行し，純資産を形成してきたといえます。したがって，当該医療法人は，出資者たるオーナー個人のものであり，留保された剰余金（純資産）は，出資者たるオーナーに帰属すべきものとの認識があったものと推測されます。そうすると，当該医療法人が，基金拠出型医療法人へ移行することについてあまり多くは期待できないかもしれません。

　以上を踏まえ，旧医療法に基づく出資持分の定めを有する医療法人の払戻し等の権利の評価について，次に筆者個人の判断を国税庁のウェブページを参考にしながら説明します。

③　納税猶予の活用

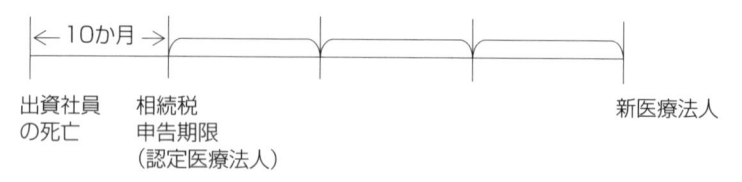

```
|←10か月→|
出資社員    相続税                         新医療法人
の死亡      申告期限
            （認定医療法人）
```

　出資社員の死亡により，当該出資社員は死亡退社することとなります。この場合，相続税申告期限までに社員総会で意思決定し，まず厚生労働大臣に対し，認定医療法人とすることにより当該出資社員の相続人等の相続税の納税猶予を受けます。次に，移行期間3年間で出資払戻請求額の減額方法を検討します。

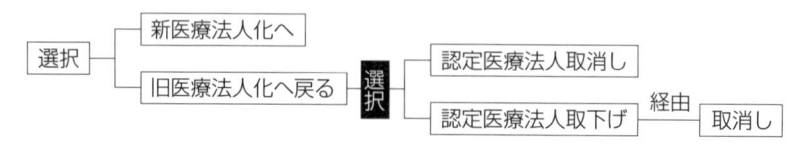

```
          ┌新医療法人化へ
選択 ─┤                    ┌認定医療法人取消し
          └旧医療法人化へ戻る ─選択─┤                         経由─取消し
                                  └認定医療法人取下げ
```

　ただし，旧医療法人に戻る場合には，相続税の納税猶予額の利子税が発生することはいうまでもありません。

5 医療法人が持分払戻しについて金員を支払う場合の税務上の取扱い

1 出資社員の払戻し等

(1) 通常の場合の払戻し

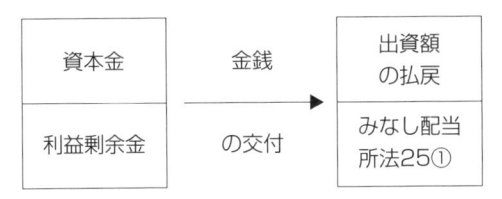

資本金	金銭	出資額の払戻
利益剰余金	の交付	みなし配当 所法25①

(2) 著しく低い価額の払戻し

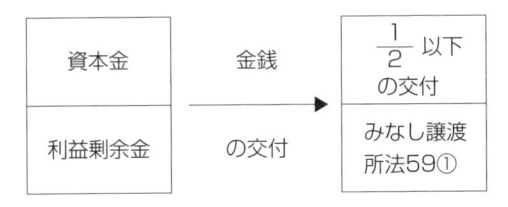

資本金	金銭	$\dfrac{1}{2}$以下の交付
利益剰余金	の交付	みなし譲渡 所法59①

　所得税法59条1項のみなし譲渡所得課税の制度は、本来、譲渡所得課税が、資産の保有期間中の資産の値上がりによる価値の増加益につき、その資産の移転の際に所得として清算課税を行う趣旨のものであるところから、譲渡所得の基因となる資産を時価の2分の1に満たない対価で法人に譲渡した場合には、時価により譲渡したものとみなして、譲渡所得の課税が行われます。

　次に、譲渡所得の基因となる資産を時価の2分の1以上の価額で法人に譲渡した場合には、原則として、所得税法59条1項の規定（みなし譲渡）は適用されません。しかし所得税法157条（いわゆる同族会社の行為又は計算の否認規定）において、同族会社に対する資産の譲渡については、その譲渡の対価の額が時価の2分の1以上であってもその行為又は計算を容認した場合に出資者等特殊関係者の所得税の負担を不当に減少させる結果となると認められるときは、税務署長は、その行為又は計算にかかわらず、時価に相当する金額によって収入金額を計算することができます。

(3) 出資社員の資格喪失による相続

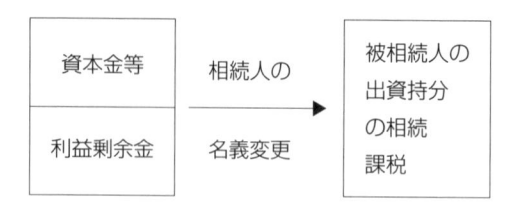

```
[資本金等 / 利益剰余金] --相続人の名義変更--> [被相続人の出資持分の相続課税]
```

2　医療法人側

(1) 通常の場合の払戻し

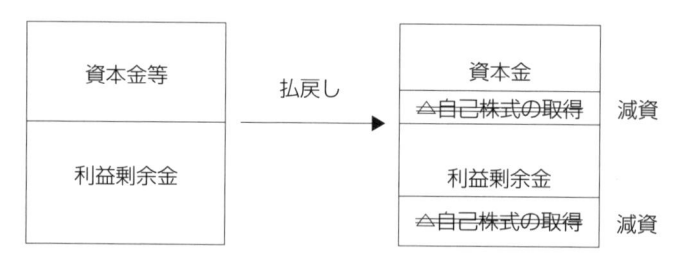

```
[資本金等 / 利益剰余金] --払戻し--> [資本金 / △自己株式の取得（減資） / 利益剰余金 / △自己株式の取得（減資）]
```

(2) 著しく低い価額の払戻し

① 法人の処理

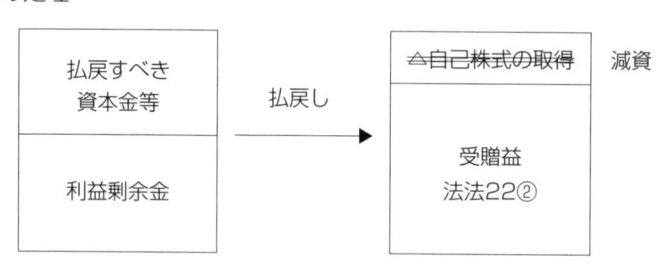

```
[払戻すべき資本金等 / 利益剰余金] --払戻し--> [△自己株式の取得（減資） / 受贈益 法法22②]
```

② 他の出資者への課税

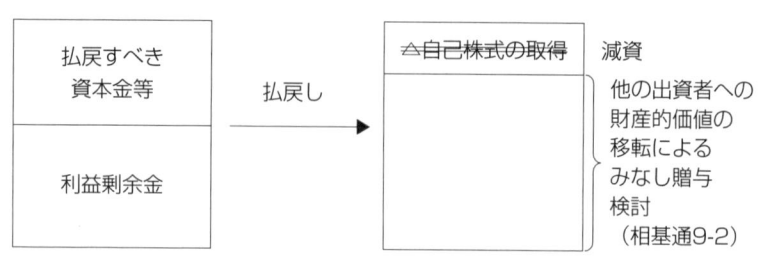

```
[払戻すべき資本金等 / 利益剰余金] --払戻し--> [△自己株式の取得（減資）]
```

他の出資者への財産的価値の移転によるみなし贈与検討
（相基通9-2）

3　検　　討

　出資の価格が増加した場合ですが，ここでは同族会社（法法2十）に限定してみなし贈与を設けており，医療法人は当該規定の適用外となります。

【相続税法基本通達】

> （株式又は出資の価額が増加した場合）
>
> 9－2　同族会社（法人税法（昭和40年法律第34号）第2条第10号に規定する同族会社をいう。以下同じ。）の株式又は出資の価額が，例えば，次に掲げる場合に該当して増加したときにおいては，その株主又は社員が当該株式又は出資の価額のうち増加した部分に相当する金額を，それぞれ次に掲げる者から贈与によって取得したものとして取り扱うものとする。この場合における贈与による財産の取得の時期は，財産の提供があった時，債務の免除があった時又は財産の譲渡があった時によるものとする。（昭57直資7－177改正，平15課資2－1改正）
>
> (1)　会社に対し無償で財産の提供があった場合　当該財産を提供した者
> (2)　時価より著しく低い価額で現物出資があった場合　当該現物出資をした者
> (3)　対価を受けないで会社の債務の免除，引受け又は弁済があった場合　当該債務の免除，引受け又は弁済をした者
> (4)　会社に対し時価より著しく低い価額の対価で財産の譲渡をした場合　当該財産の譲渡をした者

　創業者社員である理事長の退職金に加え退社社員となる出資持分の払戻しの実行と出資持分なし（新医療法人含む）への移行に係るリスクとを十分に検討する必要があります。

6　理事長が死亡した場合の出資持分の相続

　旧医療法の持分の定めのある社団医療法人の理事長が死亡をした場合，理事長の出資持分についての相続は，死亡した理事長の相続人等が，出資持分を相続して医療法人の出資者としての地位を承継する場合と，出資持分の払戻しを医療法人に請求する場合が考えられます。

　医療機関を個人事業にて営む場合には，相続による相続税の負担などから医療施

設が荒廃せざるを得なくなったり，相続人等による事業承継が困難な場合が少なくありません。医療法人の場合，法人の理事長である社員が死亡しても，医療法人は存続しておりその財産も医療法人のものであることには変わりありません。

持分の定めのある社団医療法人は，定款に次のような規定を設けて社員の持分を認めています。

① 退社をした社員は，その出資額に応じて払戻しを請求することができる。
② 解散した場合の財余財産は，払込済出資額に応じて各社員に分配するものとする。

持分の定めのある社団医療法人の社員は，中途退社や死亡により出資持分相当額の財産の返還，また法人の解散により出資持分相当額の残余財産の分配を受けることができます（昭和54年4月17日　東京高裁53行コ35号，平成元年2月27日　名古屋高裁63行コ9号）。

医療法人は剰余金の配当が禁止されているため，株式のように利益配当請求権はありません。しかし，法人には利益が蓄積されていくため，その蓄積された利益は，社員の退社時や法人の解散時に出資金とともに社員に返還されることになります。

したがって，出資持分を有する社員が死亡をした場合には，その持分については相続税法上の課税対象となります。

社員が死亡により退社する場合，死亡した社員の相続人等がその出資を（社員の地位とともに）相続等するときには，その出資持分の評価は，財産評価基本通達194－2「医療法人の出資の評価」により算出します。

死亡した社員の遺族等が退社に伴って出資持分の払戻しを請求した場合には，医療法人は払戻しをしなければなりません。

旧医療法に基づく出資額限度法人の場合に限定しますと，定款では「社員資格を失った者は，その出資額に応じて払戻しを請求することができる」と規定しています。

社員である出資者が脱退，死亡した場合，旧医療法に基づく出資額限度法人にかかる課税関係をまとめると下記のとおりとなります。

【持分の払戻し（払戻額が繰越利益積立金と退社社員の出資金の合計額を上回る場合）】
　　（借方）資　　本　　金　　×××　　　（貸方）現　金　預　金　　×××
　　（借方）繰越利益積立金　　×××
　　（借方）持分払戻差額積立金　×××
　払戻しが行われる場合には，出資額より多い場合には，繰越利益積立金を減少させますが，これを全部使用しても足りない金額は，マイナスの持分払戻差額積立金とします。翌期以降の繰越利益を振り替えることにより，マイナスを解消します。

【持分の払戻し（払戻額が退社社員の出資金を上回るが，超過額が繰越利益積立金の金額を下回る場合）】
　　（借方）資　　本　　金　　×××　　　（貸方）現　金　預　金　　×××
　　（借方）繰越利益積立金　　×××
　払戻しが行われる場合には，当該退社社員の過去の出資額をまず出資金から減少させ，残余は，持分割合とは無関係に繰越利益積立金を減少させることを原則とします。

【持分の払戻し（払戻額が退社社員の出資金額を下回る場合）】
　　（借方）資　　本　　金　　×××　　　（貸方）現　金　預　金　　×××
　　　　　　　　　　　　　　　　　　　　　（貸方）持分払戻差額積立金　×××
　払戻しが行われる場合に，当該退社社員の過去の出資額より，払戻額が少ない場合には，払戻額を超える当該退社社員の過去の出資額は，持分払戻差額積立金に振り替えます。

第7章 特定医療法人の移行

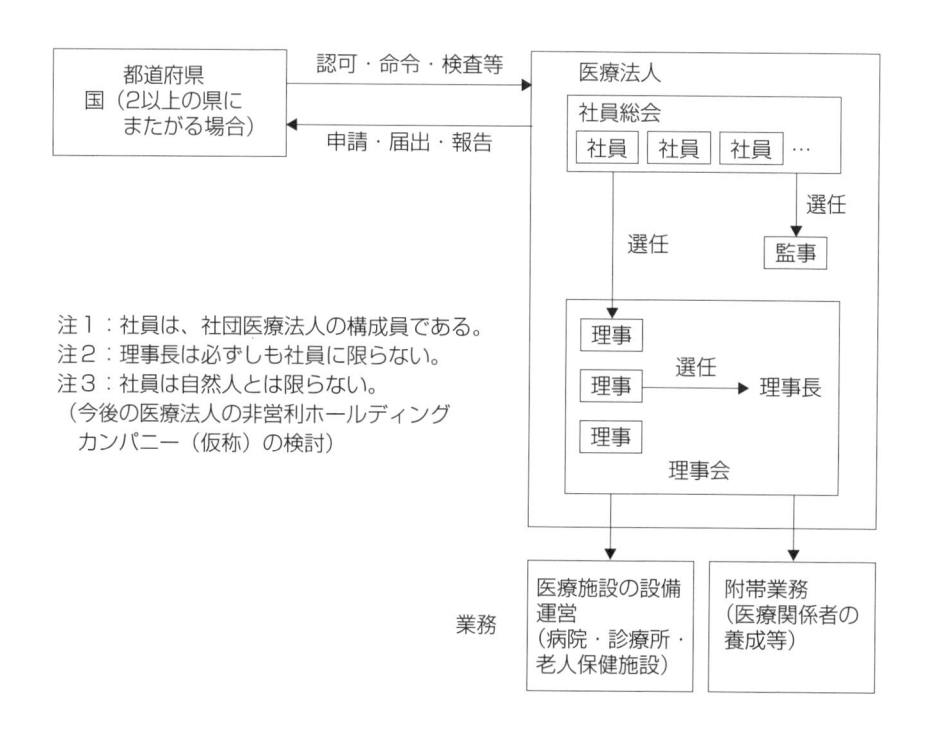

```
                    認可・命令・検査等
  ┌─────────┐ ────────────→ ┌─────────────────────────┐
  │ 都道府県    │                │ 医療法人                 │
  │ 国(2以上の県に│                │  ┌─────────────────┐    │
  │ またがる場合)│                │  │ 社員総会         │    │
  └─────────┘ ←──────────── │  │ [社員][社員][社員]…│   │
                    申請・届出・報告 │  └─────────────────┘    │
                                  │         │選任    │選任    │
                                  │         ↓        ↓        │
                                  │                  [監事]    │
                                  │  ┌─────────────────┐    │
                                  │  │ [理事]           │    │
                                  │  │ [理事]  選任→理事長│   │
                                  │  │ [理事]           │    │
                                  │  │   理事会         │    │
                                  │  └─────────────────┘    │
                                  └─────────────────────────┘
                                        │              │
                                        ↓              ↓
                                  医療施設の設備      附帯業務
                              業務 運営           (医療関係者の
                                  (病院・診療所・   養成等)
                                   老人保健施設)
```

注1:社員は、社団医療法人の構成員である。
注2:理事長は必ずしも社員に限らない。
注3:社員は自然人とは限らない。
(今後の医療法人の非営利ホールディング
カンパニー(仮称)の検討)

1 出資持分のない医療法人への移行対策

移行に際しては相続税法66条4項の贈与税課税が課題となります。負担が不当に減少することがあってはなりません。

ポイントとして,同族関係人の法人支配を廃除する必要があり,地域医療との連携についても考慮する必要があります。

具体的には,下記の関係者等です。

① 患者代表
② 社会福祉法人関係者
③ 住民代表

④　地方公共団体退職者
⑤　医師会・歯科医師会関係者，友人
⑥　地域の名士・顔役（有力者）
⑦　薬剤師会
⑧　地域のケア・マネージャー
⑨　訪問看護ステーション

　移行に際しては，厚生労働省医政局から発行されている「出資持分のない医療法人への円滑な移行マニュアル（平成23年3月発行）」が参考となります。

第7章　特定医療法人

【参考】　出資持分のない医療法人への円滑な移行マニュアル（厚生労働省医政局）（抄）

第1節 特定医療法人への移行を考えた場合

STEP 1　移行を考えた場合　STEP 2　障害要因と課題　STEP 3　移行手続き

　特定医療法人とは、租税特別措置法第67条の2にもとづき、財団医療法人又は社団医療法人で持分の定めがないもののうち、その事業が医療の普及及び向上、社会福祉への貢献その他公益の増進に著しく寄与し、かつ、公的に運営されていることにつき、国税庁長官の承認を受けた法人をいいます。特定医療法人として承認された場合には、法人税において22％（通常は30％）の軽減税率が適用されるなどのメリットがあります。

特定医療法人の承認要件

❶ 施設要件　租税特別措置法施行令第39条の25第1項第1号に規定する厚生労働大臣が財務大臣と協議して定める基準のうち第2号

	具 体 的 要 件	チェック
一	その医療施設のうち一以上のものが、病院を開設する医療法人にあっては（1）又は（2）に、診療所のみを開設する医療法人にあっては（3）に該当すること。 （1）40人以上（専ら皮膚泌尿器科、眼科、整形外科、耳鼻いんこう科又は歯科の診療を行う病院にあっては、30人以上）の患者を入院させるための施設を有すること。 （2）救急病院等を定める省令第2条第1項の規定に基づき、救急病院である旨を告示されていること。 （3）救急病院等を定める省令第2条第1項の規定に基づき、救急診療所である旨を告示され、かつ、15人以上の患者を入院させるための施設を有すること。	☐
二	各医療施設ごとに、特別の療養環境に係る病床数が当該医療施設の有する病床数の100分の30以下であること。	☐

❷ 収入基準　租税特別措置法施行令第39条の25第1項第1号に規定する厚生労働大臣が財務大臣と協議して定める基準のうち第1号

	具 体 的 要 件	チェック
一	社会保険診療等に係る収入金額の合計額が全収入金額の100分の80を超えること。社会保険診療等のなかには、社会保険診療報酬と同一基準で計算される労災、健診の収入を含む。	☐
二	自費患者に対し請求する金額が、社会保険診療報酬と同一の基準により計算されること。	☐
三	医療診療により収入する金額が、医師、看護師等の給与、医療の提供に要する費用等患者のために直接必要な経費の額に100分の150を乗じて得た額の範囲内であること。	☐
四	役職員一人につき年間の給与総額（俸給、給料、賃金、歳費及び賞与並びにこれらの性質を有する給与の総額をいう。）が、3,600万円を超えないこと。	☐

ⅲ 運営基準

租税特別措置法施行令第39条の25第1項第2号～第5号

具体的要件	チェック
一　その運営組織が適正（※1）であるとともに、その理事、監事、評議員（※2）その他これらの者に準ずるもの（以下この項において「役員等」という。）のうち親族関係を有する者及びこれらと次に掲げる特殊の関係がある者（以下次号において「親族等（※3）」という。）の数がそれぞれの役員等の数のうちに占める割合が、いずれも3分の1以下であること。 　　イ　当該親族関係を有する役員等と婚姻の届出をしていないが事実上婚姻関係と同様の事情にある者 　　ロ　当該親族関係を有する役員等の使用人及び使用人以外の者で当該役員等から受ける金銭その他の財産によって生計を維持しているもの 　　ハ　イ又はロに掲げる者の親族でこれらの者と生計を一にしているもの	☐
二　その設立者、役員等若しくは社員又はこれらの者の親族等に対し、施設の利用、金銭の貸付け、資産の譲渡、給与の支給、役員等の選任その他財産の運用及び事業の運営に関して特別の利益を与えないこと。	☐
三　その寄附行為又は定款において、当該法人が解散した場合にその残余財産が国若しくは地方公共団体又は他の医療法人（財団医療法人又は社団医療法人で持分の定めがないものに限る。）に帰属する旨の定めがあること。	☐
四　当該法人につき法令に違反する事実、その帳簿書類に取引の全部又は一部を隠ぺいし、又は仮装して記録又は記載をしている事実その他公益に反する事実がないこと。	☐

※1　適正な運営とは、例えば社員総会は5日前までに議案を提示して書面による招集を行い、定足数の確認から始まること、その社員総会の中で決めるべき定款記載事項の議案は必ず議論することなどが求められます。また、決算終了後3ヶ月以内に都道府県知事に事業報告書の提出が義務付けられており、同時に決算終了後2ヶ月以内に法務局に資産の変更登記を行うなど、法令や定款に定められた運営が求められます。

※2　一般社団医療法人においても、評議員を設置して下さい。

※3　親族とは、法人税法等に直接の定義規定がないため、民法の定義を援用し、6親等以内の血族及び3親等以内の姻族となります。

第7章　特定医療法人

STEP 1 移行を考えた場合　**STEP 2 障害要因と課題**　STEP 3 移行手続き

特定医療法人の障害要因と課題

前頁の基準のなかで、多くの医療法人が障害要因と考える基準は、以下の4点です。

障害要因①　自費診療報酬が社会保険診療報酬と同一の基準により計算されること。
障害要因②　理事、監事、評議員等（役員等）について、親族等の数がそれぞれの役員等の割合において、いずれも3分の1以下になるようにすること。
障害要因③　役職員一人につき年間の給与総額が、3,600万円を超えないこと。
障害要因④　介護老人保健施設のみを開設する医療法人は対象外になっていること。

障害要因①	①については、公益性を担保するためのものです。自費診療報酬規程を社会保険診療報酬規程に準じたものに改訂することによるデメリットと、軽減税率の適用によるメリットとの比較衡量になります。
障害要因②	②については、自法人に勤務する医師もしくは職員、連携関係にある他の医療機関の医師もしくは職員、地域の学識経験者や町内会の役員等から任用するなどの方法が考えられます。地域に根差している社会福祉法人の理事や評議員の選出方法も参考になりますので、意見交換をしてみるのも有益かもしれません。
障害要因③	役職員一人につき、年間の給与総額が3,600万円を超えない規定については、医師が不足する地域において、実質的に困難な要件になる場合があります。
障害要因④	特定医療法人の承認を受けている40床以上の病院が、その病院の病床をすべて介護老人保健施設に転用した場合、特定医療法人の要件を満たさないこととなり、特定医療法人の取り止めを申請しなければならなくなります。

STEP 1 移行を考えた場合　STEP 2 障害要因と課題　**STEP 3 移行手続き**

特定医療法人への移行手続き

❶ 事前準備

　特定医療法人への移行を決めたら、翌期の申請に向けて準備を開始します。特定医療法人の申請にあたっては、事前審査が必要となります。事前審査の申出については、遅くとも法人税率の特例の適用を受けようとする事業年度終了の日前6月前（3月決算の医療法人の場合には前年の9月末）までに事前審査時に用意する書類を添付して申し出を行います。それ以前に、申請を行う事業年度において、承認要件を満たしていなければなりません。それは、特定医療法人の承認は、その申請の事業年度の開始の日に遡って承認されるからです。従って、事業年度が始まる以前に必要事項を決定し、申請する事業年度では実行されていなければなりません。例えば、理事長報酬一つとっても、報酬の最高上限は3,600万円ですから、すでに期の初めからその金額で決定され、支給されていなければなりません。あるいは、室料差額や自費診療報酬の規定の整備なども実行されていなければなりません。実行できないのは、出資持分の放棄や定款の変更ですので、それらは、国税庁からの内示を受けてから進めることとなります。

一	前事業年度までに整備し、申請する事業年度から実行されていなければならない項目は、以下の項目です。 ①報酬上限を3,600万円とすること。 ②自費診療報酬が社会保険診療報酬に準じて規定され、実施されていること。 ③各医療施設ごとに、特別の療養環境に係る病床数が当該医療施設の有する病床数の100分の30以下であること。 ④理事長、理事、監事もしくは評議員、社員及び医療法人への出資者等(以下、理事等と呼ぶ。)への特別な利益の供与のないこと (P24参照)。 ⑤法令に違反する事実もしくは帳簿等に仮装・隠蔽の事実のないこと。 ⑥理事会や社員総会の適正な開催と議事録整備。例えば、社員総会での書面による招集や予算の決定などが適正に行われていること。
二	申請時までに準備しておくもしくは決定すべき項目は以下の項目です。 ①申請時の直近に終了した事業年度に係る厚生労働大臣の定める基準を満たす旨の証明書を都道府県知事に申請し、証明書を手元に準備する。 ②申請時には就任を承諾している理事、監事、評議員及び社員の名簿とその確認 　（就任は、定款変更と同時になるので、就任承諾書を準備） ③事前審査に必要な提出書類や添付資料の整備
三	準備段階で特に注意すべきこと。 ①事前相談の申し出時にて添付しなければならない「厚生労働大臣の定める基準を満たす旨の証明書」を早めに申請し、手元に揃えておくこと。 ②事前審査の申し出をしたのち、所轄国税局担当者により、提出された書類に間違いがないかを調査しますが、税務調査と同じような形態で行われますので、資料を整備しておくこと。

❚ 社員総会決議

　特定医療法人の承認申請事前審査の前までに、下記の内容について社員総会で決議を行ってください。

1　出資持分の放棄又は払戻しに関する事項

> 　出資持分の放棄について決議します。出資持分は、出資者の財産ですから、放棄については本人の意思確認が大切です。移行手続きに必ずしも必要なものではありませんが、社員総会決議の他に申出書等（P71参照）を作成することが望ましいです。反対する社員については、出資持分の払戻しを検討します。その払戻しの金額については、前章P16を参照してください。なお出資持分の放棄については、特定医療法人の承認の日に、期首に遡って効力を有する旨の停止条件を議事に加えておいて下さい。

2　定款変更に関する事項

一	出資持分に関する事項（モデル定款例：第10条、第43条参照）
	議事の中で、退社時に出資額を払戻さないこと、および解散時にも出資額を払い戻さないこと、解散時の残余財産については、国若しくは地方公共団体又は同種の医療法人に帰属せしめることを決議します。
二	役員の親族等の割合（モデル定款例：第11条参照）
	役員（理事、監事）の定数をそれぞれ理事6名以上、監事2名以上として、その親族等の割合は3分の1以内とする旨の取り決めをおこない、その旨を記載した定款に変更する決議を行います。役員の親族等の割合を3分の1以下にした場合、現理事・監事の見直しが必要になります。特定医療法人への定款変更の認可を受けた段階で社員総会を開催し、入れ替わる理事・監事の退任、辞任、選任の議決を行います。その議決の日をもって理事・監事の辞任・就任を行います。理事長は、理事の互選で決まりますので、その理事就任の日に理事会を開催し、理事長の互選をおこない、法務局への届出を準備します。もちろん、特段の理由がない限り、理事長は医師もしくは歯科医師となります。 　また、監事は、理事の親族等あるいは医療法人の従業者はなれない旨の取り決めを定款に記載します。定款変更申請と一緒に、理事長、理事、監事の変更届を都道府県知事に提出して下さい。なお、理事、監事の辞任・就任の日については、定款変更認可の日とする、停止条件付決議も可能です。その場合、理事長は定款変更認可後に理事会を開催して、理事長を互選します。
三	評議員会の設置（モデル定款例：第15条〜参照）
	評議員会の設置も定款記載事項ですのでこれも社員総会で議決します。評議員会の定数は、理事の倍数以上として下さい。評議員会における親族等の評議員の割合は3分の1以下になりますので、この規定も定款にて定め、かつ、評議員候補を選出し、定款変更と同時の就任になるよう就任承諾書も取り寄せておく必要があります。

❚ 診療報酬規程等の整備

> 承認申請をする事業年度の始まる前に以下の項目を取り決めておかなければなりません。
> ①自費診療報酬規程
> ②役職員報酬上限規定及び就業規則、給与規定、退職金規定
> ③特別な療養環境室の室料規定（いわゆる差額ベッド料金規定）

Ⅳ 事前審査時提出書類

事前審査は、その事業年度開始から6ヶ月以内に申し出を行いますが、可能な限り、意思決定をした段階で、所轄国税局の担当者にその意思を伝え、相談をして下さい。その上で、事前審査時に提出する書類の準備を始めて下さい。

Ⅴ 国税局担当者による実地調査

国税局の担当者は、おおむね税務調査官経験者のようです。そのため、理事等に対する特別な利益の供与については注意深く判断されるケースが多く見られます。そうした調査が行われることを事前に想定して、証拠書類を揃えておくと、スムーズな対応が出来ます。

Ⅵ 国税庁からの内示と定款変更

国税庁の内示が、事前申請から3ヶ月経過するまでには出ます。この内示のあとに各都道府県に定款変更の申請を行います。複数の都道府県をまたぐ厚生労働省管轄の医療法人の場合、定款変更認可に時間のかかることを見込んで、早めの対応が望まれます。国税庁が、その定款変更の認可を確認して、期の初めに遡って特定医療法人の承認をします。

◆ 特定医療法人への移行手続き書類

手続き種類	提出先	提出書類
都道府県知事の証明 下記証明願に添付する「証明願記5中該当する項目に関する、都道府県知事の証明願」 （P35〜）	その医療機関を管轄する各都道府県	1．租税特別措置法施行令第39条の25第1項第1号に規定する厚生労働大臣が財務大臣と協議して定める基準のうち第2号イに該当している旨の証明願（別添3）※2 （・付表1〜3は、該当する場合に添付して下さい。） 2．医療施設の使用許可書の写し 3．救急病院または救急診療所であるを証する書類の写し
厚生労働大臣の証明 租税特別措置法施行令第39条の25第1項第1号に規定する厚生労働大臣が財務大臣と協議して定める基準を満たすものである旨の証明願 （P41〜）	その法人を所轄する地方厚生局	1．証明願（別添2）※2 2．付表1（証明願記1及び2に係る添付書類）※2 3．付表2（証明願記3に係る添付書類）※2 4．付表3（証明願記4に係る添付書類）※2 5．付表4（証明願記6に係る添付書類）※2 6．前事業年度に係る法人事業税の確定申告書（所得金額に関する計算書及び医療法人等に係る所得金額の計算書または法人税の明細書別表十（六）が添付されているものに限る。） 7．診療報酬規程 8．前事業年度の決算書（財産目録、損益計算書、貸借対照表） 9．就業規則、給与（退職給与を含む。）規則（給与の額が定められているものに限る。）、定款の写し 10．証明願記5中該当する項目に関する、都道府県知事の証明書

第7章　特定医療法人

		11. 前事業年度（新規申請法人にあっては当該年度）に係る厚生労働省が実施する施設基準の届出状況等の報告における特別の療養環境の提供に係る調査票（別紙様式5）の写し
特定医療法人制度に係る事前審査 （P48～）	相談窓口は所轄国税局（正式な申請書の提出先は所轄税務署長）	1. 特定医療法人としての承認を受けるための申請書（案）※1 2. 申請者の医療施設等の明細表（申請書付表）※1 3. 法人の登記簿謄本の写し 4. 設立者名簿及び社員名簿の写し 5. 出資持分の内訳が確認できる書類 6. 病院等の建物の配置図 7. 病院等の組織図 8. 病院等の概要が分かる資料（パンフレット） 9. 定款の写し 10. 申請時の直近に終了した事業年度に係る厚生労働大臣の定める基準を満たす旨の証明書（都道府県知事より交付を受ける。） 11. 承認要件を満たす旨を説明する書類　※1 12. 申請者の理事、監事及び評議員等に関する明細表（書類付表1）※1 13. 申請者の経理等に関する明細表（書類付表2）※1 14. 理事、監事及び評議員等の履歴書 15. 直前3事業年度の決算書類及び帳簿書類 16. 就業規則及び給与（退職給与を含む。）規程の写し 17. 各人別の源泉徴収簿等の給与の支払状況が確認できる書類 18. その他承認要件を満たす旨を説明する書類
承認申請書等提出	相談窓口は所轄国税局（正式な申請書の提出先は所轄税務署長）	1. 寄附行為又は定款の写し 2. 申請時の直近に終了した事業年度に係る厚生労働大臣の定める基準を満たす旨の証明書（都道府県知事より交付を受ける。） 3. 申請者の医療施設等の明細表（申請書付表） 4. 承認要件を満たす旨を説明する書類 5. 申請者の理事、監事及び評議員等に関する明細表（書類付表1） 6. 申請者の経理等に関する明細表（書類付表2）
定款変更申請	都道府県知事 （厚生労働省管轄の場合は、所轄の都道府県を通じて地方厚生局）	1. 定款変更申請書 2. 定款新旧対照表 3. 現行定款 4. 改正後定款案（P62参照） 5. 社員総会議事録（定款変更を取り決めた社員総会の議事録） ＊ その他都道府県によって履歴事項全部証明書の添付を求められる場合があります。

※1は国税庁ホームページよりダウンロードが出来ます。
※2は厚生労働省医政局「医療法人・医業経営のホームページ」よりダウンロードが出来ます。

205

◆ 都道府県への提出書類

手続き種類	提出先	提出書類
都道府県知事の証明 下記証明願に添付する「証明願記5中該当する項目に関する、都道府県知事の証明願」	その医療機関を管轄する各都道府県	1. 租税特別措置法施行令第39条の25第1項第1号に規定する厚生労働大臣が財務大臣と協議して定める基準のうち第2号イに該当している旨の証明願（別添3）※2 （・付表1～3は、該当する場合に添付して下さい。） 2. 医療施設の使用許可書の写し 3. 救急病院または救急診療所であるを証する書類の写し

（P35～39参照）

別添2

租税特別措置法施行令第39条の25第1項第1号に規定する
厚生労働大臣が財務大臣と協議して定める基準を満たすものである旨の証明願

平成　年　月　日

厚生労働大臣　殿

申　請　者　名　_____㊞

住　　　　　所　_____

　租税特別措置法施行令第39条の25第1項第1号に規定する厚生労働大臣が財務大臣と協議して定める下記の基準を満たすものであることについて証明願います。

記

1　社会保険診療（租税特別措置法（昭和32年法律第26号）第26条第2項に規定する社会保険診療をいう。以下同じ。）に係る収入金額（労働者災害補償保険法（昭和22年法律第50号）に係る患者の診療報酬（当該診療報酬が社会保険診療報酬と同一の基準によっている場合又は当該診療報酬が少額（全収入金額のおおむね100分の10以下の場合をいう。）の場合に限る。）を含む。）及び健康増進法（平成14年法律第103号）第6条各号に掲げる健康増進事業実施者が行う同法第4条に規定する健康増進事業（健康診査に係るものに限る。）に係る収入金額（当該収入金額が社会保険診療報酬と同一の基準によっている場合に限る。）の合計額が、全収入金額の100分の80を超えること。
2　自費患者（社会保険診療に係る患者又は労働者災害補償保険法に係る患者以外の患者をいう。）に対し請求する金額が、社会保険診療報酬と同一の基準により計算されること。
3　医療診療（社会保険診療、労働者災害補償保険法に係る診療及び自費患者に係る診療をいう。）により収入する金額が、医師、看護師等の給与、医療の提供に要する費用（投薬費を含む。）等患者のために直接必要な経費の額に100分の150を乗じて得た額の範囲内であること。
4　役職員一人につき年間の給与総額（俸給、給料、賃金、歳費及び賞与並びにこれらの性質を有する給与の総額をいう。）が3,600万円を超えないこと。
5　その医療施設のうち一以上のものが、次のいずれかに該当すること。（該当する項目欄の□を塗りつぶすこと。）
　□　病院であって、40人以上の患者を入院させるための施設を有すること。
　□　専ら皮膚泌尿器科、眼科、整形外科、耳鼻いんこう科又は歯科の診療を行う病院であって、30人以上の患者を入院させるための施設を有すること。
　□　救急病院等を定める省令（昭和39年厚生省令第8号）第2条第1項の規定に基づき、救急病院である旨を告示されていること。
　□　救急病院等を定める省令第2条第1項の規定に基づき、救急診療所である旨を告示され、かつ、15人以上の患者を入院させるための施設を有すること。
6　各医療施設ごとに、特別の療養環境に係る病床数が当該医療施設の有する病床数の100分の30以下であること。

　申請者は、上記の基準を満たすものであることを証明する。

平成　年　月　日

厚　生　労　働　大　臣　㊞

◆ 事前審査（国税局）の提出書類

手続き種類	提出先	提出書類
特定医療法人制度に係る事前審査	相談窓口は所轄国税局（正式な申請書の提出先は所轄税務署長）	1．特定医療法人としての承認を受けるための申請書（案）※1 2．申請者の医療施設等の明細表（申請書付表）※1 3．法人の登記簿謄本の写し 4．設立者名簿及び社員名簿の写し 5．出資持分の内訳が確認できる書類 6．病院等の建物の配置図 7．病院等の組織図 8．病院等の概要が分かる資料（パンフレット） 9．定款の写し 10．申請時の直近に終了した事業年度に係る厚生労働大臣の定める基準を満たす旨の証明書（都道府県知事より交付を受ける。） 11．承認要件を満たす旨を説明する書類　※1 12．申請者の理事、監事及び評議員等に関する明細表（書類付表1）※1 13．申請者の経理等に関する明細表（書類付表2）※1 14．理事、監事及び評議員等の履歴書 15．直前3事業年度の決算書類及び帳簿書類 16．就業規則及び給与（退職給与を含む。）規程の写し 17．各人別の源泉徴収簿等の給与の支払状況が確認できる書類 18．その他承認要件を満たす旨を説明する書類

（P48～61参照）

モデル定款例
特定医療法人の定款例（厚生労働省ホームページより）

医療法人○○会定款	
第1章　名称及び事務所 第1条　本社団は、医療法人○○会と称する。 第2条　本社団は、事務所を○○県○○郡（市）○○町（村）○○番地に置く。	特定医療法人は、基金制度を採用することができないため、基金制度のある医療法人から特定医療法人になる場合は、拠出者に基金を返還し、定款から「基金」の章を削除することが必要であること。
第2章　目的及び事業 第3条　本社団は、病院及び診療所（並びに介護老人保健施設）を経営し、科学的でかつ適正な医療（及び疾病・負傷等により寝たきりの状態等にある老人に対し、看護、医学的管理下の介護及び必要な医療等）を普及することを目的とする。 第4条　本社団の開設する病院及び診療所（並びに介護老人保健施設）の名称及び開設場所は、次のとおりとする。 　(1)　○○病院　　　○○県○○郡（市）○○町（村） 　(2)　○○診療所　　○○県○○郡（市）○○町（村） 　(3)　○○園　　　　○○県○○郡（市）○○町（村） 2　本社団が○○市（町、村）から指定管理者として指定を受けて管理する病院（診療所、介護老人保健施設）の名称及び開設場所は、次のとおりとする。 　(1)　○○病院　　　○○県○○郡（市）○○町（村） 　(2)　○○診療所　　○○県○○郡（市）○○町（村） 　(3)　○○園　　　　○○県○○郡（市）○○町（村）	病院または診療所のいずれか一方を経営するときは、経営する方を掲げる。（以下、第4条、第5条及び第12条において同じ。）
第5条　本社団は、前条に掲げる病院及び診療所（並びに介護老人保健施設）を経営するほか、次の業務を行う。 　　○○看護師養成所の経営	本条には、医療法第42条の規定に基づいて行う業務を掲げる。行わない場合には、掲げる必要はない。 なお、本条を置かない場合には、以下の各条文が繰り上がることになる。

209

第3章　社員

第6条　本社団の社員中、親族等の数は、社員総数の3分の1以下としなければならない。

第7条　本社団の社員になろうとする者は、社員総会の承認を得なければならない。

第8条　社員は、次に掲げる理由によりその資格を失う。

　(1)　除名
　(2)　死亡
　(3)　退社

2　社員であって、社員たる義務を履行せず本社団の定款に違反し又は品位を傷つける行為のあった者は、社員総会の議決を経て除名することができる。

第9条　やむを得ない理由のあるときは、社員はその旨を理事長に届け出て、その同意を得て退社することができる。

第10条　社員は、本社団の資産の分与を請求することができない。

2　前項の規定は、社員がその資格を失った後も同様とする。

第4章　役員

第11条　本社団に、次の役員を置く。

　(1)　理事　6名以上〇名以内
　　　　うち理事長　　1名
　　　　　　常務理事　〇名
　(2)　監事　2名

2　理事及び監事は、社員総会において本社団の社員の中から選任する。ただし、必要があるときは、社員以外の者から選任することを妨げない。

第12条　理事長及び常務理事は、理事の互選によって定める。

2　本社団の開設（指定管理者として管理する場合を含む。）する病院及び診療所（並びに介護老人保健施設）の管理者は、必ず理事に加えなければならない。ただし、〇〇県知事(〇〇厚生局長)の認可を受けた場合はこの限りでない。

> 施設を2か所以上有する場合には、管理者も2名以上になるが、このうち理事になりうるものの資格を〇〇病院の管理者等と限定してもよい。

3　前項の理事は、管理者の職を退いたときは、理事の職を失うものとする。ただし、再選を妨げるものではない。
4　本社団の役員を選任するにあたっては、理事は6名を、監事は2名をそれぞれ下ることがなく、かつ、親族等の数が、理事及び監事の数のそれぞれ3分の1以下としなければならない。

第13条　理事長のみが本社団を代表する。
2　理事長は本社団の業務を総理する。
3　常務理事は、理事長を補佐して常務を処理し、理事長に事故があるときは、その職務を行う。
4　理事は、本社団の常務を処理する。
5　監事は、次の職務を行う。
　(1)　本社団の業務を監査すること。
　(2)　本社団の財産の状況を監査すること。
　(3)　本社団の業務又は財産の状況について、毎会計年度、監査報告書を作成し、当該会計年度終了後3月以内に社員総会又は理事に提出すること。
　(4)　第1号又は第2号による監査の結果、本社団の業務又は財産に関し不正の行為又は法令若しくはこの定款に違反する重大な事実があることを発見したときは、これを〇〇県知事（〇〇厚生局長）又は社員総会に報告すること。
　(5)　第4号の報告をするために必要があるときは、社員総会を招集すること。
　(6)　本社団の業務又は財産の状況について、理事に対して意見を述べること。
6　監事は、この法人の理事又は職員（本社団の開設する病院、診療所又は介護老人保健施設（指定管理者として管理する病院等を含む。）の管理者その他の職員を含む。）を兼任することができない。

第14条　役員の任期は2年とする。ただし、再任を妨げない。
2　補欠により就任した役員の任期は、前任者の残任期間とする。

3　役員は、任期満了後といえども、後任者の就任するまでは、その職務を行うものとする。 　　　第5章　評議員 第15条　本社団に評議員12名以上〇〇名以内を置く。 第16条　評議員は、理事会が選任し、理事長が委嘱する。 2　評議員を選任するにあたっては、評議員の数が理事の数の、2倍の数を下ることがなく、かつ、親族等の数が、評議員の総数の3分の1以下としなければならない。 3　評議員は、理事又は監事を兼ねることはできない。 第17条　評議員の任期は2年とし、新任または補欠により就任した評議員の任期は、すでに就任している他の評議員の任期と同時に満了するものとする。 第18条　評議員は、評議員会を組織して、この定款に定める事項を議決するほか、理事長の諮問に応じて意見を述べるものとする。 　　　第6章　会議 第19条　本社団の会議は、社員総会及び理事会並びに評議員会とし、社員総会及び評議員会は、それぞれ定時会議と臨時会議に分ける。 第20条　定時会議は、毎年2回3月及び5月に開催し、臨時会議及び理事会は随時必要なときに開催する。 第21条　会議は、理事長がこれを招集する。 2　理事長は、総社員の5分の1以上の社員から会議に付議すべき事項を示して臨時総会の招集を請求された場合には、その請求のあった日から20日以内に、これを招集しなければならない。 3　理事会及び評議員会を構成する理事又は評議員の3分の1以上から連名をもって会議の目的たる事項を示して請求があったときは、理事長はその会議を招集しなければならない。 4　社員総会の議長は、社員総会において選任し、理事会の議長は、理事長をもってあて、評議員会の議長は、評議員の互選によって定める。	本条に、各会議の定足数を定めてもよい。

第22条　次の表の左欄に掲げる事項は、それぞれ右欄に掲げる時期に開催する社員総会の承認を得なければならない。

1	翌年度の事業計画及び収支予算の決定	毎年
2	翌年度中の借入金額の最高限度額の決定	3月
3	前年度決算の決定	毎年
4	前年度剰余金又は損失金の処理	5月
5	定款の変更	
6	基本財産の設定及び処分（担保提供を含む。）	
7	事業計画及び収支予算の重大な変更	随時
8	社員の入社及び除名	
9	理事、監事の選任、辞任の承認	
10	本社団の解散	
11	定款第5条に関する事項	
12	重要な契約の締結等理事長が必要と認めて付議する事項	

※第11項について：第5条の業務がなければ掲げる必要はない。

2　前項の会議の議事は、別段の定めがあるもののほかは、総社員の過半数が出席し、その出席者の過半数の賛成による承認を受けねばならない。

第23条　次の表の左欄に掲げる事項は、それぞれ右欄に掲げる時期に開催する評議員会の同意を得なければならない。

1	翌年度の事業計画及び収支予算の決定	毎年
2	翌年度中の借入金額の最高限度額の決定	3月
3	前年度決算の決定	毎年
4	前年度剰余金又は損失金の処理	5月
5	定款の変更	
6	基本財産の設定及び処分（担保提供を含む。）	
7	事業計画及び収支予算の重大な変更	随時
8	本社団の解散	
9	定款第5条に関する事項	
10	重要な契約の締結等理事長が必要と認めて付議する事項	

2　前項の会議の議事は、総評議員の過半数が出席し、その出席者の過半数の同意を得なければならない。 第24条　社員総会及び評議員会の招集は、期日の少なくとも5日前までに会議の目的である事項、日時及び場所を記載し、理事長がこれに記名した書面で社員及び評議員に通知しなければならない。 2　社員総会及び評議員会においては、前項の規定によってあらかじめ通知した事項のほか議決することができない。ただし、急を要する場合はこの限りではない。 第25条　社員及び評議員は、あらかじめ通知のあった事項についてのみ書面又は代理人をもって議決権及び選挙権を行使することができる。ただし、代理人はそれぞれ社員又は評議員でなければならない。 2　代理人は、代理権を証する書面を議長に提出しなければならない。 第26条　社員は、社員総会において、評議員は評議員会において、1個の議決権及び選挙権を有する。ただし、会議の議決事項につき特別の利害関係を有する者は、当該事項につきその議決権を行使できない。 第27条　第23条第1項の表の左欄に掲げる事項は、理事会において理事総数の3分の2以上が出席し、その3分の2以上の同意を得なければならない。 2　その他の事項は、理事の総数の2分の1以上が出席し、その過半数で決する。可否同数のときは、議長の決するところによる。 第28条　社員総会及び理事会並びに評議員会の議事については、次の事項を記載した議事録を作成し、理事長はこれを確実に保存しなければならない。 　(1)　会議の日時、場所 　(2)　社員又は理事若しくは評議員の現員数 　(3)　出席した社員又は理事若しくは評議員の氏名（書面表決者及び表決委任者を含む。）	理事については、議決権を他の者に委任して行使させる事実があるときは、その運営組織が適正であると認められないことになっているので、留意すること。

(4) 議案の件名
  (5) 議事の経過要領及び発言者の発言要旨
  (6) 議事録署名人の選任に関する事項
2　前項の議事録には議長及び出席社員又は出席理事若しくは出席評議員のうちから、その会議において選出された議事録署名人2名以上が署名又は記名捺印しなければならない。
第29条　この定款に定めるもののほか、会議の議事の細則については、それぞれの会議において定めることができる。

　　　　第7章　資産及び会計

第30条　本社団の資産は次のとおりとする。
  (1) 本社団の設立当時の財産（別紙財産目録に掲げるもの）
  (2) 本社団に寄附された財産
  (3) 本社団の資産から生ずる果実
  (4) 本社団の事業に伴う収入
  (5) その他の収入
第31条　本社団の資産のうち、次に掲げる財産を基本財産とする。　　　　　　　　　　　　　　　　不動産、運営基金等重要な資産は、なるべく基本財産とすること。

  (1) ………
  (2) ………
2　基本財産は処分し、又は担保に供してはならない。ただし、特別の理由のある場合には、理事会及び社員総会並びに評議員会の議決を経た上、○○県知事（厚生労働大臣）の承認を受けて処分し、又は担保に供することができる。
第32条　本社団の資産のうち、基本財産を除く資産を通常財産とし、これで本社団の経費を支弁する。
第33条　本社団の資産は、理事会及び社員総会の議決を経て定めた方法によって、理事長が管理する。
第34条　資産のうち現金は、日本郵政公社、確実な銀行又は信託会社に預け入れ若しくは信託し、又は国公債若しくは確実な有価証券に換え保管するものとする。
第35条　本社団の事業計画及び収支予算は、毎会計年度

開始前に理事会及び社員総会並びに評議員会の議決を経て定める。 第36条　本社団の会計年度は、毎年4月1日に始まり翌年3月31日に終る。 第37条　本社団の決算については、毎会計年度終了後2月以内に、事業報告書、財産目録、貸借対照表及び損益計算書（以下「事業報告書等」という。）を作成しなければならない。 2　本社団は、事業報告書等、監事の監査報告書及び本社団の定款を事務所に備えて置き、社員又は債権者から請求があった場合には、正当な理由がある場合を除いて、これを閲覧に供しなければならない。 3　本社団は、毎会計年度終了後3月以内に、事業報告書等及び監事の監査報告書を〇〇県知事（〇〇厚生局長）に届け出なければならない。 第38条　決算の結果、剰余金を生じたときは、理事会及び社員総会並びに評議員会の議決を経て、その全部又は一部を基本財産に繰り入れ、又は積立金として積み立てるものとし、配当してはならない。 　　　第8章　証明書等の提出 第39条　各事業年度に係る厚生労働大臣の定める基準を満たす旨の証明書については、各事業年度終了の日の翌日から3月以内に、納税地の所轄税務署長を経由して国税庁長官に提出しなければならない。 2　租税特別措置法施行令第39条の25第1項第2号及び第3号に掲げる要件を満たす旨を説明する書類については、理事会及び社員総会並びに評議員会の承認を受け、前項の規定による証明書の提出の際に、併せて提出しなければならない。	証明書については、都道府県及び地方厚生局へ申請し、証明手続を行う必要があることから、その手続の期間を考慮し、各事業年度が終了した後、速やかに申請手続をすること。なお、証明に係る添付書類として決算関係書類を地方厚生局へ提出する必要があるが、これは第37条第3項の医療法上の届出の規程にかかわらず、決算の確定については各事業年度が終了した後、早急に行うよう十分注意すること。

第9章　定款の変更及び解散

第40条　この定款は、第22条、第23条及び第27条の手続きを経た上、かつ、〇〇県知事（〇〇厚生局長）の認可を得なければ変更することができない。

第41条　本社団は、第3条に規定する目的たる業務の成功の不能その他やむを得ない事由のある場合は、第22条、第23条及び第27条の手続きを経た上、〇〇県知事（厚生労働大臣）の認可を受けて解散することができる。

第42条　本社団が解散したときは、理事がその清算人となる。ただし、総会の議決によって社員の中からこれを選任することができる。

第43条　本社団が解散したときの残余財産は、国若しくは地方公共団体又は同種の医療法人に帰属せしめるものとする。 | 国、地方公共団体、同種の医療法人のいずれかを選択しても差支えない。

第10章　雑則

第44条　本社団の公告は、官報（及び〇〇新聞）によって行う。

第45条　この定款の施行細則は、理事会及び社員総会並びに評議員会の議決を経て定める。

　　附則

本社団設立当初の役員は、次のとおりとする。

理事長	〇 〇 〇 〇
常務理事	〇 〇 〇 〇
同	〇 〇 〇 〇
理事	〇 〇 〇 〇
同	〇 〇 〇 〇
同	〇 〇 〇 〇
同	〇 〇 〇 〇
監事	〇 〇 〇 〇
同	〇 〇 〇 〇

本定款例により、新規に社団を設立する場合には、
「　附則
本社団設立当時の役員は、次の通りとし、その任期は、〇〇〇までとする。
理事（理事長）　　〇〇〇〇
〃　（常務理事）〇〇〇〇
監事　　　　　　　〇〇〇〇
〃　　　　　　　　〇〇〇〇」
とすること。

特定医療法人の承認申請手

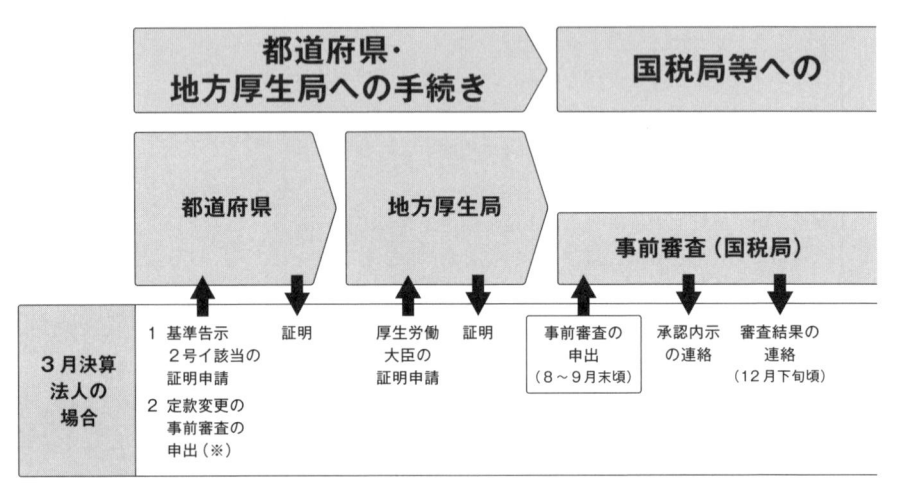

都道府県・地方厚生局への手続き　　国税局等への

都道府県 → 地方厚生局 → 事前審査（国税局）

| 3月決算法人の場合 | 1 基準告示2号イ該当の証明申請　2 定款変更の事前審査の申出（※） | 証明 | 厚生労働大臣の証明申請 | 証明 | 事前審査の申出（8〜9月末頃） | 承認内示の連絡 | 審査結果の連絡（12月下旬頃） |

※厚生労働大臣所管法人の場合は、地方厚生局において行う。

定款変更手続書類（定款変更申請で必要となる書類）

①定款変更申請書
②定款新旧対照表
③現行定款
④改正後定款案
⑤社員総会議事録（定款変更を取り決めた社員総会の議事録）
＊その他都道府県によって履歴事項全部証明書の添付を求められる場合があります。

申請前に議決すべき事項

〈社員総会決議〉
　①出資持分の放棄又は払戻しに関する事項
　②定款変更に関する事項
〈その他〉
　①診療報酬規程等の整備

→ **P31** で確認して下さい

第7章 特定医療法人

〈社団医療法人の場合〉

続きのスケジュール（概要）

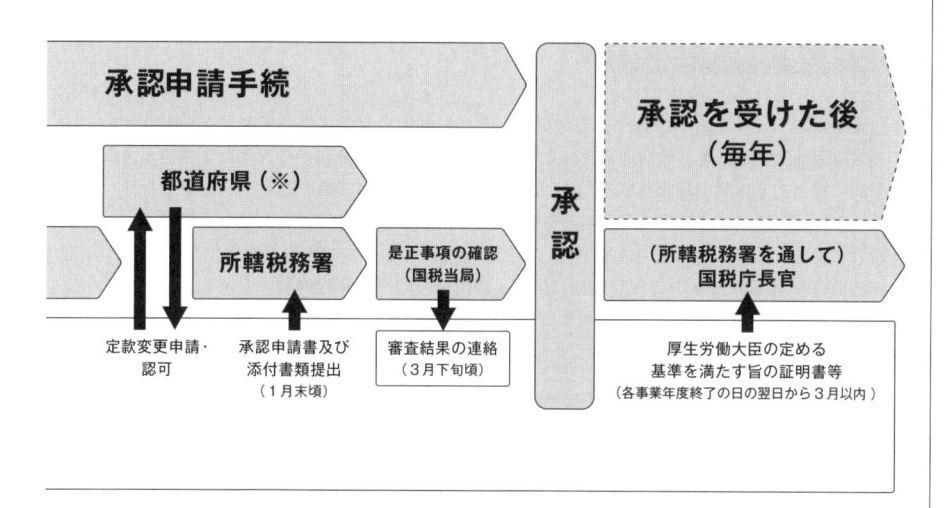

承認申請手続

- 都道府県（※）
  - 定款変更申請・認可
- 所轄税務署
  - 承認申請書及び添付書類提出（1月末頃）
- 是正事項の確認（国税当局）
  - 審査結果の連絡（3月下旬頃）

承認

承認を受けた後（毎年）

- （所轄税務署を通して）国税庁長官
  - 厚生労働大臣の定める基準を満たす旨の証明書等（各事業年度終了の日の翌日から3月以内）

事前審査（国税局）時に用意する書類

①特定医療法人としての承認を受けるための申請書（案）　※1
②申請者の医療施設等の明細表（申請書付表）　※1
③法人の登記簿謄本の写し
④設立者名簿及び社員名簿の写し
⑤出資持分の内訳が確認できる書類
⑥病院等の建物の配置図
⑦病院等の組織図
⑧病院等の概要が分かる資料（パンフレット）
⑨定款の写し
⑩申請時の直近に終了した事業年度に係る厚生労働大臣の定める基準を満たす旨の証明書（都道府県知事より交付を受ける。）
⑪承認要件を満たす旨を説明する書類　※1
⑫申請者の理事、監事及び評議員等に関する明細表（書類付表1）※1
⑬申請者の経理等に関する明細表（書類付表2）　※1
⑭理事、監事及び評議員等の履歴書
⑮直前3事業年度の決算書類及び帳簿書類
⑯就業規則及び給与（退職給与を含む。）規程の写し
⑰各人別の源泉徴収簿等の給与の支払状況が確認できる書類
⑱その他承認要件を満たす旨を説明する書類

注※1は国税庁ホームページよりダウンロードが出来ます。

➡ **P47**で確認して下さい

219

第2節 社会医療法人への移行を考えた場合

STEP 1 移行を考えた場合 STEP 2 障害要因と課題 STEP 3 移行手続き

　社会医療法人とは、救急医療やへき地医療、周産期医療など特に地域で必要な医療の提供を担う医療法人を、社会医療法人として認定し、継続して良質かつ適切な医療を効率的に提供する体制の確保を図るために創設されました（医療法第42条の2）。社会医療法人は、一定の収益事業を行うことも可能とされ、病院、診療所及び介護老人保健施設から生じる非収益事業及び本来業務の医療保健業については法人税を非課税とし、直接救急医療等確保事業等の業務の用に供する固定資産の不動産取得税、固定資産税及び都市計画税についても非課税とされます。従って、社会医療法人では、その公益性が強くもとめられます。

社会医療法人の認定要件（下記で具体的な要件の検討を行ってください。）

❶ 同一親族等関係者の制限　医療法第42条の2第1項第1号～3号

	具体的要件	チェック
1 役員の親族等について	各役員及び次に掲げる親族等の数が、役員の総数の3分の1を超えて含まれることがないこと。 ① 各役員の配偶者及び三親等以内の親族 ② 各役員と婚姻の届出をしていないが事実上婚姻関係と同様の事情にある者 ③ 各役員の使用人及び使用人以外の者で当該役員から受ける金銭その他の財産によって生計を維持しているもの ④ ②又は③に掲げる者の親族でこれらの者と生計を一にしているもの	☐
2 社団たる医療法人の社員の親族等について	各社員及び次に掲げる親族等の数が、社員の総数の3分の1を超えて含まれることがないこと。 ① 各社員の配偶者及び三親等以内の親族 ② 各社員と婚姻の届出をしていないが事実上婚姻関係と同様の事情にある者 ③ 各社員の使用人及び使用人以外の者で当該社員から受ける金銭その他の財産によって生計を維持しているもの ④ ②又は③に掲げる者の親族でこれらの者と生計を一にしているもの	☐
財団たる医療法人の評議員の親族等について	各評議員及び次に掲げる親族等の数が、評議員の総数の3分の1を超えて含まれることがないこと。 ① 各評議員の配偶者及び三親等以内の親族 ② 各評議員と婚姻の届出をしていないが事実上婚姻関係と同様の事情にある者 ③ 各評議員の使用人及び使用人以外の者で当該評議員から受ける金銭その他の財産によって生計を維持しているもの ④ ②又は③に掲げる者の親族でこれらの者と生計を一にしているもの	☐

❷ 救急医療等確保事業に係る業務の実施と基準　医療法第42条の2第1項第4号、5号

具 体 的 要 件			チェック
1 救急医療等確保事業に係る業務の実施	病院又は診療所のうち1以上のものが、救急医療等確保事業に係る業務を当該病院又は診療所の所在地の都道府県で行っていること。		
	（「救急医療等確保事業」とは、医療計画に記載された医療法第30条の4第2項第5号イからホまでに掲げる<u>いずれか</u>の事業）。		
	イ	救急医療	☐
	ロ	災害時における医療	
	ハ	へき地の医療	
	ニ	周産期医療	
	ホ	小児医療（小児救急医療を含む。）	
	※二つ以上の都道府県にまたがる厚生労働省管轄の医療法人にあっては、それぞれの都道府県において1つ以上の救急医療等確保事業を行う病院もしくは診療所があることが必要となります。		
2 上記業務に関する実績基準	上記救急医療等確保事業に係る業務について、次に掲げる事項ごとに告示に掲げる基準に適合していること。		
	①	当該業務を行う病院又は診療所の構造設備	☐
	②	当該業務を行うための体制	☐
	③	当該業務の実績	☐
この基準は、社会医療法人の認定基準だけでなく、その後の継続基準でもあります。この基準については、別途資料を添付します（P80-86参照）。 従って、業務遂行体制や実績基準については、その後においても継続できるよう体制を整備しておかなければなりません。 救急医療をはじめ、災害医療、周産期医療、小児医療、へき地医療等の継続実施にあたっては、医師の継続的確保が重要となります。社会医療法人認定を選択される場合は、この医師確保の長期的対策が必要となります。			

❸ 公的な運営に関する要件　医療法第42条の2第1項第6号

		具体的要件	チェック
1 社会医療法人の運営（医療法施行規則第30条の35の2第1項第1号）	①	理事6名以上、監事2名以上で、それぞれの理事及び監事は、社員総会もしくは評議員会の議決にて選任すること。	☐
	②	理事については、他の同一の団体（ただし、医師会等を除く）の理事、使用人、理事以外の役員又は業務執行社員が3分の1以下であること。監事についても同様であること。	☐
	③	理事、監事あるいは評議員に対する報酬等が、民間事業者の役員の報酬等や従業員の給与あるいは当該医療法人の経理状況等を考慮して、不当に高額にならないような支給の基準を定め、法人内に備置き、必要に応じて閲覧等措置が講じられなければならない。	☐
	④	社員、評議員、理事、監事、使用人その他の当該医療法人の関係者に対し、特別の利益を与えないこと（P24参照）。	☐
	⑤	株式会社その他営利事業を営む者又は特定の個人もしくは団体の利益を図る活動を行う者に対し、寄付その他の特別な利益を与えないこと（公益法人等に対する特別な利益の供与は除く）。	☐
	⑥	毎会計年度末日における遊休財産額が、本来業務事業損益に係る事業費用を超えないこと。なお、遊休財産額とは、以下の計算式で算出した額となります。 遊休財産額＝（資産の総額－a～dの合計額）×（純資産の額÷資産の総額） 　a　本来業務や附帯業務、収益業務に供する資産 　b　上記業務実施のために使用すると見込まれる財産 　c　減価償却累計額を上限とする財産取得資金 　d　将来の特定の事業（定款等記載のもの）の実施のために準備される資金	☐
	⑦	他の団体の意思決定に関与することが出来る株式や出資金等を保有していないこと。ただし、議決権の過半数を有していないものを除く。	☐
	⑧	直近の3会計年度及び社会医療法人の認定日の前日までにおいて、法令に違反する事実、帳簿書類に仮装隠蔽の事実その他公益に反する事実のないこと（医療法人もしくは理事長に医療に関する法令にて罰金刑以上の刑事処分を受けていないことや、医療監視の結果重大な不適合が見つかり改善勧告が行われたがその改善がなされなかった場合などを含む。）。	☐
2 社会医療法人の事業（医療法施行規則第30条の35の2第1項第2号）	①	社会保険診療報酬の額及び社会保険診療報酬と同一の基準により計算される労災保険診療報酬あるいは健康増進事業の収入及び助産に関わる収入（1回につき50万円を超える場合には50万円まで）の合計額が、医療法人の本来業務事業収益、附帯業務収益及び収益業務収益の合計額の80％を超えること。 　社会保険診療＋労災保険診療＋健康診査＋助産に係る収入金額　＞80％ 　　　　全収入金額（事業収益の合計額）	☐
	②	自費患者に対し請求する金額が、社会保険診療報酬と同一の基準により計算されること。	☐
	③	医療診療により収入する金額が、医師・看護師等の給与、医療の提供に要する費用等患者のために直接必要な経費の100分の150以内の額であること。	☐

Ⅳ 解散時の残余財産の帰属先の制限 医療法第42条の2第1項第7号

	具 体 的 要 件	チェック
残余財産の帰属先の制限	定款又は寄附行為において、解散時の残余財産を国、地方公共団体又は他の社会医療法人に帰属させる旨を定めていること。	□

Ⅴ その他

		具 体 的 要 件	チェック
理事会機能の充実		全ての理事をもって構成される理事会を置き、その運営については以下のことが定款又は寄附行為において定められ、適正に行われていること。	□
	①	理事会は、理事長が招集し、その議長となる。	□
	②	理事会を構成する理事の3分の1以上から連名をもって理事会の目的たる事項を示して請求があったときは、理事長は理事会を招集しなければならない。	□
	③	理事会は、理事総数の過半数の出席がなければ、その議事を開き、議決することができない。	□
	④	次に掲げる事項は、理事会において理事総数の3分の2以上の多数による議決を必要とし、その他の事項については理事総数の過半数で決し、可否同数のときは、議長の決するところによる。 　イ　定款又は寄附行為の変更 　ロ　基本財産の設定及び処分（担保提供を含む。） 　ハ　毎事業年度の事業計画の決定及び変更 　ニ　財産の取得又は改良に充てるための資金の保有額の決定及び取崩し 　ホ　将来の特定の事業の計画及び変更並びに特定事業準備資金の保有額の決定及び取崩し 　ヘ　収支予算及び決算の決定 　ト　剰余金又は損失金の処理 　チ　借入金額の最高限度額の決定	□
	⑤	理事は、理事会において1個の議決権及び選挙権を有する。ただし、理事会の議決事項につき特別の利害関係を有する者は、当該事項につきその議決権を行使できない。	□
	⑥	理事会に出席することのできない理事は、あらかじめ通知のあった事項についてのみ書面をもって議決権及び選挙権を行使することができる。	□

別添1

業務の区分	当該業務を行う病院又は診療所の構造設備	当該業務を行うための体制	当該業務の実績
救急医療	次の基準に該当すること。 当該病院が救急医療施設として必要な診療部門（診察室、処置室、臨床検査施設、エックス線診察室、調剤所等）及び専用病床（専ら救急患者のために使用される病床をいう。又は優先的に使用される病床（専ら救急患者のために使用される病床をいう。）に一定数確保されている病床をいう。）を有していること。	次の基準のすべてに該当すること。 1. 当該病院の名称がその所在地の都道府県が定める医療計画において救急医療の確保に関する事業に係る医療提供施設として記載されていること。 2. 当該病院において救急患者に対し医療を提供する体制（いわゆるオンコール体制も含む。）を常に確保していること。	1又は2の基準に該当すること。 1. 当該病院において時間外等加算割合が20％以上であること。 ※「時間外等加算割合」とは、直近に終了した3会計年度（医療法上の会計年度をいう。以下同じ。）におけるる次に掲げる算定件数（療養の給付及び公費負担医療の費用に関する請求に関する省令（昭和51年厚生省令第36号）に定める方法により審査支払機関に請求を行い、支払を受けた件数をいう。以下同じ。）の合計の初診料算定件数に占める割合（災害時医療においても同じ。）をいう。 ①診療時間以外の時間（休日及び深夜（午後10時から翌日の午前6時までをいう。以下同じ。）を除く。）において初診を行った場合の時間外加算の算定件数 ②休日（深夜を除く。）において初診を行った場合の休日加算の算定件数 ③深夜において初診を行った場合の深夜加算の算定件数 ④時間外加算の特例の適用を受ける保険医療における特例の適用を受ける保険

第7章 特定医療法人

医療機関が初診を行った場合の当該時間外加算の特例の算定件数

2. 当該病院において夜間等救急自動車等搬送件数が750件以上であること。

※「夜間等救急自動車等搬送件数」とは、直近に終了した3会計年度における夜間(午後6時から翌日の午前8時までをいうものとし、休日を除く。)及び休日(日曜日、国民の祝日に関する法律(昭和23年法律第178号)第3条に規定する休日、年末年始の日(1月1日を除く12月29日から1月3日まで)及び土曜日又はその振替日)における救急自動車等による搬送を受け入れた件数を3で除した件数(災害医療においても同じ。)をいう。なお、「救急自動車等による搬送」とは、救急自動車及びこれに準ずる車両並びに救急医療用ヘリコプターを用いた救急医療の確保に関する特別措置法(平成19年法律第103号)第2条に規定する救急医療用ヘリコプター(以下「救急医療用ヘリコプター」という。)及びこれに準ずるヘリコプターによる搬送をいう。

225

精神科救急医療の場合	次の基準に該当すること。 当該病院が精神科救急医療施設として必要な診療部門（診察室、処置室、保護室、面会室等）を有していること。	次の基準のすべてに該当すること。 1. 当該病院の名称がその所在地の都道府県が定める医療計画において精神科救急医療の確保に関する事業に係る医療提供施設として記載されていること。 2. 当該病院が精神保健及び精神障害者福祉に関する法律施行規則（昭和25年厚生省令第31号）第5条の2第1項から第3号までに掲げる基準を満たすこと。	次の基準に該当すること。 当該病院において直近に終了した3会計年度における精神疾患に係る時間外等診療件数が、当該病院の所在地が属する精神科救急医療圏内の人口1万人対7.5件以上であること。 ※「時間外等診療件数」とは、次に掲げる算定件数の合計をいう。 ①診療時間以外の時間（休日及び深夜を除く。）において初診又は再診を行った場合の時間外加算の算定件数（患者又はその看護に当たっている者から電話等によって治療上の意見を求められて指示した場合に算定することができる再診料の件数は除く。）（②から④までにおいても同じ。） ②休日（深夜を除く。）において初診又は再診を行った場合の休日加算の算定件数 ③深夜において初診又は再診を行った場合の深夜加算の算定件数 ④時間外加算の適用を受ける保険医療機関が初診又は再診を行った場合の当該時間外加算の特例の算定件数

第7章　特定医療法人

災害医療	次の基準のすべてに該当すること。 1. 当該病院が災害医療施設として必要な次に掲げる施設（診療に必要な施設は耐震構造を有すること。）をすべて有していること。 　(1) 集中治療室 　(2) 診察部門（診察室、手術室、処置室、臨床検査施設、エックス線診療室、調剤所等）及び病室 　(3) 備蓄倉庫 2. 当該病院が災害設備として必要な次に掲げる設備をすべて有していること。 　(1) 簡易ベッド 　(2) 携帯用医療機器 　(3) 食料、飲料水及び医薬品等の物資 　(4) 自家発電装置 　(5) トリアージタッグ 　(6) 救急用自動車 　(7) 広域災害・救急医療情報システムの	次の基準のすべてに該当すること。 1. 当該病院の名称がその所在地の都道府県が定める医療計画において災害医療の確保に関する事業に係る医療連携体制に係る医療提供施設として記載されていること。 2. 当該病院において救急患者に対し医療を提供する体制（いわゆるオンコール体制も含む。）を常に確保していること。 3. 厚生労働省に登録された災害派遣医療チーム（DMAT）を有していること。	次の基準のすべてに該当すること。 1. 当該病院において時間外又は夜間等救急自動車等搬送件数が600件以上であること。 2. 当該病院に勤務する職員が直近に終了した会計年度において、次に掲げる訓練又は研修に参加していること。 　(1) 都道府県又は国が実施する防災訓練 　(2) 国が実施する災害派遣医療チーム（DMAT）研修 3. 過去において、災害時における都道府県又は国からの災害派遣医療チーム（DMAT）の派遣要請を拒否しなかったこと。ただし、やむを得ない理由があると認められるときは、この限りでない。

※精神科救急医療圏内の人口は、直近に公表された国勢調査又は人口推計年報（総務省統計局）による都道府県又は市区町村別の人口総数の合計数をいう。

227

	端末	
へき地医療 ※「へき地」とは、へき地保健医療対策実施要綱（平成13年医政発第529号）に基づくへき地をいう。	1又は2の基準に該当すること。 1. 当該病院が（へき地医療拠点病院（診療部門（診察室、エックス線診療室、処置室、臨床検査施設、エックス線診療施設、処置室、調剤所等）及び病室を有していること。 また、必要に応じ、医師住宅又は看護師住宅を有していること。 2. 当該診療所がへき地保健医療実施要綱に基づく必要な診療部門（診察室、処置室等）を有していること。 また、必要に応じ、医師住宅又は看護師住宅を有していること。 3. 当該病院の敷地内又は近接地にヘリコプターの離発着場を確保していること。	次の基準に該当すること。 当該病院又は診療所の名称がその所在地の都道府県が定める医療計画におけるへき地医療の確保に係る事業に係る医療連携体制に係る医療提供施設として記載されていること。 なお、当該へき地診療所を開設する医療法人が当該へき地診療所の所在地の都道府県において病院を開設する場合にあっては、当該すべての病院において、へき地の患者を受け入れるための病院その他のへき地医療施設として必要な診療部門（診察室、処置室、臨床検査施設、エックス線診療室、処置室、調剤所等）を有し、かつ、へき地の患者を受け入れる体制を常に確保していること。	へき地医療施設が病院の場合、1又は2の基準に該当すること。 1. 当該病院において直近に終了した会計年度における（当該病院が所在する都道府県内のへき地に所在する診療所に限る。）に対する医師の延べ派遣日数（派遣日数をいう。）が53人日以上で乗じた日数以上であること。 2. 当該病院において直近に終了した会計年度における（当該病院が所在する都道府県内のへき地に限る。）における巡回診療の延べ診療日数（診療日数をいう。）を医師数で乗じた日数（診療日数をいう。）が53人日以上であること。 へき地診療所の場合、次の基準に該当すること。 当該へき地診療所において直近に終了した会計年度における診療日が209日以上であること。

第7章　特定医療法人

周産期医療	次の基準のすべてに該当すること。 1. 当該病院が周産期医療施設として必要な次に掲げる施設をすべて有していること。 (1) 母体胎児集中治療管理室 (2) 新生児集中治療管理室 (3) 診療部門（診察室、処置室、臨床検査施設、エックス線診療所、調剤所等）及び専用病床（専ら周産期患者のために使用される病床をいう。） 2. 当該病院が周産期医療施設として必要な次に掲げる設備をすべて有していること。 (1) 分娩監視装置 (2) 新生児用呼吸循環監視装置 (3) 超音波診断装置 (4) 新生児用人工換気装置 (5) 微量輸液装置 (6) 保育器	次の基準のすべてに該当すること。 1. 当該病院の名称がその所在地の都道府県が定める医療計画において周産期医療連携体制の確保に関する事業に係る医療提供施設として記載されていること。 2. 当該病院において産科に係る救急患者に対し医療を提供する体制及び緊急帝王切開術を実施できる体制（いわゆるオンコール体制も含む。）を常に確保していること。	以上であること。 次の基準のすべてに該当すること。 1. 当該病院において直近に終了した3会計年度における分娩実施件数を3で除した件数が500件以上であること。 2. 当該病院において直近に終了した3会計年度における母体搬送件数を3で除した件数が10件以上であること。 なお、「母体搬送」とは、救急自動車及びこれに準ずる車両並びに救急医療用ヘリコプター及びこれに準ずるヘリコプターによる妊婦、産婦又はじょく婦の搬送をいう。 3. 計年度におけるハイリスク分娩管理加算の算定件数が3件以上であること。
小児救急医療	次の基準に該当すること。 当該病院が小児救急医療施設として必要な診療部門（診察室、処置室、臨床検	次の基準に該当すること。 1. 当該病院の名称がその所在地の都道府県が定める医療計画において小児救急医	次の基準に該当すること。 当該病院における6歳未満の乳幼児の時間外加算割合が20％以上であること。

229

査施設、エックス線診療室、調剤所等)及び専用病床(専ら小児救急患者のために使用される病床(専ら小児救急患者のために使用される病床をいう。)又は優先的に使用される病床(専ら小児救急患者のために使用される病床をいう。)を有していないが、小児救急患者のために一定数確保されている病床をいう。)を有していること。	療の確保に関する事業に係る医療連携体制に係る医療提供施設として記載されていること。 2. 当該病院において小児救急患者に対し医療を提供する体制(いわゆるオンコール体制も含む。)を常に確保していること。	と。 ※「6歳未満の乳幼児の時間外等加算割合」とは、直近1年度に終了した3会計年度における次に掲げる算定件数の合計の6歳未満の乳幼児の初診料の算定件数に占める割合をいう。 ①診療時間以外の時間(休日及び深夜を除く。)において6歳未満の乳幼児の初診を行った場合の時間外加算の算定件数 ②休日(深夜を除く。)において6歳未満の乳幼児の初診を行った場合の休日加算の算定件数 ③深夜において6歳未満の乳幼児の初診を行った場合の深夜加算の算定件数 ④時間外加算の特例の適用を受ける保険医療機関が6歳未満の乳幼児の初診を行った場合の当該時間外加算の特例の算定件数

STEP 1 移行を考えた場合　**STEP 2 障害要因と課題**　STEP 3 移行手続き

社会医療法人の障害要因と課題

前述の基準の中で、多くの医療法人が障害要因とされているのは、以下の4点です。

障害要因① 理事、監事、評議員等（役員等）について、親族等の数がそれぞれの役員等の割合において、いずれも3分の1以下になるようにすること。
障害要因② 夜間休日の救急搬送750件以上であること（3年平均）の業務実績基準
障害要因③ 同上実績基準の継続
障害要因④ 理事等の報酬

障害要因①	特定医療法人の項目でも触れたように、医療法人に勤務する医師あるいは職員からそれぞれの責務に応じて理事に引き上げる、あるいは強力な連携関係にある他の医療機関の医師もしくは職員、地域の学識経験者や町内会の役員などに理事もしくは評議員に依頼するなど対策が必要です。すでに地域に根差した社会福祉法人の理事や評議員の選出方法も参考になりますので、直接の意見交換をされるのも対策の一つです。いずれにせよ、医療機関は地域に根差してその安定と発展を遂げていくものと思われますので、自法人の職員のみならず、連携医療機関、あるいは系列医学部あるいは地域の町内会もしくは近隣の社会福祉法人等との協力関係を理事、評議員への就任を通してお願いする必要があると思われます。それらの方々は、医療機関の安定と発展を希望しています。ただ、社員や理事、監事になる方の審査については社員総会等でしっかり行うことが求められることは言うまでもありません。
障害要因②	実績そのものですので、件数を増す努力が求められます。
障害要因③	前項の②が結果であるのに対し、③は今後の経営目標であり、必達数値となります。その際の重要な問題は、（イ）人的確保、すなわち、医師・看護師等医療スタッフが継続的に確保される体制の確保です。人事制度や教育制度、職員の福利厚生あるいは優秀な医師・看護師等医療スタッフが継続的に確保されるルートの整備が求められるところです。例えば、非課税で蓄積された利益から、優秀な人材への奨学金制度を立ち上げ、継続的な医師、看護師、スタッフの確保・養成を図る等も一例です。社会医療法人の場合、障害要因は、社会医療法人自らが役割を目標に定め、変革を遂げていく課題と捉え、前向きに考えた方がよいでしょう。継続的に認定基準を満たしていけない場合、現状では、社会医療法人に移行した以降の法人税の非課税を受けて蓄積された所得の累積額について、認定取り消し時に一括課税となります。蓄積された所得の累積額は、必ずしも現金や預金という形で医療法人内に留保されてはいません。一般には土地・建物への整備資金や医療機器等の充実に利用されていますから、一括納税には耐えられないと推測されますので、その後の一般医療法人としての存続も危うくなります。
障害要因④	社会医療法人の場合、特定医療法人のような形式基準は採用していません。医療機関の規模や地域差もありますので、民間事業者の役員報酬や使用人の給与あるいは当該医療法人の経理状況等を勘案して、不当に高額にならないことが求められているに止まります。また、それらの支給にあたっては、支給の基準を定めて法人内に備え置き、必要に応じて閲覧等の措置が講じられなければならないこととなっています。

STEP 1 移行を考えた場合　STEP 2 障害要因と課題　**STEP 3 移行手続き**

社会医療法人への移行手続き

❶ 社員総会決議

下記の内容について社員総会で決議を行ってください。

1　出資持分の放棄又は払戻しに関する事項

> 出資持分の放棄について決議します。出資持分は、出資者の財産ですから、放棄については本人の意思確認が大切です。移行手続きに必ずしも必要なものではありませんが、社員総会決議の他に申出書等（P71参照）を作成することが望ましいです。反対する社員については、出資持分の払戻しを検討します。その払戻しの金額については、前章P16を参照してください。

2　定款変更に関する事項

イ	出資持分に関する事項（定款例：第36条参照）
	議事の中で、退社時に出資額を払戻さないこと、および解散時にも出資額を払い戻さないこと、解散時の残余財産については、国若しくは地方公共団体又は他の社会医療法人に帰属せしめることを決議します。
ロ	社員の親族等の割合（定款例：第20条参照）
	定款の中で、社員のうち親族等の割合を3分の1以下にする旨の取り決めを行います。定款変更と同時に社員の構成を替え、親族等の割合が3分の1になるようにします。
ハ	役員の親族等の割合（定款例：第15条、第16条第2項参照）。
	役員（理事、監事）の定数をそれぞれ理事6名以上、監事2名以上として、その親族等の割合は3分の1以内とする旨の取り決めをおこない、定款変更を行います。役員の親族等の割合を3分の1以下にした場合、現理事・監事の見直しが必要になります。定款変更を行った社員総会で、入れ替わる理事・監事の退任、辞任、選任の議決を行います。その議決の日をもって理事・監事の辞任・就任を行います。理事長は、理事の互選で決まりますので、その理事就任の日に理事会を開催し、理事長の互選をおこない、法務局への届出を準備します。もちろん、特段の理由がない限り、理事長は医師もしくは歯科医師となります。また、監事については、理事の親族等あるいは医療法人の従事者はなれない旨の取り決めを定款に記載します。定款変更申請と一緒に、理事、理事長、監事の変更届を都道府県知事に提出して下さい。 　なお、理事、監事の辞任・就任の日については、定款変更認可の日とする、停止条件付決議も可能です。その場合、理事長は定款変更認可後に理事会を開催して、理事長を互選します。

❷ 診療報酬規程等の整備

申請をする前までに以下の項目を取り決めておかなければなりません。
①社会保険診療報酬に準じた自費診療報酬規程
②役員報酬規定（役員退職金規程を含む。）

Ⅲ 社会医療法人認定申請書とその添付書類及び証拠書類

社会医療法人の認定申請書とその添付書類（厚生労働省医政局「医療法人・医業経営のホームページ」に掲載）とその証拠書類を都道府県知事に提出します。その際定款変更申請書も同時に提出して下さい。提出の前に、書類を揃えて、事前相談をします。社会医療法人の認定にあたっては、医療審議会に意見を聞くこととなっていますので、その日程調整も含め、相談します。なお、その提出された資料の確認のために各都道府県の担当者が病院にて実地調査を行います。

Ⅳ 認定後の手続き

社会医療法人の認定を受けた場合には、認定を受けた日の前日までの期間を事業年度とみなして、決算申告を行います。認定の日から社会医療法人として事業が開始されますので、注意が必要です。この認定の日は、各都道府県にて話し合って決めますが、当然、月初にて認定を受けることが実務的には進めやすくなります。

また、認定を受けた日より2週間以内に「社会医療法人○○会」と名称変更を登記します。さらに登記後、登記事項及び登記の年月日を遅滞なく、都道府県知事に届け出て下さい。同時に、認定書の写し及び新定款を添付して、所轄税務署長に「社会医療法人の認定に関する届出書」を提出します。

◆ 社会医療法人への移行手続き

手続き種類	提出先	提出書類
社会医療法人認定申請	都道府県知事（厚生労働省管轄の場合は、所轄の都道府県を通じて厚生労働省）	1. 社会医療法人認定申請書 2. 決算届 3. 医療法第42条の2第1項第4号の要件に該当する旨を説明する書類 4. 医療法第42条の2第1項第5号の要件に該当する旨を説明する書類 5. 公的な運営に関する要件に該当する旨を説明する書類（詳細は、別紙書式一覧 P92-93参照）
定款変更申請	都道府県知事（厚生労働省管轄の場合は、所轄の都道府県を通じて厚生労働省）	1. 定款変更申請書 2. 定款新旧対照表 3. 現行定款 4. 改正後定款案（P94～参照） 5. 社員総会議事録（定款変更を取り決めた社員総会の議事録） 6. 収益業務を行う場合には別途添付書類の他、2年間の変更事業計画書、変更予算書等を添付 （詳細は、別紙書式一覧　P92-93参照）
社会医療法人の認定に関する届出書	所轄税務署	1. 社会医療法人の認定に関する届出書

＊その他登記後、登記事項及び登記の年月日を遅滞なく、都道府県知事に届け出て下さい。

　書式については、厚生労働省医政局「医療法人・医業経営のホームページ(6)厚生労働大臣所管の医療法人の設立認可、届出等の手続について」より必要書式を打ち出して、利用して下さい。各書式に書き方が記載されています。

　ホームページのアドレスは
　http://www.mhlw.go.jp/topics/bukyoku/isei/igyou/midashi.html

モデル定款例　社会医療法人の定款例（厚生労働省ホームページより）

別添3

社会医療法人の定款例	備　考
社会医療法人○○会定款	・社会医療法人は、医療法施行規則（昭和23年厚生省令第50号）第30条の37に規定する基金制度を採用することができないため、基金制度を採用する医療法人が社会医療法人の認定を受ける場合には、拠出者に基金を返還し、定款から基金の章を削除することが必要であること。
第1章　名称及び事務所	
第1条　本社団は、社会医療法人○○会と称する。	・医療法人○○会から社会医療法人○○会への名称の変更については、登記事項の変更の登記（組合等登記令（昭和39年政令第29号）第6条参照）及び登記事項変更登記完了の届出（医療法施行令（昭和23年政令第326号）第5条の12参照）が必要であること。
第2条　本社団は、事務所を○○県○○郡（市）○○町（村）○○番地に置く。	・事務所については、複数の事務所を有する場合は、すべてこれを記載し、かつ、主たる事務所を定めること。
第2章　目的及び事業	
第3条　本社団は、病院（診療所、介護老人保健施設）を経営し、科学的でかつ適正な医療（及び疾病・負傷等により寝たきりの状態等にある老人に対し、看護、医学的管理下の介護及び必要な医療等）を普及することを目的とする。	・病院、診療所又は介護老人保健施設のうち、開設する施設を掲げる。（以下、第4条第1項及び第2項、第5条並びに第16条第4項において同じ。）
第4条　本社団の開設する病院（診療所、介護老人保健施設）の名称及び開設場所は、次のとおりとする。 　(1)　○○病院　　○○県○○郡（市）○○町（村） 　(2)　○○診療所　○○県○○郡（市）○○町（村） 　(3)　○○園　　　○○県○○郡（市）○○町（村） 2　本社団が○○市（町、村）から指定管理者として指定を受けて管理する病院（診療所、介護老人保健施設）の名称及び開設場所は、次のとおりとする。 　(1)　○○病院　　○○県○○郡（市）○○町（村） 　(2)　○○診療所　○○県○○郡（市）○○町（村） 　(3)　○○園　　　○○県○○郡（市）○○町（村）	・本項には、地方自治法（昭和22年法律第67号）に基づいて行う指定管理者として管理する病院（診療所、介護老人保健施設）の名称及び開設場所を掲げる。行わない場合に

3　本社団が○○県知事から社会医療法人として認定を受けて実施する救急医療等確保事業に係る業務及び病院（診療所）の名称は、次のとおりとする。 　(1)　○○県医療計画に記載された救急医療（○○病院） 　(2)　○○県医療計画に記載された災害医療（○○病院） 　(3)　○○県医療計画に記載されたへき地医療（○○診療所） 　(4)　○○県医療計画に記載された周産期医療（○○病院） 　(5)　○○県医療計画に記載された小児救急医療（○○病院）	は、掲げる必要はない。（以下、第16条第4項及び第17条第5項において同じ。） ・本項には、医療法（昭和23年法律第205号。以下「法」という。）第42条の2第1項第4号の規定に基づいて行う救急医療等確保事業に係る業務及び法第42条の2第1項第5号の基準に適合する病院又は診療所を掲げる。 ・当該医療法人が開設する病院又は診療所のうち、1以上（2以上の都道府県の区域において病院又は診療所を開設する医療法人にあっては、それぞれの都道府県で1以上）のものが、法第42条の2第1項第5号の基準に適合していることが必要であること。
第5条　本社団は、前条に掲げる病院（診療所、介護老人保健施設）を経営するほか、次の業務を行う。 　　○○看護師養成所の経営	・本条には、法第42条各号の規定に基づいて行う附帯業務を掲げる。行わない場合には、掲げる必要はない。
第6条　本社団は、前2条に掲げる業務のほか、次の収益業務を行う。 　(1)　駐車場業 　(2)　料理品小売業	・本条には、法第42条の2第1項の規定に基づいて行う収益業務を掲げる。行わない場合には、掲げる必要はない。
第3章　資産及び会計 第7条　本社団の資産は次のとおりとする。 　(1)　設立当時の財産 　(2)　設立後寄附された金品 　(3)　諸種の資産から生ずる果実 　(4)　事業に伴う収入 　(5)　その他の収入 2　本社団の設立当時の財産目録は、主たる事務所において備え置くものとする。	
第8条　本社団の資産のうち、次に掲げる財産を基本財産とする。 　(1)　前条第1項第1号の財産中の不動産及び金○○万円 　(2)　基本財産に編入すべきものとして指定された寄附金品 　(3)　前2号に掲げる財産から生ずる果実 2　基本財産は処分し、又は担保に供してはならない。ただ	・不動産、運営基金等重要な資産は、基本財産とすることが望ましい。

し、特別の理由のある場合には、理事会及び社員総会の議決を経て、処分し、又は担保に供することができる。	
第9条　本社団の資産は、社員総会で定めた方法によって、理事長が管理する。	
2　前項の資産のうち、財産の取得又は改良に充てるための資金及び次に掲げる将来の特定の事業の実施のために特別に支出する費用に係る支出に充てるために保有する特定事業準備資金については、他の資金と明確に区分して管理するものとする。 （1）○○病院の病床の増床（平成○○年実施予定） （2）診療所の新規開設（平成○○年実施予定） （3）訪問看護ステーションの新規開設（平成○○年実施予定）	・財産の取得又は改良に充てるための資金及び特定事業準備資金は、他の資金と明確に区分して経理されていること。 ・特定事業準備資金を保有しない場合については、「2　前項の資産のうち、財産の取得又は改良に充てるための資金については、他の資金と明確に区分して管理するものとする。」、「3　前項の資金は、当該資金の目的である支出に充てる場合を除き、取り崩すことができない。ただし、当該資金の目的である財産を取得せず、又は改良しない場合にあっては、理事会及び社員総会の議決を経て、取り崩すものとする。」とする。
3　前項の資金は、当該資金の目的である支出に充てる場合を除き、取り崩すことができない。ただし、当該資金の目的である財産を取得せず、若しくは改良しない場合又は事業を行わない場合にあっては、理事会及び社員総会の議決を経て、取り崩すものとする。	
第10条　資産のうち現金は、確実な銀行又は信託会社に預け入れ若しくは信託し、又は国公債若しくは確実な有価証券に換え保管するものとする。	
第11条　本社団の収支予算は、毎会計年度開始前に理事会及び社員総会の議決を経て定める。	
第12条　本社団の会計年度は、毎年4月1日に始まり翌年3月31日に終る。	・任意に1年間を定めても差し支えない。（法第53条参照） ・法第54条の2第1項に規定する社会医療法人債を発行した医療法人（以下「社会医療法人債発行法人」という。）については、「事業報告書、財産目録、貸借対照表、損益計算書、純資産変動計算書、キャッシュ・フロー計算書、附属明細表及び社会医療法人の要件に該当する旨を説明する書類（以下「事業報告書等」という。）」とする。 ・社会医療法人債発行法人については、「事業報告書等、監事の監査報告書、公認会計士
第13条　本社団の決算については、毎会計年度終了後2月以内に、事業報告書、財産目録、貸借対照表、損益計算書及び社会医療法人の要件に該当する旨を説明する書類（以下「事業報告書等」という。）を作成しなければならない。	
2　本社団は、事業報告書等、監事の監査報告書及び本社団の定款を事務所に備えて置き、請求があった場合には、正当な理由がある場合を除いて、これを閲覧に供しなければならな	

い。 3　本社団は、毎会計年度終了後３月以内に、事業報告書等及び監事の監査報告書を〇〇県知事（〇〇厚生局長）に届け出なければならない。 第14条　決算の結果、剰余金を生じたときは、理事会及び社員総会の議決を経て、その全部又は一部を基本財産に繰り入れ、又は積立金として積み立てるものとし、配当してはならない。 　　　　　　　　第４章　役員 第15条　本社団に、次の役員を置く。 　(1)　理　　事　　　６名以上〇名以内 　　　　　うち理事長１名 　(2)　監　　事　　　２名以上〇名以内 第16条　理事及び監事は、社員総会において選任する。 ２　本社団の役員を選任するにあたっては、理事は６名を、監事は２名をそれぞれ下ることがなく、かつ、親族等の数は、役員の総数の３分の１を、他の同一の団体の理事等の数は、理事及び監事のそれぞれの数の３分の１を超えて含まれてはならない。なお、監事については、他の役員の親族等が含まれてはならない。	又は監査法人の監査報告書及び本社団の定款」とする。 ・社会医療法人債発行法人については、「事業報告書等、監事の監査報告書及び公認会計士又は監査法人の監査報告書」とする。 ・２以上の都道府県の区域において病院、診療所又は介護老人保健施設を開設する医療法人については、主たる事務所の所在地を管轄する地方厚生局長に届け出るものとする。 ・理事は６名以上、監事は２名以上を置かなければならない。 ・役員の親族等とは、次に掲げる者とする。 ①　役員のいずれか１人 ②　①に掲げる者の配偶者及び三親等以内の親族 ③　①に掲げる者と婚姻の届出をしていないが事実上婚姻関係と同様の事情にある者 ④　①に掲げる者の使用人及び使用人以外の者で当該役員から受ける金銭その他の財産によって生計を維持しているもの ⑤　③又は④に掲げる者の親族でこれらの者と生計を一にしているもの ・他の同一の団体の理事等とは、次に掲げる者とする。 ①　他の同一の団体

	（公益社団法人又は公益財団法人又は医師会、医会及び学会等の医学若しくは医術又は公衆衛生に関する学術団体であって法人格を有するもの（医師以外をその構成員とするものを除く。）を除く。以下同じ。）の理事又は使用人である者 ② 他の同一の団体の理事以外の役員（法人でない団体で代表者又は管理者の定めのあるものにあっては、その代表者又は管理人）又は業務を執行する社員である者
3　理事長は、理事の互選によって定める。 4　本社団が開設（指定管理者として管理する場合を含む。）する病院（診療所、介護老人保健施設）の管理者は、必ず理事に加えなければならない。	・病院、診療所又は介護老人保健施設を2以上開設する場合において、都道府県知事（2以上の都道府県の区域において病院、診療所又は介護老人保健施設を開設する医療法人については主たる事務所の所在地を管轄する地方厚生局長）の認可（以下、第33条において同じ。）を受けた場合は、管理者（指定管理者として管理する病院等の管理者を除く。）の一部を理事に加えないことができる。（法第47条参照）
5　前項の理事は、管理者の職を退いたときは、理事の職を失うものとする。 6　理事又は監事のうち、その定数の5分の1を超える者が欠けたときは、1月以内に補充しなければならない。	・理事の職への再任を妨げるものではない。
第17条　理事長のみが本社団を代表する。 2　理事長は本社団の業務を総理する。 3　理事は、本社団の常務を処理し、理事長に事故があるときは、理事長があらかじめ定めた順位に従い、理事がその職務を行う。 4　監事は、次の職務を行う。 　(1)　本社団の業務を監査すること。 　(2)　本社団の財産の状況を監査すること。	

(3)　本社団の業務又は財産の状況について、毎会計年度、監査報告書を作成し、当該会計年度終了後3月以内に社員総会又は理事に提出すること。 (4)　第1号又は第2号による監査の結果、本社団の業務又は財産に関し不正の行為又は法令若しくはこの定款に違反する重大な事実があることを発見したときは、これを〇〇県知事（〇〇厚生局長）又は社員総会に報告すること。 (5)　第4号の報告をするために必要があるときは、社員総会を招集すること。 (6)　本社団の業務又は財産の状況について、理事に対して意見を述べること。 5　監事は、本社団の理事又は職員（本社団の開設する病院、診療所又は介護老人保健施設（指定管理者として管理する病院等を含む。）の管理者その他の職員を含む。）を兼ねてはならない。 第18条　役員の任期は2年とする。ただし、再任を妨げない。 2　補欠により就任した役員の任期は、前任者の残任期間とする。 3　役員は、任期満了後といえども、後任者が就任するまでは、その職務を行うものとする。 第19条　役員の報酬については勤務実態に即して支給することとし、役員の地位にあることのみによっては支給しない。 　　　　　　　第5章　社員 第20条　本社団の社員中、親族等の数は、社員の総数の3分の1を超えて含まれてはならない。 第21条　本社団の社員になろうとする者は、社員総会の承認を得なければならない。	・社員の親族等とは、次に掲げる者とする。 　① 社員のいずれか1人 　② ①に掲げる者の配偶者及び三親等以内の親族 　③ ①に掲げる者と婚姻の届出をしていないが事実上婚姻関係と同様の事情にある者 　④ ①に掲げる者の使用人及び使用人以外の者で当該社員から受ける金銭その他の財産によって生計を維持しているもの 　⑤ ③又は④に掲げる者の親族でこれらの者と生計を一にしているもの

2　本社団は、社員名簿を備え置き、社員の変更があるごとに必要な変更を加えなければならない。

第22条　社員は、次に掲げる理由によりその資格を失う。
(1)　除　名
(2)　死　亡
(3)　退　社
2　社員であって、社員たる義務を履行せず本社団の定款に違反し又は品位を傷つける行為のあった者は、社員総会の議決を経て除名することができる。

第23条　やむを得ない理由のあるときは、社員はその旨を理事長に届け出て、その同意を得て退社することができる。

- 退社について社員総会の承認の議決を要することとしても差し支えない。

第6章　会議

第24条　会議は、理事会及び社員総会の2つとし、社員総会はこれを定時総会と臨時総会に分ける。

第25条　理事会は、理事長が招集し、その議長となる。
2　理事会を構成する理事の3分の1以上から連名をもって理事会の目的たる事項を示して請求があったときは、理事長は理事会を招集しなければならない。
3　理事会は、理事総数の過半数の出席がなければ、その議事を開き、議決することができない。
4　第28条第1号から第8号までに掲げる事項は、理事会において理事総数の3分の2以上の多数による議決を必要とし、その他の事項については理事総数の過半数で決し、可否同数のときは、議長の決するところによる。
5　理事は、理事会において1個の議決権及び選挙権を有する。ただし、理事会の議決事項につき特別の利害関係を有する者は、当該事項につきその議決権を行使できない。
6　理事会に出席することのできない理事は、あらかじめ通知のあった事項についてのみ書面をもって議決権及び選挙権を行使することができる。

- 募集社会医療法人債の総額を決定することは、理事の過半数の議決が必要であること。
（法第54条の3第2項）

第26条　定時総会は、毎年2回、〇月及び〇月に開催する。

第27条　理事長は、必要があると認めるときは、いつでも臨時総会を招集することができる。
2　社員総会の議長は、社員総会において選任する。
3　理事長は、総社員の5分の1以上の社員から会議に付議すべき事項を示して臨時総会の招集を請求された場合には、その請求のあった日から20日以内に、これを招集しなければならない。

- 総社員の5分の1の割合については、これを下回る割合を定めることができる。

第28条　次の事項は、社員総会の議決を経なければならない。
　⑴　定款の変更
　⑵　基本財産の設定及び処分（担保提供を含む。）
　⑶　毎事業年度の事業計画の決定及び変更
　⑷　財産の取得又は改良に充てるための資金の保有額の決定及び取崩し
　⑸　将来の特定の事業の計画及び変更並びに特定事業準備資金の積立額の決定及び取崩し
　⑹　収支予算及び決算の決定
　⑺　剰余金又は損失金の処理
　⑻　借入金額の最高限度の決定
　⑼　理事及び監事に対する報酬等の支給の基準の決定及び変更
　⑽　社員の入社及び除名
　⑾　本社団の解散
　⑿　他の医療法人との合併契約の締結
　⒀　その他重要な事項
第29条　社員総会は、総社員の過半数の出席がなければ、その議事を開き、議決することができない。
2　社員総会の議事は、出席した社員の過半数で決し、可否同数のときは、議長の決するところによる。
3　前項の場合において、議長は、社員として議決に加わることができない。

第30条　社員総会の招集は、期日の少なくとも5日前までに会議の目的である事項、日時及び場所を記載し、理事長がこれに記名した書面で社員に通知しなければならない。
2　社員総会においては、前項の規定によってあらかじめ通知した事項のほか議決することができない。ただし、急を要する場合はこの限りではない。

第31条　社員は社員総会において1個の議決権及び選挙権を有する。ただし、社員総会の議決事項につき特別の利害関係を有する者は、当該事項につきその議決権を行使できない。
2　社員総会に出席することのできない社員は、あらかじめ通知のあった事項についてのみ書面をもって議決権及び選挙権を行使することができる。

第32条　理事会の議事についての細則は、理事会で定める。
2　社員総会の議事についての細則は、社員総会で定める。

第7章　定款の変更

第33条　この定款は、社員総会の議決を経、かつ、○○県知事（○○厚生局長）の認可を得なければ変更することができない。

第8章　解散及び合併

第34条　本社団は、次の事由によって解散する。
　(1)　目的たる業務の成功の不能
　(2)　社員総会の決議
　(3)　社員の欠亡
　(4)　他の医療法人との合併
　(5)　破産手続開始の決定
　(6)　設立認可の取消し
2　本社団は、総社員の4分の3以上の賛成がなければ、前項第2号の社員総会の決議をすることができない。
3　第1項第1号又は第2号の事由により解散する場合は、○○県知事（厚生労働大臣）の認可を受けなければならない。

第35条　本社団が解散したときは、合併及び破産手続開始の決定による解散の場合を除き、理事がその清算人となる。ただし、社員総会の議決によって理事以外の者を選任することができる。
2　清算人は、社員の欠亡による事由によって本社団が解散した場合には、○○県知事（厚生労働大臣）にその旨を届け出なければならない。
3　清算人は、次の各号に掲げる職務を行い、又、当該職務を行うために必要な一切の行為をすることができる。
　(1)　現務の結了
　(2)　債権の取立て及び債務の弁済
　(3)　残余財産の引渡し

第36条　本社団が解散した場合の残余財産は、合併及び破産手続開始の決定による解散の場合を除き、国若しくは地方公共団体又は他の社会医療法人に帰属させるものとする。

第37条　本社団は、総社員の同意があるときは、○○県知事（厚生労働大臣）の認可を得て、他の社団医療法人と合併することができる。

第9章　雑則

第38条　本社団の公告は、官報（及び○○新聞）によって行う。

第39条　この定款の施行細則は、理事会及び社員総会の議決を経て定める。

社会医療法人の認定申請

社会医療法人認定申請手続

事前準備 → **都道府県（※）** → **都道府県医療審議会 諮問・答申**

実績要件を満たした医療法人

1 社会医療法人の認定申請
2 定款変更申請

→ 実地検査

※厚生労働大臣所管法人の場合は、都道府県に提出し、厚生労働省が行う。

申請時に用意する書類

1 社会医療法人関係書類
  ①社会医療法人認定申請書　※1
  ②決算届
  ③別表(医療法42条の2第1項第4号の要件に該当する旨を説明する書類　※1
  ④医療法第42条の2第1項第5号の要件に該当する旨を説明する書類　※1
  ⑤公的な運営に関する要件に該当する旨を説明する書類　※1
  （詳細は、別紙書式一覧P92-93参照）

2 定款変更認可申請関係書類
  ①定款変更認可申請書
  ②定款の新旧対照表
  ③現行定款
  ④改正後定款案（P94～参照）
  ⑤社員総会議事録
  ⑥収益業務を行う場合には別途書類の他、2年間の変更事業計画書、変更予算書等を添付
  （詳細は、別紙書式一覧P92-93参照）

  注　※1は厚生労働省医政局ホームページよりダウンロードが出来ます。

→ P91で確認して下さい

第7章　特定医療法人

〈社団医療法人の場合〉

手続きのスケジュール（概要）

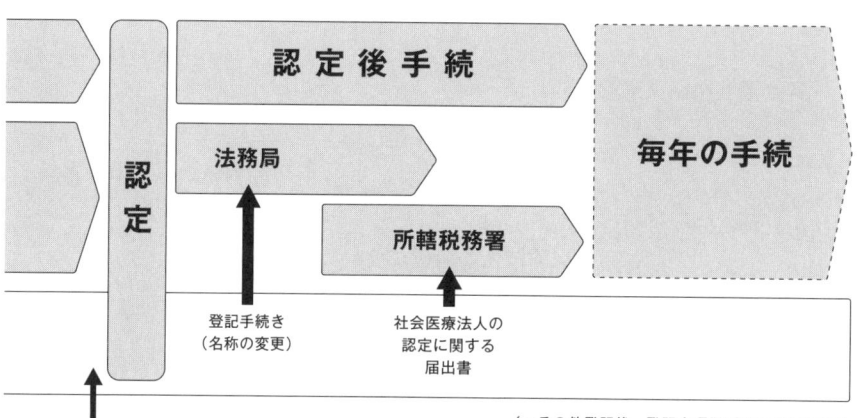

認定

認定後手続

法務局

所轄税務署

毎年の手続

登記手続き
（名称の変更）

社会医療法人の
認定に関する
届出書

※社会医療法人の認定を受けた日の前日をもって
　これまでの医療法人が解散したものとして、
　所轄税務署に決算申告を行う。

（・その他登記後、登記事項及び登記の年月日を
　遅滞なく、都道府県知事に届け出て下さい。）

【参考】

医政指発0531第2号
平成24年5月31日

各都道府県衛生主管部(局)長　殿

厚生労働省医政局指導課長

医療法人の合併について

　医療法人の合併については，医療法（昭和23年法律第205号。以下「法」という。）第57条等に規定されているところであるが，平成23年4月8日に閣議決定された「規制・制度改革に係る方針」において，「医療法人の再生支援・合併における諸規制の見直し」として，法人種別の異なる場合も含めた医療法人の合併に関するルールの明確化や，医療法人が合併する場合の手続の迅速化について，検討し結論を得ることとされたこと，及び平成24年5月31日に公布・施行された「医療法施行規則の一部を改正する省令」（平成24年厚生労働省令第86号）により，医療法施行規則（昭和23年厚生省令第50号）第35条第2項の改正が行われたことを受け，今般，合併に係る留意点等について下記のとおり整理し，地方自治法（昭和22年法律第67号）第245条の4第1項の規定に基づく技術的助言として通知するので，御了知の上，さらに適正な運用に努められたい。

記

第1　合併の意義
　「合併」とは，法定の手続によって行われる医療法人相互間の契約であり，当事者たる医療法人の一部又は全部が解散し，その財産が精算手続を経ることなく，包括的に存続する医療法人又は新設の医療法人に移転すると同時に，その社員が後の医療法人の社員となる効果を伴うものであること。

第2　合併の手続
　合併の手続については，法第57条から第62条まで及び第67条の手続の規定を遵守すること。
1　合併決議及び認可（法第57条関係）
　(1)　社団たる医療法人にあっては，総社員の同意があるときに限り，他の社団たる医療法人と合併をすることができること。
　(2)　財団たる医療法人にあっては，寄附行為に合併することができる旨の定めがある場合に限り，他の財団たる医療法人と合併をすることができること。なお，財団たる医療法人が合併をするには，理事の三分の二以上の同意がなければならないが，寄附行為に別段の定がある場合は，この限りでないこと。
　(3)　都道府県知事は，認可をし又は認可をしない処分をするに当たっては，あらかじめ都道府県医療審議会の意見を聴く必要があること。
　(4)　合併は，都道府県知事の認可を受けなければ，その効力を生じないこと。合併の最終的効力の発生には，さらに登記が条件となること。
2　合併の認可の申請（医療法施行規則（昭和23年厚生省令第50号。以下「規則」という。）第35条関係）
　(1)　都道府県知事の合併の認可を受けようとするときは，申請書に次の書類を添付して，都道府県知事に提出しなければならないこと。
　　①　理由書
　　②　前記1(1)又は(2)の手続を経たことを証する書類
　　③　合併契約書の写し
　　④　合併により医療法人を設立する場合においては，申請者が各医療法人において選任された者であることを証する書面
　　⑤　合併後存続する医療法人又は合併によって設立する医療法人の定款又は寄附行為
　　⑥　合併前の各医療法人の定款又は寄附行為
　　⑦　合併前の各医療法人の財産目録及び貸借対照表
　　⑧　合併後存続する医療法人又は合併によって設立する医療法人について，合併後二年間の事業計画及びこれに伴う予算書
　　⑨　合併後存続する医療法人又は合併によって設立する医療法人について，

新たに就任する役員の就任承諾書及び履歴書
　　⑩　合併後存続する医療法人又は合併によって設立する医療法人について，開設しようとする病院，診療所又は介護老人保健施設の管理者となるべき者の氏名を記載した書面
(2) 合併前の医療法人のいずれもが持分の定めのある医療法人である場合であって，合併後いずれかの医療法人が存続するときに限り，合併後存続する医療法人の定款において，残余財産の帰属すべき者として国若しくは地方公共団体又は医療法人その他の医療を提供するものであって，厚生労働省令で定めるもの以外の者を規定することができること。

　　したがって，次の場合においては，合併後は，持分の定めのない医療法人となること。
　　①　合併前の医療法人のいずれもが持分の定めのない医療法人である場合
　　②　合併前の医療法人のいずれかが持分の定めのない医療法人である場合
　　③　合併前の医療法人のいずれもが持分の定めのある医療法人であって，合併により新たに医療法人を設立する場合
3　都道府県医療審議会の運営（医療法施行令（昭和23年政令第326号）第5条の21関係）

　　都道府県医療審議会は，その定めるところにより，部会を置き，その決議をもって当該審議会の決議とすることができることと規定されており，「医療法人制度の改正及び都道府県医療審議会について」（昭和61年6月26日健政発第410号健康政策局長通知）において，「部会については，例えば，医師又は歯科医師が常時一人又は二人勤務する診療所を開設する医療法人に係る設立認可に当たっての意見聴取等医療法人に係る審議案件が急増することが予想される場合に，医療法人部会を設け，同部会の決議をもって審議会の決議とすることが考えられること」としているところである。

　　こうしたことも踏まえ，医療法人合併手続の迅速化の観点から，必要に応じ，部会の開催を随時行う等，さらに実態に応じた適切な運営を図られたいこと。

第3　債権者の保護（法第58条及び59条関係）
(1) 医療法人は，都道府県知事の合併の認可があったときは，その認可の通知

のあった日から二週間以内に，合併がその債権者に重大な利害関係があることに鑑み，債権者保護のために財産目録及び貸借対照表を作らなければならないこと。当該義務違反に対しては罰則規定（法第76条第8号）があること。
(2) 医療法人は，前号の期間内に，その債権者に対し，異議があれば一定の期間内に述べるべき旨を公告し，かつ，判明している債権者に対しては，各別にこれを催告しなければならないこと。ただし，その期間は，二月を下ることができないこと。当該義務違反に対しては罰則規定（法第76条第8号）があること。
(3) 債権者が前号の期間内に合併に対して異議を述べなかったときは，合併を承認したものとみなされ，以後の特段の救済はないこと。
(4) 債権者が異議を述べたときは，医療法人は，これに弁済をし，若しくは相当の担保を提供し，又はその債権者に弁済を受けさせることを目的として信託会社若しくは信託業務を営む金融機関に相当の財産を信託しなければならないこと。ただし，合併をしてもその債権者を害するおそれがないときは，この限りでないこと。当該義務違反に対しては罰則規定（法第76条第8号）があること。

第4　合併による医療法人の設立事務（法第60条関係）
　合併により医療法人を設立する場合においては，定款の作製又は寄附行為その他医療法人の設立に関する事務は，各医療法人において選任した者が共同して行わなければならないこと。

第5　権利義務の承継（法第61条関係）
(1) 合併後存続する医療法人又は合併によって設立した医療法人は，合併によって消滅した医療法人の一切の権利義務（病院開設の許可，公租公課の賦課等当該医療法人がその行う事業に関し行政庁の認可その他の処分に基いて有する権利義務を含む。）を自動的にかつ包括的に承継すること。
(2) 特約をもってその一部の承継を留保することは許されないが，いったん承継した後にその権利を放棄することは妨げないこと。また，包括的に承継されるため，個々の権利義務について特別の承継方法は必要としないが，不動

産等の第三者に対する対抗要件を必要とする権利については，対抗要件を備えない限り，第三者に対抗し得ないこと。
(3) 社団たる医療法人にあっては，合併によって消滅した医療法人の社員は，合併契約に別段の定めのない限り，合併後存続する医療法人又は合併によって設立した医療法人の社員となること。

第6　合併の効力の発生（法第62条関係）
(1) 合併は，合併後存続する医療法人又は合併によって設立した医療法人が，その主たる事務所の所在地において組合等登記令（昭和39年政令第29号。以下「登記令」という。）の定めるところにより登記をすることによって，その効力を生ずること。
(2) 合併の登記は次の三種であること。いずれも主たる事務所の所在地においては二週間以内に，従たる事務所の所在地においては三週間以内になすことを要すること。（登記令第8条，第11条及び第13条）
　① 合併後存続する医療法人については，変更登記
　② 合併によって消滅した医療法人については，解散登記
　③ 合併によって設立した医療法人については，設立登記
(3) 登記期間の起算点は，第三の債権者保護の手続が完了したときであること。
(4) 合併により消滅した法人の解散の登記の申請は，合併後の存続法人又は新設法人を代表すべき者が，合併後の存続法人又は新設法人の主たる事務所を管轄する登記所を経由して，合併の登記の申請と同時になすべきであること。
(5) 合併の効果は，吸収合併の場合においては，従来の医療法人のうち一を除く他の医療法人の解散，存続する医療法人の変更及び解散した医療法人の権利義務の存続する医療法人への包括的移転を生ずることであり，新設合併の場合においては，従来の医療法人の全部の解散，医療法人の設立及び解散した医療法人の権利義務の新設医療法人への包括的移転を生ずることであること。

第7　弁明の機会の付与等（法第67条関係）
(1) 都道府県知事は，合併の不認可処分をする場合，当該処分の名あて人に対し，その指名した職員又はその他の者に対して弁明する機会を与えなければ

ならないこと。この場合においては，都道府県知事は，当該処分の名あて人に対し，あらかじめ書面をもって，弁明をするべき日時，場所及び当該処分をするべき事由を通知しなければならないこと。
(2) 前号の通知を受けた者は，代理人を出頭させ，かつ，自己に有利な証拠を提出することができること。
(3) 前記(1)の弁明の聴取をした者は，聴取書を作り，これを保存するとともに，報告書を作成し，かつ，当該処分をする必要があるかどうかについて都道府県知事に意見を述べなければならないこと。

【参考】「医療法人の合併について（平成24年医政指発0531第2号）」の一部改正（下線の部分は改正部分）

改　正　後	現　　行
第1　（略）	第1　（略）
第2　合併の手続 （略） 1　合併決議及び認可（法第57条関係） (1)　社団たる医療法人にあっては，総社員の同意があるときに限り，他の社団たる医療法人又は財団たる医療法人と合併をすることができること。 (2)　財団たる医療法人にあっては，寄附行為に合併することができる旨の定めがある場合に限り，他の社団たる医療法人又は財団たる医療法人と合併をすることができること。なお，財団たる医療法人が合併をするには，理事の三分の二以上の同意がなければならないが，寄附行為に別段の定めがある場合は，この限りでないこと。 (3)　合併後存続する医療法人又は合併により設立する医療法人については，合併をする医療法人が社団たる医療法人のみである場合にあっては社団たる医療法人，合併をする医療法人が財団たる医療法人のみである場合にあっては財団たる医療	第2　合併の手続 （略） 1　合併決議及び認可（法第57条関係） (1)　社団たる医療法人にあっては，総社員の同意があるときに限り，他の社団たる医療法人と合併をすることができること。 (2)　財団たる医療法人にあっては，寄附行為に合併することができる旨の定めがある場合に限り，他の財団たる医療法人と合併をすることができること。なお，財団たる医療法人が合併をするには，理事の三分の二以上の同意がなければならないが，寄附行為に別段の定めがある場合は，この限りでないこと。 （新規）

法人でなければならないこと。 　(4)・(5) 2　合併の認可の申請（医療法施行規則（昭和23年厚生省令第50号。以下「規則」という。）第35条関係） 　(1)　（略） 　(2)　合併前の医療法人のいずれもが持分の定めのある医療法人である場合であって，合併後いずれかの医療法人が存続するときに限り，合併後存続する医療法人の定款において，残余財産の帰属すべき者として国若しくは地方公共団体又は医療法人その他の医療を提供するものであって，厚生労働省令で定めるもの以外の者を規定することができること。 　　　したがって，次の場合においては，合併後は，持分の定めのない医療法人となること。 　①　合併前の医療法人のいずれもが持分の定めのない医療法人である場合 　②　合併前の医療法人のいずれかが持分の定めのない医療法人であり，それ以外が持分の定めのある医療法人である場合 　③　合併前の医療法人のいずれもが持分の定めのある医療法人であって，合併により新たに医療法人を設立する場合 3　（略） 第3〜第7　（略）	(3)・(4) 2　合併の認可の申請（医療法施行規則（昭和23年厚生省令第50号。以下「規則」という。）第35条関係） 　(1)　（略） 　(2)　合併前の医療法人のいずれもが持分の定めのある医療法人である場合であって，合併後いずれかの医療法人が存続するときに限り，合併後存続する医療法人の定款において，残余財産の帰属すべき者として国若しくは地方公共団体又は医療法人その他の医療を提供するものであって，厚生労働省令で定めるもの以外の者を規定することができること。 　　　したがって，次の場合においては，合併後は，持分の定めのない医療法人となること。 　①　合併前の医療法人のいずれもが持分の定めのない医療法人である場合 　②　合併前の医療法人のいずれかが持分の定めのない医療法人である場合 　③　合併前の医療法人のいずれもが持分の定めのある医療法人であって，合併により新たに医療法人を設立する場合 3　（略） 第3〜第7　（略）

第8章 私的支配

1 相続税法66条4項の解釈－負担不当に減少の意義－

　医療法人を退社したことに伴い受領した金銭は，医療法人に対する出資の譲渡，すなわち有価証券に化体された資産の譲渡代金とする考え方，これは，医療法人に対する出資の譲渡という形式を採っていても，医療法人に対する払戻しを求めるものであり，かつ，医療法人の社員総会（又は臨時社員総会）における出資金の減資の承認を要することからすると，当該受領した金銭は有価証券の譲渡の対価ではなく，医療法人を退社することに起因する出資金の払戻金に該当すると認められ，所得税法25条1項の規定により，受領した金銭のうち，その出資額を超える部分の金額は配当所得とみなされることとなります。

　判定の時期等により問題となるのは，出資持分の定めのある医療法人が出資持分の定めのない医療法人に定款変更して全員が出資持分の放棄をして当該移行する場合には，租税特別措置法40条の規定の適用はなく，当該贈与等の時を基準としてその後に生じた事実関係をも勘案して相続税法66条4項の規定を適用すべきかどうかを判定すると考えられます。

　このように考えると，相続税法66条4項の理解を十分にする必要が生じます（参考：厚生労働省医政発第0406002号）。

相続税法第66条第4項の規定の適用について

沿　革
1．昭和24年のシャウプ勧告では，「米国においては，非営利的公益団体に対する贈与の免税は無制限である。かかる無制限の免税に対してなされる唯一の重要な反駁は，しばしばそれが，贈与者又は彼の被相続人が支配する慈善団体を創設することによって濫用されてきたということである。かような手段によって納税者は，それ相当の税を支払わずに大なる財産に対する支配力

を効果的に維持することができた。しかしながら，かかる濫用は，適当な防衛により防止しうるであろう。」と述べ，「非営利的公益団体に対する贈与」を通じた相続税及び贈与税の課税回避の防止規定の創設を勧告した。

　この勧告を受けて，昭和25年度の税制改正（昭和22年相続税法の全文改正）で，法人税法上の公益法人等に対して遺贈又は贈与があった場合の租税回避の防止措置として創設され，さらに昭和27年度の税制改正では，「公益法人等」以外の法人を利用した租税回避にも対応する観点から，対象となる法人に「その他公益を目的とする事業を行う法人」が追加された。

2．公益法人制度改革により，公益性を有さない一般社団法人や一般財団法人の設立が可能となり，これらの法人については相続税等の租税回避に利用されるおそれがあることから，平成20年度の税制改正により，相続税法第66条の改正が行われ，対象となる法人の範囲が「法人税法第二条第六号に規定する公益法人等その他公益を目的とする事業を行う法人」から「持分の定めのない法人（持分の定めのある法人で持分を有する者がないものを含む。）」に改正された。

　また，法人税との二重課税を回避する観点から，「（当該贈与又は遺贈に係る財産の価額が法人税法の規定により当該法人の各事業年度の所得の金額の計算上益金の額に算入される場合を除く。）」との規定が設けられていたが，相続税又は贈与税（最高税率：50％）と法人税（実効税率：40％）との税率の差を利用した租税回避を防止する必要があることから，かっこ書きが削除され，第5項の規定を設け，法人税との調整規定の見直しが行われ，法人の各事業年度の所得の金額の計算上益金の額に算入されるときであっても，その法人に対して贈与税又は相続税を課税することとされ，相続税又は贈与税の額から法人税等の額を控除することとされた。

　さらに，相続税法第66条に第6項が追加され，相続税又は贈与税の負担が不当は減少する結果となると認められるか否かの判定その他第4項の規定の適用に関する政令が設けられた。

（尾崎三郎氏M・J・S資料より）

【参考】 相続税法66条4項の趣旨　東京高裁判所　昭和50年9月25日

1．相続税法第66条第4項の趣旨

　個人がその財産を個人に無償で取得させた場合には相続税または贈与税（以下贈与税等という）を課しうるけれども、公益法人等に対しなされた場合には贈与税等を課しえないとされていることから、相続税法第66条第4項（昭和27年1月1日施行、以下本条項という）は、当該財産の使用収益から生ずる利益が、直接または間接に当該財産の提供者または贈与者（以下贈与者等という）、その相続人その他の同族関係者などが受けることができるような仕組—いわゆる私的支配—を有する公益法人等に財産を譲渡するときは、当該法人を通じて実質的には当該贈与者等または同族関係者が当該財産を私的に支配し、その利益を享受するのと同様であって、結局贈与税等の課税の回避に等しいこととなるので、租税負担公平の立場から、かような場合は、譲渡を受けた当該公益法人等を個人とみなしてこれに課税しようとするものである。

　ところで本条項にいう「負担が不当に減少する結果となると認められるとき」というのは、認定の余地の多いきわめて包括的な規定であり、かつ、特にその対象が公益法人等であるから右判断の前提となる事実の認定およびこれに対する判断は、当該立法の趣旨にのっとり、地方公益法人等存置の事由にかんがみ課税の結果についての影響を考慮したうえ、綿密な調査と慎重な配慮のもとになされるべきものである。

　したがって、公益法人等を個人とみなして本条項を適用するためには、贈与等を受ける公益法人等の人的構成、その組織上の機構、経営の実情等からみて贈与者またはその同族関係者らの手によって私的支配の行われる虞れが客観的に明白であると認められる場合でなければならないと解するのが相当である。

　これらの事項は一応39年通達の規定のそれぞれに該当するものとして主張されていることはこれを了しうるが、右通達はもとより法律ではなく、法の委任に基づくものでもないので、形式的にはその1、2の項目に該当するとしても必ずしもそれによって直ちに右相続税法の条項に該当し、その立法目的に合致するものであるとはいえず、それに該当するかどうかは、事案の全体をみてさらに検討されなければならない。

そこで以下右のごとき被控訴人主張の各事実によって控訴人が代表者のものによって私的支配をうけるおそれがあると客観的に認めうるか否かについて判断する。
　その規模の大小によって相続税法の本条項の適用の有無を決するのは，ひっきょうそれがいわゆる私的支配を受けやすいか否かの観点において問題にするものというべきである。
　　被控訴人（課税庁）が主張するがごとき各事案（その評価，判断については既述のとおりである）のほか，他に特段の事情—例えば控訴人の代表者のものが，助成した結果完成した工業的権利を独占的に取得しているとか，事業費以外の支出経費をその利益において計上しているとかの事実—の認められない本件にあっては，控訴人は代表者のものの私的支配をうけているとは客観的に認められないから，之に対する故の寄附行為を目して相続税の負担が不当に減少する結果となる場合にあたるとして，被控訴人がした本件決定処分は違法であり，取消しを免れないものというべきである。

【解説】
　相続税法66条4項は「いわゆる私的支配を受けやすいか否かの観点において」問題にするものであり，ここが重要です。
　次に相続税法施行令33条3項の要件を満たすときは，法66条4項の相続税又は贈与税の負担が不当に減少する結果となると認められないものとすると施行令では法66条4項を保証していることになります。

【参考】　相続税法66条4項判例　東京地裁判決　昭和49年9月30日

東京地裁昭44年（行ウ）第255号（確定）
判決昭和49年9月30日
本件処分の経緯
〔事実〕
1．財団形態の医療法人　資産総額642万9,260円
2．役員の構成
　　10名中理事長又はその同族関係者6名であり，理事会の招集はなく理事は法人の経営とか決算に関与したことはない，議事録や決算書を承認はおろ

か，見たことすらなかったことが認められる。したがって，法人の運営は，理事長及びその同族関係者の意向に沿って行われるおそれが十分にあったということができる。
3．残余財産の処分に関する寄附行為の規定
　設立当初の寄附行為が，原告の解散時の残余財産は理事総数の2分の2以上の同意を得かつ，主務官庁の許可を得て，国若しくは地方公共団体又は本財団と同種の目的をもつ他の医療法人に寄附する旨規定していたところ「解散したときの残余財産は，理事総数の3分の2以上の同意を得且つ主務官庁の認可を得て処分するものとする。」と変更され，残余財産が最終的に理事長又は同族関係者に帰属することになる蓋然性が高い。
4．経理及び財産管理の実状
(1) 設立時の貸借対照表には理事長個人の未払金債務や租税債務が含まれていて，法人が引き継いでいる。理事長個人の市民税を損金に計上し，また，同人の固定資産税を損金に計上している。
(2) 理事長の妻，及び3女らに対する給与はその労働量に照らして不当に高額であった。
(3) 賄費のうち理事長個人の分との区分が不明瞭であるとしてその一部を否認され，また，個人の家事にも従事していた賄婦の給与の一部が否認されていること。
(4) 理事長から法人に提供された不動産の登記簿上の所有名義が特別の理由もなく，相当期間法人に移転されなかった。
(5) 理事長とその家族は病院建物に無償で居住していた。理事長は当時同病院で当直医を担当していたが，とくにその手当と建物居住の賃料分とを明確に区分されていない。

〔相続税法66条4項の医療法人に対する適用の可否〕
1．趣旨
2．公益を目的とする事業を行う法人とは，
3．「親族その他特別の関係があるものの相続税又は贈与税の負担が不当に減少する結果となる」かどうか

［判決］
1．相続税法66条4項の趣旨

　　公益を目的とする事業を行う法人（以下「公益事業法人」という。）を設立するための財産の提供があり又は財産の贈与若しくは遺贈があったときに、その財産の提供者、贈与者又は遺贈者の同族関係者が当該法人を私的に支配して、その提供者にかかる財産の使用・収益を事実上享受し、あるいは当該財産が最終的にこれらの者に帰属することになるような状況にある場合には、実質的には前記の同族関係者等が当該財産を取得したのと同様な状態にあるのにかかわらず、これらの者には相続税又は贈与税が課されないことになるが、そのうえ当該法人も個人でないためこれに対しも課税が行われないとするならば、相続税又は贈与税の負担に著しく不公平な結果をもたらすことになるので、このような同族関係者等の相続税又は贈与税の負担の回避を防止するため、右のような場合には、当該法人を個人とみなして財産の提供等があった時点において、当該法人に対して相続税又は贈与税を課することとしたものである。

2．公益を目的とする事業を行う法人

　　右用語は実定法上必ずしも一般化されたものでなく、右概念を類型的に把握することは困難であるが、「その他公益を目的とする事業を行う法人」と規定していて、その例示として旧法人税法5条1項1号又は3号の法人を掲げていることから、前記用語の意味する法人がこれらの法人と類似する法人であることが明らかである。医療法人は、医療事業の性質からみて「公益を目的とする事業を行う法人」に該当する。

3．負担が不当に減少する結果となると認められる場合について

　　相続税法66条4項が租税回避を防止するための規定であり、財産の提供、贈与等によるその提供者、贈与者等又はその同族関係者の相続税又は贈与税の回避行為の態様は多種多様であるから、同条の趣旨、目的を達成するためには、当該用語を用いることも止むを得ないのであるが、判断は、当該法人と財産提供者等又は同族関係者との関係、当該法人の経理及び財産の運用、管理の実態等に照らし、経験則に従って合理的かつ客観的に行うべきである。

4．相続税法66条4項の医療法人に対する適用の可否

　　医療法人が「公益を目的とする事業を行う法人」に該当するか否か。

公益を目的とする事業を行う法人とは，旧法人税法の例示から法人の行う事業が公益性を有する点に着目して設けた法人の包括概念である。ところで，医療法人の行う医療事業は，事の性質上利益の追求を第一目的とするものではないことは明らかであるから，その事業は公益性を有する事業ということができる。医療法人は，資金の集積を容易化するとともに，事業の永続性を確保するために法人格を与える必要があった。しかし，医療法人を商法上の会社とすることは医療の非営利性に照らして望ましいものではなく，他方，民法34条による公益法人の資格を取得することも期待し難いので，医療事業について特別法たる医療法による医療法人の制度が設けられたものと解される。次に，医療法人の法人格取得と事業の営利性，公益性とはもともと関係のない事柄である。公益法人等も収益事業を営むことができ，医療法人が収益事業を営むことをもって直ちに医療事業を営利事業ということはできない。

5．医療法人に対する財産の提供，贈与等について

(1)　相続税法66条4項は出資持分の定めのある法人については，財産の提供，贈与等の後も出資持分の移転の際に相続税又は贈与税を課し得るから，その適用の余地はないが，これに対し財団形態のように出資持分の定めのない法人については，当該法人に対する財産の提供，贈与等の後もその財産の提供者，贈与税等又はその同族関係者がこれを取得したのと同様な状態にあるのにかかわらず，相続税又は贈与税を課さないこととなり，これらの者の相続税，贈与税の負担が不当に減少する結果となる場合もあり得るというべきである。

　そして，同族関係者らの相続税，贈与税の負担が不当に減少する結果となるか否かは，財産の提供，贈与等の時点において当該法人の定款若しくは寄附行為の定め，役員の構成，財産管理の状況等に照らして，財産の提供等のない場合に比し同族関係者らの相続税又は贈与税の負担が不当に軽減する結果となるといい得れば足りる。けだし仮にいかなる医療法人に対しても相続税又は贈与税を課し得ないとするならば，個人の開業医は，医療事業の実態はそのままにしながら法人格を取得することによって容易に相続税を逸脱することができ，租税負担の公平を著しく害することになるからである。また，もっぱら公益の事業を行う者がその公益を目的とする

事業の用に供する財産に限って非課税財産とする旨を定めているとすれば，医療法人の事業は，社会通念上も現実にも収益事業を含んでいるのであるから，その事業の用に供する財産が右規定の非課税財産に該当しないことは明らかというべきである。

6．最後に

原告は，医療法人となった後も，その経営の実態は理事長の個人開業医時代のそれと実質的に異なるところはなく，財産の提供者たる同人又はその同族関係者によって私的支配され，その財産の使用，収益は，事実上同人らによって享受され，その残余財産も最終的には同人らに帰属するおそれが十分にあるため，右同族関係者らの相続税または贈与税の負担が不当に減少する結果となるものと認めることができる。

【図表１】 相続税法66条４項の考え方

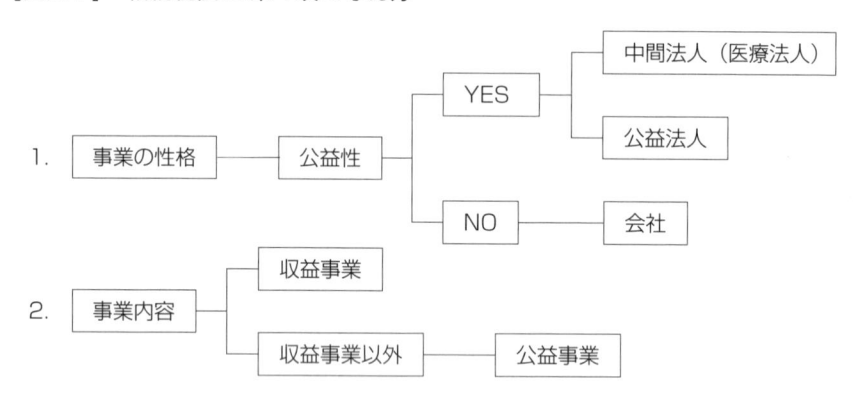

1. 事業の性格 → 公益性 → YES → 中間法人（医療法人）／公益法人
   　　　　　　　　　　　　 → NO → 会社
2. 事業内容 → 収益事業
   　　　　 → 収益事業以外 → 公益事業

【疑　問　点】

① 当該法人を私的に支配して，財産の使用，収益を享受あるいは，財産の最終的に帰属することとなる状況の立証は課税庁側にある

② 合理的理由とはこの場合，具体的にはどのような行為を指すのか

③ 同族関係者等の相続税又は贈与税の負担の回避を防止するためとは，上記①に限定的なことなのか，回避行為の態様が多種多様なので経済原則に従って合理的，客観的に行うべきとされているが，そうすると，やはりその判断は一義的には税務官庁の裁量にある程度委ねているのか

④ 「以下に該当すれば課税しない」の用語の意味
　　a　これに該当しない場合は必ず課税すると読むか
　　b　これは一例でありその行為に経済的合理性があれば課税しないのか

【結　　論】

　相続税法66条4項の立証は課税庁側にあるものと考えると相続税法66条4項が適用されないためには，社員及び役員の構成は同族関係者を排除し，かつ，残余財産が最終的に社員及び役員の同族関係者に帰属することになる蓋然性をなくすことや，社員及び役員の同族関係者の相続税又は贈与税の負担が不当に減少する結果とならないようにすべきことがポイントとなります。
　具体的には完全な非同族関係者により社員及び役員が構成され医療法人が明瞭かつ適正に運営されると相続税法66条4項には該当されないことと思料します。
① 　社員総会及び理事会を開催し，事業運営が適正に行われること
② 　理事長個人の未払金債務や租税債務を負担しない
③ 　理事長を含む役員の報酬がその労働量に照らして不当に高額にならない
④ 　理事長を含む役員の同族関係人の関連会社との取引については，理事会及び社員総会の承認を受けること
⑤ 　事業取引で一定の金額以上については，理事会の入札方法によっていること
　以上をクリアすることにより出資社員全員が出資持分の全額放棄又は，出資金額のみ返還し，剰余金は放棄した場合で，かつ解散した場合の残余財産の帰属先について国又は地方公共団体若しくは社団医療法人であって持分の定めのないもの等として定款に定めたときは，相続税法66条4項に該当しないと思われます。すなわち，誰の負担も不当に減少する結果とならず，かつ，その蓋然性もないことによって，別表五(一)の作成をすることにより出資持分あり医療法人から出資持分なし医療法人への組織変更が可能と思料します。

【参考】 相続税法66条４項の解釈　東京高裁判決　昭和49年10月17日
東京地裁昭和35年（行）第48号（原告控訴）
東京高裁昭和46年（行コ）第61号（確定）

> १．租税法律主義は，課税要件はできるだけ詳細かつ明確に法律または法律に定める条件により定められることが要請されるのであるが，税法の対象とする社会経済上の事象は千差万別であり，この態様も日々に生成，発展，変化している事情のもとでは，それらの一切を法律により一義的に規定しつくすことは困難であるから，税法において既定の法概念にとらわれず社会経済の実態に即応する用語を使用することも避けられない。
> 　もっとも，税法において，その用語の解釈適用にあたっては合理的かつ客観的にこれをしなければならず，類推適用など拡大解釈が許されないことはいうまでもない。
> 　法規の目的を的確に把握し，文言にとらわれることなく，その経済的，実質的意義を考慮し，かつ，立法技術をも勘案しながらその意図するところを合理的，客観的に解釈し，その法規が租税の種類，課税の根拠，要件を定めた規定として一般的に是認しうるものであれば，租税法律主義に反しないものというべきである。
> ２．医療法人はいわゆる営利法人ではなく，さりとていわゆる公益法人そのものでもなく，いわば両者の中間に位し，むしろ公益を行う目的とする事業を行う法人に該当する。

【参考】 相続税法66条４項の裁決－負担不当に減少の意義
TAINS（税理士情報ネットワークシステム）より

> 熊裁（諸）平20第15号
> 平成21年１月９日
>
> ［裁決の要旨］
> １　本件は，原処分庁が，請求人が出資持分の定めのある医療法人社団から出資持分の定めのない医療法人社団に定款変更を行い，従前の出資者の出資持分が消滅したことにより従前の出資者から経済的利益を受けたところ，請求人がその役員の親族らに特別の利益を供与したことから相続税等の負担が不

当に減少する結果となると認められるとして，相続税法66条第4項の規定に基づいて行った贈与税の決定処分等に対し，請求人が，その役員の親族らへの特別の利益の供与はなかったなどとして，同処分等の全部の取消しを求めた事案である。

2　出資者■■■■■を含む請求人の社員全員の意思により請求人は，出資持分の定めのある社団である医療法人から，公益法人等に該当する出資持分の定めのない社団である　医療法人になったのであり，この本件定款変更の認可により，本件出資持分は消滅し，一方，請求人は，■■■■及び■■■■に対する出資の払戻し義務を免れることとなった。このことは，相続税法第9条に規定する「対価を支払わないで，又は著しく低い価額の対価で利益を受けた場合」に該当するものと認められるから，本件定款変更の認可があった時に，公益法人等である請求人に対し，■■■■及び■■■■から「財産の贈与があった」ものと認めることができる。

3　相続税法66条第4項の趣旨からすれば，同項所定の贈与者の親族等の相続税又は贈与税の負担が不当に減少する結果となると認められるというためには，公益法人等に対して財産の贈与等があり，その時点において，その法人の社会的地位，寄附行為，定款等の定め，役員の構成，収入支出の経理及び財産管理の状況等からみて，財産の提供者ないしはその特別関係者が，当該法人の業務，財産の運用及び解散した場合の財産の帰属等を実質上私的に支配している事実があれば足り，その結果として現実にだれにどれだけの相続税等の負担の減少を来したかが確定的に明らかになる必要はないものと解すべきである。

4　認定事実によれば，本件預託金に係る本件金員は，平成15年3月7日に■■■口座及び■■■口座に振り込まれてから現在に至るまで，■■■及び■■■■が無利息で私的に運用・使用できる状態にあり，現に両名が私的に運用しているものと認められ，しかもその額は，平成14年3月31日における請求人の純資産価額の■■%に相当する多大な金額である。

5　旧相続税法66条通達の14の(2)は「贈与等を受けた法人が，贈与等をした者又はその親族に対して，次に掲げるいずれかの行為をし，又は行為をすると認められる場合」に該当するときには，相続税法66条第4項に規定する「負担が不当に減少する結果となると認められる場合」に該当する旨を定め，

そのイにおいて「当該法人の所有する財産をこれらの者に居住，担保その他の私事に利用させること」を，ロにおいて「当該法人の他の従業員に比し有利な条件で，これらの者に金銭の貸付けをすること」を例示しているが，公益法人等が，贈与者又はその親族に対して無利息で高額な金員を私的に運用，使用させる行為は，イ又はロに掲げる行為と同視すべき行為であり，同通達の(2)に該当するものということができる。したがって，請求人が，■■■■及び■■■■に高額の金員を私的に運用，使用させていると認められる本件は，「相続税又は贈与税の負担が不当に減少する結果となると認められる場合」に該当する。

裁決年月日　H21－01－09

コード番号　F0－3－267】

≪経緯≫

1　事　実

　(1)　事案の概要

　　　本件は，原処分庁が，審査請求人（以下「請求人」という。）が出資持分の定めのある医療法人社団から出資持分の定めのない医療法人社団に定款変更を行い，従前の出資者の出資持分が消滅したことにより従前の出資者から経済的利益を受けたところ，請求人がその役員の親族らに特別の利益を供与したことから相続税等の負担が不当に減少する結果となると認められるとして，相続税法第66条《人格のない社団又は財団等に対する課税》第4項の規定に基づいて行った贈与税の決定処分等に対し，請求人が，その役員の親族らへの特別の利益の供与はなかったなどとして，同処分等の全部の取消しを求めた事案である。

　(2)　基礎事実

　　　イ　請求人は，主たる事務所所在地を■■■■■■■■■■として，■■■■■■■■に設立された医療法人であり，昭和63年5月25日に■■■■■が理事長に就任し，現在に至っている。

　　　ロ　■■■■■■■■前における請求人の出資持分については，■■■■■19,600口（98％），■■■200口（1％）及び■■■200口（1％）であったが，同日，■■■■の相続（以下「本件相続」とい

う。）が開始し，同人の保有する請求人の出資持分を同人の配偶者■■
■■■が遺贈により取得したことから，請求人の出資持分について，■■
■■が19,800口（99％），■■■■が200口（１％）をそれぞれ保有
することとなった。

　なお，本件相続に係る相続人及びその主な親族は，別紙２のとおりで
ある。
ハ　請求人は，■■■■■■■■に■■■■■に対して請求人の本件定款
　変更に係る認可の申請を行い，■■■■■で認可された。
ニ　請求人は，■■■■■■■■に財務大臣に対して租税特別措置法（平
　成15年法律第８号による改正前のものをいう。以下「措置法」とい
　う。）第67条の２《特定の医療法人の法人税率の特例》第１項の規定に
　基づく承認申請をし，■■■■■で，財務大臣は当該申請に係る承認を
　した（以下，措置法第67条の２第１項の規定に基づく財務大臣の承認
　を受けた医療法人を「特定医療法人」という。）。

　なお，措置法第67条の２第１項の規定により受けた財務大臣の承認
は，措置法の平成15年法律第８号による改正後において，同号に係る
附則第104条第２項の規定により国税庁長官の承認とみなされる。
ホ　国税庁長官は，請求人が租税特別措置法施行令第39条の25《法人税
　率の特例の適用を受ける医療法人の要件等》第１項第３号に規定する要
　件を満たさなくなったとして，■■■■■■■■■で請求人に対する
　特定医療法人の承認を取り消した（平成15年３月31日以前においては，
　特定医療法人に係る承認及びその取消しに係る権限は財務大臣にあった
　が，措置法改正に伴い，平成15年４月１日以降は，国税庁長官が特定
　医療法人に係る承認及び承認取消し等を行うこととなった。）。

3　判　　　断
(1)　認定事実
　　請求人の提出資料，原処分関係資料及び当審判所の調査によれば，請求
　人の本件定款変更に関して，次の事実が認められる。
　(イ)　請求人の平成14年５月29日付臨時社員総会議事録には，別表１のと
　　おり請求人の社員が出席して臨時社員総会が開催され，社員■■■■よ

り，特定医療法人へ移行したいとの提案があり，全員異議なく承認し，これを可決した旨記載されている。

　同日現在における請求人の社員は，理事長である■■■■，理事である■■■■及び■■■■，監事である■■■■，■■■■，■■■■，■■■■，■■■■の総数8名である（以下，■■■■，■■■■及び■■■■の3名を併せて「■■■■■」という。）。

　なお，■■■■，■■■■及び■■■■■は，■■■■の子であり，■■■■は，■■■■の配偶者である。

㋺　■■■■及び■■■■は，■■■■■■■の代表社員である■■（以下「■■■■■■■■」という。）及び■■■■■■■■の弁護士である■■■■（以下「■■■■」という。）に，請求人の特定医療法人申請事務を委託するに当たり，平成14年6月11日付「請求人特定医療法人化に関する覚書」（以下「本件覚書」という。）を作成した。本件覚書には，要旨次のとおり記載されている。

A　■■■■，■■■■，■■■■■■■■及び■■■■は，現在請求人の出資が■■■■■により100％保有されているにもかかわらず，社員総会において多数を占めるに至らず，一方出資持分の払戻請求や相続に至れば多額の税負担など法人・出資者とも立ち行かなくなるであろう事態を踏まえ，ここに共存のため妥協的解決を図ることを意図して行うものであることを確認する。

B　上記Aの趣旨にかんがみ，次の解決を目途とする。

　⑷　請求人の全額出資により，■■■■及び■■■■をそれぞれ理事長とし，■■■■■及び■■■■が完全に支配し得る社員構成の下，新たに■■■■及び■■■■にそれぞれ医療法人を設立（以下，これらの新設医療法人を「本件各新設医療法人」という。）し，■■■■■及び■■■■において経営権を取得する。

　⑸　本件各新設医療法人に対する出資額は，平成14年3月31日現在の請求人に対する出資金の相続税評価額が請求人から■■■■及び■■■■へ贈与された場合の税引相当額を下限とする。

　⑹　請求人を特定医療法人化する。ただし，特定医療法人化に必要な請求人の本件定款変更の認可までに上記⑷の本件各新設医療法人の

　　　　設立に至らぬ場合は出資金を担保させる。
　　Ⓓ　■■■■■は、請求人の特定医療法人化に向けた出資持分なき社団とする定款変更に上記条件が満たされることと引換えに同意する。
(ハ)　当審判所が■■■■■■■■■■■■を調査した結果によれば、請求人の本件定款変更の認可について、次の事実が認められる。
　A　本件定款変更の認可については、医療法（平成18年法律第84号による改正前のものをいう。以下同じ。）第50条第1項の規定により、本件定款変更の認可通知書に記載された■■■■■■■■が効力発生日である。
　B　医療法施行規則（平成19年厚生労働省令第39号による改正前のものをいう。以下同じ。）第30条の36には、社団である医療法人で持分の定めのあるものは、定款を変更して、社団である医療法人で持分の定めのないものに移行することができる旨規定されており、本件定款変更の認可とは、出資持分の定めのある医療法人から出資持分の定めのない医療法人に組織変更が行われたものである。
　①　法令解釈
　　(イ)　相続税法第9条《贈与又は遺贈により取得したものとみなす場合－その他の利益の享受》は、対価を支払わないで利益を受けた場合は、贈与の意思の有無にかかわらず、当該利益に相当する金額を、当該利益を受けさせた者から、贈与により取得したものとみなす旨規定している。
　　　　この規定の趣旨は、私法上の贈与契約によって財産を取得したのではないが、贈与と同じような実質を有する場合に、贈与契約がなければ贈与税を課税することができないとするならば、課税の公平を失することになるので、この不合理を補うために、実質的に対価を支払わないで経済的利益を受けた場合においては、相続税法第8条《贈与又は遺贈により取得したものとみなす場合－債務免除等》等の他のいわゆるみなし贈与に係る規定とともに、贈与契約の有無にかかわらずその経済的利益を贈与により取得したものとみなし、この経済的利益を課税財産として贈与税を課税することとしたものであると解される。

(ロ)　相続税法第66条第４項は，法人税法第２条《定義》第６号に規定する公益法人等その他公益を目的とする事業を行う法人（以下「公益法人等」という。）に対し財産の贈与又は遺贈があった場合において，当該贈与又は遺贈により当該贈与又は遺贈をした者の親族その他これらの者と相続税法第64条《同族会社の行為又は計算の否認等》第１項に規定する特別の関係がある者の相続税又は贈与税の負担が不当に減少する結果となると認められるときには，同法第66条第１項の規定を準用して，当該法人を個人とみなして，贈与税又は相続税を課する旨規定している。

相続税法第66条第４項の対象となる公益法人等とは，法人税法第２条第６号に規定する公益法人等に加え，寄附行為，定款又は規則により公益を目的として行うことを明らかにして行う事業その他社会一般において公益事業とされている事業を行う法人をいうと解されており，具体的には，民法（平成16年法律第147号による改正前のもの。以下同じ。）第34条《公益法人の設立》に規定する社団又は財団，私立学校法に定める学校法人，社会福祉法に定める社会福祉法人などのほか，財団である医療法人及び定款に出資持分の定めのない社団である医療法人などが含まれると解される。

そして，法人が公益法人等に組織変更するに伴って財産の贈与又は遺贈があった場合も，相続税法第66条第４項に規定する公益法人等に対し財産の贈与又は遺贈があった場合に該当することとなるものと解される。

② 医療法人の定款変更による出資持分の消滅について

(イ)　医療法は，医療事業の経営主体に対して，法人格を取得するみちをひらき，これによって資金の調達の方途を講じて医療事業の経営の安定を図るとともに，医療法人が営利企業化することを防止して，社会的信用を確保するために種々の法的規制を加え，その一つとして，同法第54条は，剰余金の配当をしてはならないものとしているものの，医療法のこの規定は，医療法人が収益又は評価益を剰余金として社員に分配することを禁じることによっ

て，医療法人が営利企業化することを防止しようとしたものにすぎないのであって，出資をした社員が法人資産に対する分け前としての持分を有するものとし，当該社員が退社したときその他社員資格を喪失した場合にその持分の払戻しをするかどうか又は解散時に残余財産が生じた場合にこれを持分を有する社員に帰属するものとするかどうかについては，医療法は，専ら医療法人が定款等において自律的に定めるところに委ねているのであって，同法第56条の規定は，解散時の残余財産の帰属ないし処分についてこのことを明らかにしていると解されている。

(ロ) ところで，医療法第50条第1項において，定款又は寄附行為の変更は，都道府県知事の認可を受けなければその効力を生じない旨規定し，同条第2項において，都道府県知事は，前項の規定による認可の申請があった場合には，同法第45条に規定する事項及び定款又は寄附行為の手続が法令又は定款若しくは寄附行為に違反していないかどうかを審査した上で，その認可を決定する旨規定しているところである。

したがって，定款に，社員が退社したときに出資の払戻しをする旨，又は法人が解散した時に残余財産を社員に分配する旨の定めがある医療法人は，上記の手続により，このような定款を変更することができることとなる。

そして，このような定款の変更があった場合，出資者の出資額に応じその払戻しを受けることができる権利，又は解散時に残余財産の分配を受けることができる権利が消滅し，一方，法人は出資者に対する払戻しの義務や残余財産を分配する義務が消滅することとなる。

なお，このような定款の変更は，都道府県知事の認可を受けて初めて効力が生じるのであって，出資者が出資持分の放棄の意思表示をすることによって，当然に効力を生じるものではないが，出資者の権利を制限し，又は消滅させるような定款変更に当たっては，社員である出資者は社員総会の場において議決に参加し，このような定款の変更に賛成の意思を表明し，また，社員でない

出資者には事前に定款変更についての同意を求めるなどの手続がとられるのが通常であり，当該定款変更は，定款変更に賛成又は同意する旨の出資者の意思があって初めて行うことができるものであるということができ，このような定款変更が，出資者の意に反して行われることは通常は考えられず，仮にこのような定款変更に反対の出資者があった場合には，そのような出資者に対して一方的にその権利を奪うことはなく，定款変更の前に出資額に応じた払戻しがなされるなど一定の調整措置が講じられるものと考えられる。

(ハ) また，上記(ロ)のように，医療法人の出資者に対する払戻義務又は残余財産の分配の義務が消滅したことは，その医療法人が，定款変更の議決に賛成し，又は出資が消滅することに同意した出資者から，対価を支払わないで経済的利益を受けたこととなるものであり，このことは，相続税法第９条に規定する「対価を支払わないで，又は著しく低い価額の対価で利益を受けた場合」に該当することとなる。

③ 判　　断

なお，請求人は，本件出資持分の持分権者である■■■■及び■■■■は，請求人を特定医療法人化することが可能であると誤信し，錯誤に陥って出資持分払戻請求権の放棄をしたものであるから，両名の債権の放棄は，もともと錯誤により無効であったのであり，そうすると「相続税又は贈与税の負担が不当に減少する結果となる」ことはありえない旨主張する。

しかしながら，請求人は，■■■■及び■■■■の本件定款変更に係る社員総会における意思表示において錯誤があった旨を証する書類を提出しておらず，また，両名が本件定款変更に係る意思表示が無効であると主張している事実はなく，当審判所の調査においても請求人の主張を認めるに足る事実関係は認められない。

したがって，この点に関する請求人の主張には理由がない。

(2) 認定事実②

請求人の提出資料，原処分関係資料及び当審判所の調査によれば，次の

事実が認められる。
(イ) 請求人関係
　A　本件定款変更の認可後において，請求人の平成14年4月1日から平成15年3月31日までの事業年度（以下，請求人の各事業年度について，「平成15年3月期」のようにいう。）ないし平成19年3月期までの法人税申告書に添付された貸借対照表には，「固定資産」勘定のうち，「投資等」勘定又は「投資その他の資産」勘定には，「出資金■■■■■■」とそれぞれ記載されている。
　B　平成15年12月4日に■■■■及び■■■■が■■■■■に提出した本件相続に係る相続税の申告書に添付された請求人の「取引相場のない株式（出資）の評価明細書」と題する書面の第5表には，課税時期（■■■■■■■■）現在の純資産価額（相続税評価額）は，■■■■■■■と記載されている。
(ロ) 法令解釈
　相続税法第66条第4項は，公益法人等に対し財産の贈与があった場合において，当該贈与により当該贈与をした者の親族その他これらの者と同法第64条第1項に規定する特別の関係がある者（以下「贈与者の親族等」という。）の相続税又は贈与税の負担が不当に減少する結果となると認められるときには，同法第66条第1項の規定を準用して，当該法人を個人とみなして，贈与税又は相続税を課する旨規定しているところ，その趣旨は，公益法人等に財産の贈与があったときに，その財産の贈与者の親族等が当該贈与財産の使用，収益を事実上享受し，又は当該財産が最終的にこれらの者に帰属するような状況にある場合には，実質的には贈与者の親族等が当該財産を取得するのと同様の事情にあるにもかかわらず，これらの者には相続税又は贈与税が課されないことになり，その上，当該公益法人等も個人でないため，これに対しても課税が行われないとするならば，相続税又は贈与税の負担に著しく不公平な結果をもたらすことになるので，このような贈与者の親族等の相続税又は贈与税の回避を防止するため，上記のような場合には，当該公益法人等を個人とみなして，財産の贈与があった時に，当該法人に対し相続税又は贈与税を課することとしたものであるということができる。

このような相続税法第66条第4項の趣旨からすれば，同項所定の贈与者の親族等の相続税又は贈与税の負担が不当に減少する結果となると認められるというためには，公益法人等に対して財産の贈与等があり，その時点において，その法人の社会的地位，寄附行為，定款等の定め，役員の構成，収入支出の経理及び財産管理の状況等からみて，財産の提供者等ないしはその特別関係者が，当該法人の業務，財産の運用及び解散した場合の財産の帰属等を実質上私的に支配している事実があれば足り，その結果として現実にだれにどれだけの相続税等の負担の減少を来したかが確定的に明らかになる必要はないものと解すべきである。

　そして，昭和39年6月9日付直審（資）24「贈与税の非課税財産（公益を目的とする事業の用に供する財産に関する部分）及び公益法人に対して財産の贈与等があった場合の取扱いについて」通達（平成16年6月10日課資2－6ほかによる改正前のもの。以下「相続税法第66条通達」という。）の14《負担が不当に減少する結果となる場合》の(1)ないし(3)は，この「負担が不当に減少する結果となると認められる場合」に該当するか否かの判断基準について，①贈与を受けた法人の定款等や贈与契約書等において一定の者に対して，当該法人の財産を無償で使用させ，又は与えるなど特別の利益を与える旨記載がある場合，②贈与を受けた法人が，贈与等をした者又はその親族その他特殊の関係がある者に対して一定の行為をし，又は一定の行為をすると認められる場合，及び③贈与等を受けた法人について一定の事実が認められることの3つに分けて，具体的に示し，これらのうちいずれか一に該当する場合には，相続税又は贈与税の負担が不当に減少する結果となると認められる場合に該当するものとして取り扱う旨を定めている。

　この取扱いは，相続税法第66条第4項の趣旨にも合致し，また，客観的な基準を示すものであり，当審判所においても合理的なものであると認められる。

　なお，相続税法第66条通達の14の(1)ないし(3)に掲げられた事項は，「負担が不当に減少する結果となると認められる場合」についての例示であり，同通達に示された事項以外の事項であっても，相続税法第66条第4項が設けられた趣旨に照らして判断した結果，同通達の14の(1)

ないし(3)に掲げられた事項と同様と評価できる事実関係が認められれば，「負担が不当に減少する結果となると認められる場合」に該当するものとして，相続税法第66条第4項の規定を適用することが相当である。

(ハ) 本件における相続税又は贈与税の負担の不当減少と認められる事実の有無

A ■■■■は，上記イの(ハ)のE，同F及び同Hのとおり，平成16年7月15日に■■■■■■■■■■■■■及び■■■■■■■■■■■の土地並びに建物を■■■■名義で購入しており，その取得資金に当該金員が充てられている。

また，■■■■は，平成17年8月9日，■■■■取得土地の上に4階建ての建物を建設し，その建物の一部を同年9月から，■■■に月額241,500円で賃貸し，当該賃貸に係る所得を■■■■個人の所得として，平成17年分ないし平成19年分までの各年分の所得税の確定申告書に記載している。

■■■■取得土地は，平成20年5月26日現在，■■■■の個人名義のままとなっており，■■■■■■■■に設立されている■■■■■■■■■に所有権があるとは認められない。

一方，■■■■は，上記イの(ロ)のAいしE，同H及び同Iのとおり，平成15年3月から平成16年9月にかけて，出資金として■■■■口座に振り込まれた金員をおよそ110回にわたって合計115,612,882円を出金しており，その一部は，■■■■■■■■■■の土地購入費用，■■■■■■■■■の歯科医院に係る歯科医療用の医療機などの取得費用等に費消され，平成16年9月25日現在で，■■■■口座に振り込まれた金員の残高は，858円になっている。

また，■■■■の平成18年分の所得税の確定申告書によれば，■■■■は，■■■■■■■■■■■において個人で歯科医を開業しているものと認められるところ，その事業を行っている診療所の建物及びその敷地は自己の所有する物件ではないことから，■■■■口座から引き出された金員は，少なくとも■■■■の現在の診療所の土地及び建物の取得には当てられていないと認められる。

さらに，■■■■の平成18年分の所得性の確定申告書に添付され

た収支内訳書によれば，歯科診療所に係る資産は，別表2のとおりであり，出資金として振り込まれた金員のほとんどが歯科診療所に係る資産の取得には充てられていないことが認められる上，出資金として振り込まれた金員で取得したと認められる歯科医療用の医療機なども，■■■が個人として行う事業の用に供されているにすぎないものと認められる。

　そうすると，■■■■口座及び■■■■口座に振り込まれた本件金員については，「■■■確認書」及び「■■■■■■■■確認書」で確認されているように，■■■■及び■■■■が，本件各新設医療法人の設立準備費用及び設立後に帰属すべき財産を取得させるためのほか，本件各新設医療法人の設立の申請を円滑に遂行するため，個人診療所を開設し，個人での経営を行わせ，開業実績を積ませるための資金とし，本件各新設医療法人の設立時には，出資相当分の資産等総額を担保することとしているが，■■■■口座及び■■■■口座の預金通帳及びその届出印鑑は，■■■■及び■■■■がそれぞれ管理しており，各人がその判断で自由に引き出すことができる状態にあるものと認められ，その一部は上記イの(ロ)及び同(ハ)のとおり使用されており，■■■はいまだに設立登記されておらず，■■■■■■■■の出資金額は■■■■■■にすぎないことから，結局のところ，それは■■■■及び■■■■の個人事業ないしは個人的な支出に充てられ，又は私的に運用されているものと認めざるを得ない。

B　以上の事実によれば，本件金員は，平成15年3月7日に■■■■口座及び■■■■口座に振り込まれてから現在に至るまで，■■■■及び■■■■が無利息で私的に運用・使用できる状態にあり，現に，両名が私的に運用しているものと認められ，しかもその額は，平成14年3月期の請求人の貸借対照表に基づいて算出した平成14年3月31日における請求人の純資産価額の■■■％に相当する多大な金額である。

　相続税法第66条通達の14の(2)は「贈与等を受けた法人が，贈与等をした者又はその親族に対して，次に掲げるいずれかの行為をし，又は行為をすると認められる場合」に該当するときには，相続税法第

66条第4項に規定する「負担が不当に減少する結果となると認められる場合」に該当する旨を定め、そのイにおいて「当該法人の所有する財産をこれらの者に居住、担保その他の私事に利用させること」を、ロにおいて「当該法人の他の従業員に比し有利な条件で、これらの者に金銭の貸付けをすること」を例示しているが、公益法人等が、贈与者又はその親族に対して無利息で高額な金員を私的に運用、使用させる行為は、イ又はロに掲げる行為と同視すべき行為であり、同通達の(2)に該当するものということができる。

　したがって、請求人が、■■■■及び■■■■に高額の金員を私的に運用、使用させていると認められる本件は、「相続税又は贈与税の負担が不当に減少する結果となると認められる場合」に該当する。

㈡　請求人は、医療法人が他の医療法人に出資する形の医療法人設立は医療法上認可できないのであるならば、本件各新設医療法人の設立代表者である■■■■及び■■■■との間の出資金交付の合意が医療法上無効である旨、また、請求人と本件各新設医療法人設立代表者である■■■■及び■■■■は医療法人が他の医療法人に出資する形での設立が認可されるものと誤信して出資金交付の合意をしたが、当該合意は錯誤により無効であり、本件金員は無効な行為を原因として交付されたものであり、請求人は当該金員の返還請求権を有することから、「相続税又は贈与税の負担が不当に減少する結果となる」ことはありえない旨主張する。

　しかしながら、■■■確認書、■■■■■■■■■確認書及び■■■■回答書によれば、請求人が■■■■及び■■■■に対して、本件金員の返還を求めたり、両名に対して本件各新設各医療法人への出資の合意が錯誤により無効である旨を申し出たりしたことはないものと推認され、そのほか請求人提出資料及び当審判所の調査によっても、請求人が請求人の主張に沿う特段の行動をした事実は認められず、かえって今日に至るまで両名が本件金員を私的に運用、使用するに任せていたことは上記㈡のとおりである。

　したがって、これらの点に関する請求人の主張には理由がない。

【参考】

「贈与税の非課税財産（公益を目的とする事業の用に供する財産に関する部分）及び公益法人に対して財産の贈与等があった場合の取扱いについて」
（法令解釈通達）の一部改正のあらまし（情報）
資産課税課情報第14号　平成20年7月25日　国税庁資産課税課

（略）

> （相続税等の負担の不当減少についての判定）
> 14　法第66条第4項に規定する「相続税又は贈与税の負担が不当に減少する結果となると認められるとき」かどうかの判定は，原則として，贈与等を受けた法人が法施行令第33条第3項各号に掲げる要件を満たしているかどうかにより行うものとする。
> 　　ただし，当該法人の社員，役員等（法施行令第32条に規定する役員等をいう。以下同じ。）及び当該法人の職員のうちに，その財産を贈与した者若しくは当該法人の設立に当たり財産を提供した者又はこれらの者と親族その他法施行令第33条第3項第1号に規定する特殊の関係がある者が含まれていない事実があり，かつ，これらの者が，当該法人の財産の運用及び事業の運営に関して私的に支配している事実がなく，将来も私的に支配する可能性がないと認められる場合には，同号の要件を満たさないときであっても，同項第2号から第4号までの要件を満たしているときは，法第66条第4項に規定する「相続税又は贈与税の負担が不当に減少する結果となると認められるとき」に該当しないものとして取り扱う。

（説明）
　平成20年度税制改正後の法第66条第4項の規定では，持分の定めのない法人（持分の定めのある法人で持分を有する者がいないものを含む。以下同じ。）に対して財産の贈与又は遺贈があった場合（当該法人を設立するために財産の提供があった場合を含む。以下同じ。）において，その贈与又は遺贈によりその贈与又は遺贈をした者の親族その他これらの者と法第64条第1項に規定する特別の関係がある者の相続税又は贈与税の負担が不当に減少する結果となると認められるときには，その法人を個人とみなして，相続税又は贈与税を課す

ることとされている。

　この場合における「相続税又は贈与税の負担が不当に減少する結果となると認められるとき」の判定については，従来，本通達の改正前の通達14で，その具体的な判定基準を定めていたが，今般の公益法人制度改革に伴う税制改正の所要の措置により，法施行令第33条第3項において，その判定基準が明記された。

（略）

※　筆者注：具体的には，贈与等により財産を取得した持分の定めのない法人が相続税法施行令33条3項各号に掲げる要件を満たすときは，相続税又は贈与税の負担が不当に減少する結果となると認められないものとされた。

（その運営組織が適正であるかどうかの判定）

15　法施行令第33条第3項第1号に規定する「その運営組織が適正である」かどうかの判定は，財産の贈与等を受けた法人について，次に掲げる事実が認められるかどうかにより行うものとして取り扱う。

(1) 次に掲げる法人の態様に応じ，定款，寄附行為又は規則（これらに準ずるものを含む。以下同じ。）において，それぞれ次に掲げる事項が定められていること。

　イ　一般社団法人
　　(イ)　理事の定数は6人以上，監事の定数は2人以上であること。
　　(ロ)　理事会を設置すること。
　　(ハ)　理事会の決議は，次の(ホ)に該当する場合を除き，理事会において理事総数（理事現在数）の過半数の決議を必要とすること。
　　(ニ)　社員総会の決議は，法令に別段の定めがある場合を除き，総社員の議決権の過半数を有する社員が出席し，その出席した社員の議決権の過半数の決議を必要とすること。
　　(ホ)　次に掲げるC及びD以外の事項の決議は，社員総会の決議を必要とすること。
　　　　この場合において次のE，F及びG（事業の一部の譲渡を除く。）以外の事項については，あらかじめ理事会における理事総数（理事現在数）の3分の2以上の決議を必要とすること。

なお，贈与等に係る財産が贈与等をした者又はその者の親族が法人税法（昭和40年法律第34号）第2条第15号（（定義））に規定する役員（以下「会社役員」という。）となっている会社の株式又は出資である場合には，その株式又は出資に係る議決権の行使に当たっては，あらかじめ理事会において理事総数（理事現在数）の3分の2以上の承認を得ることを必要とすること。

　　A　収支予算（事業計画を含む。）
　　B　決算
　　C　重要な財産の処分及び譲受け
　　D　借入金（その事業年度内の収入をもって償還する短期の借入金を除く。）その他新たな義務の負担及び権利の放棄
　　E　定款の変更
　　F　解散
　　G　合併，事業の全部又は一部の譲渡

（注）　一般社団法人及び一般財団法人に関する法律（平成18年法律第48号）第15条第2項第2号（（設立時役員等の選任））に規定する会計監査人設置一般社団法人で，同法第127条（（会計監査人設置一般社団法人の特則））の規定により同法第126条第2項（（計算書類等の定時社員総会への提出等））の規定の適用がない場合にあっては，上記Bの決算について，社員総会の決議を要しないことに留意する。

(ヘ)　役員等には，その地位にあることのみに基づき給与等（所得税法（昭和40年法律第33号）第28条第1項（（給与所得））に規定する「給与等」をいう。以下同じ。）を支給しないこと。

(ト)　監事には，理事（その親族その他特殊の関係がある者を含む。）及びその法人の職員が含まれてはならないこと。また，監事は，相互に親族その他特殊の関係を有しないこと。

（注）
1　一般社団法人とは，次の(1)又は(2)の法人をいう。
　(1)　一般社団法人及び一般財団法人に関する法律第22条の規定により設立された一般社団法人
　(2)　一般社団法人及び一般財団法人に関する法律及び公益社団法人及び公益財団法人の認定等に関する法律の施行に伴う関係法律の整備等に関する法律（平成18年法律第50号）（以下「整備法」という。）第40条第

1項（（社団法人及び財団法人の存続））の規定により存続する一般社団法人で，同法第121条第1項（（認定に関する規定の準用））の規定において読み替えて準用する同法第106条第1項（（移行の登記））の移行の登記をした当該一般社団法人（同法第131条第1項（（認可の取消し））の規定により同法第45条（（通常の一般社団法人又は一般財団法人への移行））の認可を取り消されたものを除く。）

　2　上記(イ)から(ト)までに掲げるほか，法施行令第33条第3項第1号に定める親族その他特殊の関係にある者に関する規定及び同項第3号に定める残余財産の帰属に関する規定が定款に定められていなければならないことに留意する。

　3　社員総会における社員の議決権は各1個とし，社員総会において行使できる議決権の数，議決権を行使することができる事項，議決権の行使の条件その他の社員の議決権に関する事項（一般社団法人及び一般財団法人に関する法律第50条（（議決権の代理行使））から第52条（（電磁的方法による議決権の行使））までに規定する事項を除く。）について，定款の定めがある場合には，たとえ上記(イ)から(ト)までに掲げる事項の定めがあるときであっても上記15の(1)に該当しないものとして取り扱う。

ロ　一般財団法人

　(イ)　理事の定数は6人以上，監事の定数は2人以上，評議員の定数は6人以上であること。

　(ロ)　評議員の定数は，理事の定数と同数以上であること。

　(ハ)　評議員の選任は，例えば，評議員の選任のために設置された委員会の議決により選任されるなどその地位にあることが適当と認められる者が公正に選任されること。

　(ニ)　理事会の決議は，次の(ヘ)に該当する場合を除き，理事会において理事総数（理事現在数）の過半数の決議を必要とすること。

　(ホ)　評議員会の決議は，法令に別段の定めがある場合を除き，評議員会において評議員総数（評議員現在数）の過半数の決議を必要とすること。

　(ヘ)　次に掲げるC及びD以外の事項の決議は，評議員会の決議を必要とすること。
　　　この場合において次のE及びF（事業の一部の譲渡を除く。）以外の事項については，あらかじめ理事会における理事総数（理事現在数）の3分の2以上の決議を必要とすること。

なお，贈与等に係る財産が贈与等をした者又はその者の親族が会社役員となっている会社の株式又は出資である場合には，その株式又は出資に係る議決権の行使に当たっては，あらかじめ理事会において理事総数（理事現在数）の3分の2以上の承認を得ることを必要とすること。
　　A　収支予算（事業計画を含む。）
　　B　決算
　　C　重要な財産の処分及び譲受け
　　D　借入金（その事業年度内の収入をもって償還する短期の借入金を除く。）その他新たな義務の負担及び権利の放棄
　　E　定款の変更
　　F　合併，事業の全部又は一部の譲渡
　（注）　一般社団法人及び一般財団法人に関する法律第153条第1項第7号（（定款の記載又は記録事項））に規定する会計監査人設置一般財団法人で，同法第199条の規定において読み替えて準用する同法第127条の規定により同法第126条第2項の規定の適用がない場合にあっては，上記ロの(ヘ)のBの決算について，評議員会の決議を要しないことに留意する。
(ト)　役員等には，その地位にあることのみに基づき給与等を支給しないこと。
(チ)　監事には，理事（その親族その他特殊の関係がある者を含む。）及び評議員（その親族その他特殊の関係がある者を含む。）並びにその法人の職員が含まれてはならないこと。また，監事は，相互に親族その他特殊の関係を有しないこと。
（注）
　1　一般財団法人とは，次の(1)又は(2)の法人をいう。
　　(1)　一般社団法人及び一般財団法人に関する法律第163条（（一般財団法人の成立））の規定により設立された一般財団法人
　　(2)　整備法第40条第1項の規定により存続する一般財団法人で，同法第121条第1項の規定において読み替えて準用する同法第106条第1項の移行の登記をした当該一般財団法人（同法第131条第1項の規定により同法第45条の認可を取り消されたものを除く。）
　2　上記ロの(イ)から(チ)までに掲げるほか，法施行令第33条第3項第1号

に定める親族その他特殊の関係にある者に関する規定及び同項第3号に定める残余財産の帰属に関する規定が定款に定められていなければならないことに留意する。

ハ　学校法人，社会福祉法人，更生保護法人，宗教法人その他の持分の定めのない法人
　(イ)　その法人に社員総会又はこれに準ずる議決機関がある法人
　　Ａ　理事の定数は6人以上，監事の定数は2人以上であること。
　　Ｂ　理事及び監事の選任は，例えば，社員総会における社員の選挙により選出されるなどその地位にあることが適当と認められる者が公正に選任されること。
　　Ｃ　理事会の議事の決定は，次のＥに該当する場合を除き，原則として，理事会において理事総数（理事現在数）の過半数の議決を必要とすること。
　　Ｄ　社員総会の議事の決定は，法令に別段の定めがある場合を除き，社員総数の過半数が出席し，その出席社員の過半数の議決を必要とすること。
　　Ｅ　次に掲げる事項（次のＦにより評議員会などに委任されている事項を除く。）の決定は，社員総会の議決を必要とすること。
　　　　この場合において，次の(E)及び(F)以外の事項については，あらかじめ理事会における理事総数（理事現在数）の3分の2以上の議決を必要とすること。
　　　(A)　収支予算（事業計画を含む。）
　　　(B)　収支決算（事業報告を含む。）
　　　(C)　基本財産の処分
　　　(D)　借入金（その会計年度内の収入をもって償還する短期借入金を除く。）その他新たな義務の負担及び権利の放棄
　　　(E)　定款の変更
　　　(F)　解散及び合併
　　　(G)　当該法人の主たる目的とする事業以外の事業に関する重要な事項
　　Ｆ　社員総会のほかに事業の管理運営に関する事項を審議するた

め評議員会などの制度が設けられ，上記(E)及び(F)以外の事項の決定がこれらの機関に委任されている場合におけるこれらの機関の構成員の定数及び選任並びに議事の決定については次によること。

　(A)　構成員の定数は，理事の定数の２倍を超えていること。
　(B)　構成員の選任については，上記ハ(イ)のＢに準じて定められていること。
　(C)　議事の決定については，原則として，構成員総数の過半数の議決を必要とすること。

Ｇ　上記ハ(イ)のＣからＦまでの議事の表決を行う場合には，あらかじめ通知された事項について書面をもって意思を表示した者は，出席者とみなすことができるが，他の者を代理人として表決を委任することはできないこと。

Ｈ　役員等には，その地位にあることのみに基づき給与等を支給しないこと。

Ｉ　監事には，理事（その親族その他特殊の関係がある者を含む。）及び評議員（その親族その他特殊の関係がある者を含む。）並びにその法人の職員が含まれてはならないこと。また，監事は，相互に親族その他特殊の関係を有しないこと。

(ロ)　上記ハの(イ)以外の法人

Ａ　理事の定数は６人以上，監事の定数は２人以上であること。

Ｂ　事業の管理運営に関する事項を審議するため評議員会の制度が設けられており，評議員の定数は，理事の定数の２倍を超えていること。ただし，理事と評議員との兼任禁止規定が定められている場合には，評議員の定数は，理事の定数と同数以上であること。

Ｃ　理事，監事及び評議員の選任は，例えば，理事及び監事は評議員会の議決により，評議員は理事会の議決により選出されるなどその地位にあることが適当と認められる者が公正に選任されること。

Ｄ　理事会の議事の決定は，法令に別段の定めがある場合を除き，

次によること。
(A) 重要事項の決定
次のaからgまでに掲げる事項の決定は，理事会における理事総数（理事現在数）の3分の2以上の議決を必要とするとともに，原則として評議員会の同意を必要とすること。
なお，贈与等に係る財産が贈与等をした者又はその者の親族が会社役員となっている会社の株式又は出資である場合には，その株式又は出資に係る議決権の行使に当たっては，あらかじめ理事会において理事総数（理事現在数）の3分の2以上の承認を得ることを必要とすること。
a 収支予算（事業計画を含む。）
b 収支決算（事業報告を含む。）
c 基本財産の処分
d 借入金（その会計年度内の収入をもって償還する短期借入金を除く。）その他新たな義務の負担及び権利の放棄
e 寄附行為の変更
f 解散及び合併
g 当該法人の主たる目的とする事業以外の事業に関する重要な事項
(B) その他の事項の決定
上記ハ(ロ)Dの(A)に掲げる事項以外の事項の決定は，原則として，理事会において理事総数（理事現在数）の過半数の議決を必要とすること。
E 評議員会の議事の決定は，法令に別段の定めがある場合を除き，評議員会における評議員総数（評議員現在数）の過半数の議決を必要とすること。
F 上記ハ(ロ)のD及びEの議事の表決を行う場合には，あらかじめ通知された事項について書面をもって意思を表示した者は，出席者とみなすことができるが，他の者を代理人として表決を委任することはできないこと。
G 役員等には，その地位にあることのみに基づき給与等を支給

しないこと。
　　H　監事には，理事（その親族その他特殊の関係がある者を含む。）及び評議員（その親族その他特殊の関係がある者を含む。）並びにその法人の職員が含まれてはならないこと。また，監事は，相互に親族その他特殊の関係を有しないこと。
　　I　贈与等を受けた法人が，学生若しくは生徒（以下「学生等」という。）に対して学資の支給若しくは貸与をし，又は科学技術その他の学術に関する研究を行う者に対して助成金を支給する事業その他これらに類する事業を行うものである場合には，学資の支給若しくは貸与の対象となる者又は助成金の支給の対象となる者等を選考するため，理事会において選出される教育関係者又は学識経験者等により組織される選考委員会を設けること。

（注）
　1　上記ハの(イ)及び(ロ)に掲げるほか，法施行令第33条第3項第1号に定める親族その他特殊の関係にある者に関する規定及び同項第3号に定める残余財産の帰属に関する規定が定款，寄附行為又は規則に定められていなければならないことに留意する。
　2　上記ハの法人の定款，寄附行為又は規則が，標準的な定款，寄附行為又は規則（租税特別措置法（昭和32年法律第26号）第40条（（国等に対して財産を寄附した場合の譲渡所得等の非課税））の規定の適用に関し通達の定めによる標準的な定款，寄附行為又は規則をいう。）に従って定められている場合には，上記15の(1)に該当するものとして取り扱うことに留意する。

（注）
　1　特例社団法人又は特例財団法人（整備法第40条第1項の規定により存続する一般社団法人又は一般財団法人であって同法第106条第1項（同法第121条第1項において読み替えて準用する場合を含む。）の移行の登記をしていない法人又は同法第131条第1項の規定により同法第45条の認可を取り消された法人をいう。）については，法令に別段の定めがある場合を除き，上記ハに準じて取り扱うことに留意する。
　2　公益社団法人（整備法第40条第1項に規定する一般社団法人で同法第106条第1項による移行の登記をした法人を含む。）及び公益財団法人（同法第40条第1項に規定する一般財団法人で同法第106条第1項による移

行の登記をした法人を含む。）については，原則として，上記15の(1)に該当するものとして取り扱う。なお，この場合においては，次に掲げる事項が定款に定められていなければならないことに留意する。
  (1) 法施行令第33条第3項第1号に定める親族その他特殊の関係にある者に関する規定及び同項第3号に定める残余財産の帰属に関する規定
  (2) 贈与等に係る財産が贈与等をした者又はこれらの者の親族が会社役員となっている会社の株式又は出資である場合には，その株式又は出資に係る議決権の行使に当たっては，あらかじめ理事会において理事総数（理事現在数）の3分の2以上の承認を得ることを必要とすること。

(2) 贈与等を受けた法人の事業の運営及び役員等の選任等が，法令及び定款，寄附行為又は規則に基づき適正に行われていること。
  (注) 他の一の法人（当該他の一の法人と法人税法施行令（昭和40年政令第97号）第4条第2号（（同族関係者の範囲））に定める特殊の関係がある法人を含む。）又は団体の役員及び職員の数が当該法人のそれぞれの役員等のうちに占める割合が3分の1を超えている場合には，当該法人の役員等の選任は，適正に行われていないものとして取り扱う。

(3) 贈与等を受けた法人が行う事業が，原則として，その事業の内容に応じ，その事業を行う地域又は分野において社会的存在として認識される程度の規模を有していること。この場合において，例えば，次のイからヌまでに掲げる事業がその法人の主たる目的として営まれているときは，当該事業は，社会的存在として認識される程度の規模を有しているものとして取り扱う。
  イ 学校教育法第1条に規定する学校を設置運営する事業
  ロ 社会福祉法第2条第2項各号及び第3項各号に規定する事業
  ハ 更生保護事業法第2条第1項に規定する更生保護事業
  ニ 宗教の普及その他教化育成に寄与することとなる事業
  ホ 博物館法（昭和26年法律第285号）第2条第1項（（定義））に規定する博物館を設置運営する事業
    (注) 上記の博物館は，博物館法第10条（（登録））の規定による博物館としての登録を受けたものに限られているのであるから留意する。
  ヘ 図書館法（昭和25年法律第118号）第2条第1項（（定義））に規定する図書館を設置運営する事業

ト 30人以上の学生等に対して学資の支給若しくは貸与をし，又はこれらの者の修学を援助するため寄宿舎を設置運営する事業（学資の支給若しくは貸与の対象となる者又は寄宿舎の貸与の対象となる者が都道府県の範囲よりも狭い一定の地域内に住所を有する学生等若しくは当該一定の地域内に所在する学校の学生等に限定されているものを除く。）

チ 科学技術その他の学術に関する研究を行うための施設（以下「研究施設」という。）を設置運営する事業又は当該学術に関する研究を行う者（以下「研究者」という。）に対して助成金を支給する事業（助成金の支給の対象となる者が都道府県の範囲よりも狭い一定の地域内に住所を有する研究者又は当該一定の地域内に所在する研究施設の研究者に限定されているものを除く。）

リ 学校教育法第124条（（専修学校））に規定する専修学校又は同法第134条第1項（（各種学校））に規定する各種学校を設置運営する事業で，次に掲げる要件を満たすもの

　(イ) 同時に授業を受ける生徒定数は，原則として80人以上であること。

　(ロ) 法人税法施行規則（昭和40年大蔵省令第12号）第7条第1号及び第2号（（学校において行う技芸の教授のうち収益事業に該当しないものの範囲））に定める要件

ヌ 医療法（昭和23年法律第205号）第1条の2第2項に規定する医療提供施設を設置運営する事業を営む法人で，その事業が次の(イ)及び(ロ)の要件又は(ハ)の要件を満たすもの

　(イ) 医療法施行規則（昭和23年厚生省令第50号）第30条の35の2第1項第1号ホ及び第2号（（社会医療法人の認定要件））に定める要件（この場合において，同号イの判定に当たっては，介護保険法（平成9年法律第123号）の規定に基づく保険給付に係る収入金額を社会保険診療に係る収入に含めて差し支えないものとして取り扱う。）

　(ロ) その開設する医療提供施設のうち1以上のものが，その所在地の都道府県が定める医療法第30条の4第1項に規定する医療計画に

おいて同条第2項第2号に規定する医療連携体制に係る医療提供施設として記載及び公示されていること。
　(ハ)　その法人が租税特別措置法施行令第39条の25第1項第1号（（法人税率の特例の適用を受ける医療法人の要件等））に規定する厚生労働大臣が財務大臣と協議して定める基準を満たすもの

（説明）
（略）
　法第66条第4項の規定に基づく持分の定めのない法人に対する課税は，「相続税又は贈与税の負担が不当に減少する結果となると認められること」を要件としていることから，その要件の判定に当たっては，その贈与等があった時点の事実関係に基づき行うのはもちろんのこと，将来における可能性をも考慮して行う必要がある。そのため，法施行令第33条第3項第1号に掲げる「その運営組織が適正である」ことの判定に当たっても，持分の定めのない法人の事業の運営が将来にわたり適正に行われることが担保されているか否かにより判定することが必要となる。
　そこで，通達15では，「運営組織が適正である」ことについて，1一定の事項が定款等に定められていること，2事業運営及び役員等の選任等が定款等に基づき適正に行われていること，及び3事業が社会的存在として認識される程度の規模を有していることをその判定の柱として掲げ，具体的な取扱いを定めた。
　法人の運営組織が適正であるかどうかの第1の要件として，法人の事業運営の憲法というべき定款等に定めるべき事項として，役員その他の機関の構成，その選任の方法その他事業の運営の基礎となる重要な事項について，その取扱いを明らかにした。
　なお，通達15(1)の（注）2において，公益社団法人及び公益財団法人の認定等に関する法律（平成18年法律第49号）又は一般社団法人及び一般財団法人に関する法律及び公益社団法人及び公益財団法人の認定等に関する法律の施行に伴う関係法律の整備等に関する法律（平成18年法律第50号）（以下「公益認定法等」という。）に基づき公益認定を受けた公益社団法人及び公益財団法人については，公益認定法等に基づき行政庁の公益認定を受け，その監督の

下に置かれることなどを考慮し，公益認定法等に基づき行政庁の公益認定を受けた公益社団法人及び公益財団法人については，原則として，通達15の(1)に該当するものとして取り扱うことを明らかにした。

第2の要件として事業運営及び役員等の選任等が定款等に基づき適正に行われていることを示した。これは，法人の運営組織が適正であるためには，定款等に定めるべき事項が定められていたとしても，その事業運営及び役員等の選任等が現実に法令及び定款等に基づき適正に行われていることが必要であることから，判定要件の一つとした。

第3の要件として事業が社会的存在として認識される程度の規模を有していることを示した。これは，法人の事業が社会的存在として認識される程度の規模を有している場合には，広く地域社会に認識されており，その事業運営についても事業実態が伴うとともに，地域社会住民の関心が及ぶものであり，このような法人については，将来にわたってその運営が適正に行われるであろうということが担保できるとの見地から，判定要件の一つとしたものである。

【解説】
この負担が不当に減少する結果となる場合とは，ともすれば不確定概念と考えられますが，相続税法66条4項が租税回避を防止するための規定であり，財産の提供者，贈与者等又はその同族関係者の相続税又は贈与税の回避行為の態様は多種多様と考えられ，その判断は，当該法人と財産提供者等又は同族関係者との関係，当該法人の経理及び財産の運用，管理の実態等に照らし，合理的かつ客観的に行うべきと考えます。

2 おわりに

社団医療法人で出資持分の定めありから出資持分の定めなしへの移行、すなわち，旧医療法人（平成19年4月1日前）が出資額及び剰余金部分の全部（又は一部）を放棄することは何を目的とするのか，医療法人成りしてから経営努力を重ねて蓄積した剰余金は何の目的であったかを今一度熟考されることを勧めます。

次に，出資持分の定めのない医療法人への移行について，相続税法66条4項及び相続税法施行令33条3項（保証基準）がネックとなっています。厚生労働省は医療法人の非営利性の確保の観点から，どのようにして出資持分の定めのない医療法

人に移行させようか，常に考えていろいろの手立てを設けていますが，なかなか「笛吹けど踊らず」が実態であります。厚生労働省が積極的に推し進める出資持分の定めのない法人を活用することにより租税回避行為が考えられ，租税回避行為を阻止したい財務省とは温度差があるのではないかと考えられます。いずれにしても，出資持分の定めのない医療法人への移行の前に「個人とみなして贈与税を課する」ということになります。

　贈与税は日本の税で一番高額となっています。この贈与税額を支払うことが可能であるのであれば，出資持分である財産権の出資払戻請求額は，まず，個人の相続税相当部分は金銭で相続人等に支払い，残額は未払（分割払）とする方法も考えられます。

　その他，本書に「対策」を解説していますが，今一度出資持分あり社団医療法人から出資持分なし社団医療法人（認定医療法人を経由しての新医療法人は同義語）への移行については熟考することをお勧めします。

【参考文献】

『医療法人の税務実務』(税務経理協会) 安部勝一著
『医療会計・税務の指南書(改訂版)』(税務経理協会) 安部勝一著
「医療法人制度解説と医療法人に特有の税務」(MJS講演テキスト) 安部勝一著
「持分なし医療法人への移行促進策のご案内」厚生労働省
　　http://www.mhlw.go.jp/topics/bukyoku/isei/igyou/dl/ikousokushin.pdf
「出資持分のない医療法人への円滑な移行マニュアル」厚生労働省
　　http://www.mhlw.go.jp/topics/bukyoku/isei/igyou/igyoukeiei/dl/houkokusho_shusshi_07.pdf
「持分の定めのない医療法人への移行に係る質疑応答集(Q&A)」厚生労働省
　　http://www.mhlw.go.jp/file/06-Seisakujouhou-10800000-Iseikyoku/0000035432.pdf
「租税特別措置法等(相続税・贈与税関係)の改正」(P.616〜631) 財務省
　　http://www.mof.go.jp/tax_policy/tax_reform/outline/fy2014/explanation/pdf/p0615_0647.pdf
「融資制度:経営安定化資金」福祉医療機構
　　http://hp.wam.go.jp/guide/iryokashitsuke/tabid/163/Default.aspx
『医療六法』(平成26年度版) 中央法規出版
『税務六法通達編』(平成26年版) ぎょうせい
TAINZ (税理士情報ネットワーク)

索　引

【あ行】

相対取引 …………………………………… 188
後戻りが可能 ………………………………… 77
後戻り禁止規定 ……………………………… 21
移行完了 …………………………………… 107
移行期間 …………………………………… 148
移行期限 ……………………………… 106, 147
移行計画 …………………………………… 147
移行計画期間内 ……………………………… 29
移行計画認定スキーム ……………………… 29
移行計画の認定 …………………………… 104
移行計画の変更認定 ……………………… 105
一蓮托生 …………………………………… 181
医療法46条の2 ……………………………… 39
医療法48条の3 ……………………………… 69
医療法50条 …………………………………… 12
医療法54条 …………………………………… 22
医療法55条 …………………………………… 39
医療法人の合併 ……………………… 246, 251
医療法人の組み合わせ ……………………… 32
医療法人への移行促進策 ………………… 143
医療法人への支援 ………………………… 102
医療法施行規則30条の36 …………………… 13
医療法施行規則30条の39 …………………… 40
営業権 ……………………………………… 26
営利法人 …………………………………… 101
M&A ………………………………………… 189
延納 ………………………………………… 95
親法人 ……………………………………… 22

【か行】

会計処理 …………………………………… 178
解散 ………………………………………… 25
解散事由 …………………………………… 36
開設者 ……………………………………… 70
確定的に他の者に移転 ……………………… 77
課税実務 …………………………………… 166
合併 ………………………………………… 157
合併の手続 …………………………… 247, 251
基金 ………………………………………… 139
基金拠出型医療法人 …… 30, 32, 36, 139, 148,
　　　　　　　　　　　155, 162, 163, 170, 176, 177, 180
基金拠出型医療法人へ移行 ………… 124, 144
基金拠出型制度 …………………………… 188
基金として拠出 …………………………… 156
基金の特性 ………………………………… 140
議決権 ………………………………… 68, 70
議事録記載事項 …………………………… 68
寄附金 ………………………………… 180, 183
寄附行為 …………………………………… 33
行政権 ……………………………………… 72
業務 ………………………………………… 70
経過措置医療法人 …… 28, 29, 30, 36, 166, 167
経済的利益 ……………………… 102, 147, 163, 166
検討 ………………………………………… 190
合意のない贈与 …………………………… 93
子法人化 …………………………………… 12

【さ行】

債権 ………………………………………… 14
財産権 ……………………… 13, 14, 34, 35, 65, 181
財産権評価 ………………………………… 16
財産的価値 ………………………………… 1
財産の返還 …………………………… 22, 194
裁判権 ……………………………………… 72

293

裁量権 …………………………… 17, 23	出資額限度法人
3年加算 ………………………… 160, 166	………… 23, 29, 30, 36, 68, 76, 166, 167, 185
残余財産 ……………………… 1, 27, 33	出資額限度法人の出資の評価 ………… 77
残余財産の分配 ……………… 7, 22, 194	出資額に応じた払戻し ……………… 147
残余財産分配請求権 ………… 18, 183	出資金 ………………………………… 23
事業承継税制 ………………………… 21	出資金放棄 …………………………… 18
時効 …………………………………… 16	出資者 ………………… 1, 14, 63, 189
自己株式の取得 …………………… 183	出資社員 ……………………………… 14
事前準備 ……………………………… 103	出資社員が死亡 ……………………… 27
自然人 …………………………… 16, 36	出資者が社員でない場合 ……………… 9
実施状況報告 ………………… 106, 107	出資者である社員 ……………………… 9
私的支配 ……………………………… 256	出資者名簿 ………………………… 189
支配権 ………………………………… 14	出資払戻額 ………………………… 187
死亡退社 ………………………… 11, 36	出資払戻請求権 ……………… 14, 183, 187
資本金等の額 ……………………… 184	出資払戻請求権の行使 ……………… 17
資本剰余金 …………………………… 13	出資持分 ………………… 1, 9, 14, 65
資本の移動 …………………………… 73	出資持分あり ………………………… 13
資本の論理 …………………………… 71	出資持分なし …………………… 13, 95
社員 ………………… 14, 16, 17, 63, 78, 189	出資持分の価額 ……………………… 11
社員権 ……………………………… 181	出資持分の定めのありから出資持分の
社員資格を喪失 ……………………… 66	定めなしへの移行 ……………… 288
社員総会 ………………… 13, 17, 189, 197	出資持分の消滅 ……………… 8, 268
社員総会の決議 ……………………… 67	出資持分の処分 …………………… 106
社員総会の承認 ……………………… 35	出資持分の相続 ……………… 22, 193
社員の退社 …………………………… 63	出資持分の払戻し …………………… 36
社員の入社 …………………………… 63	出資持分の評価 ……………… 2, 23, 185
社員名簿 ……………………………… 66	出資持分払戻請求 …………………… 6, 25
シャウプ勧告 ……………………… 253	出資持分放棄 …………………………… 6, 9
社会医療法人 ………………… 30, 103	出資持分放棄の義務 …………………… 2
社団医療法人の定款例 …………… 126	出資持分を有する …………………… 23
収益業務 ……………………………… 32	取得財産 …………………………… 170
従来どおり …………………………… 103	純資産 ……………………………… 190
受贈益 …………………………… 147, 192	招集権者 ……………………………… 67
受贈者 ………………… 151, 153, 160, 162, 164	譲渡 ………………… 1, 7, 18, 26, 35
出資 …………………………………… 64	譲渡所得 …………………………… 184

承認を得ずになされた ……………… 19	
消滅 ………………………………… 16	
剰余金の配当禁止 ……… 21, 22, 24, 34, 75	
所得税法25条 ……………………… 40	
所得税法59条 ……………………… 61	
除名 ………………………………… 16	
新医療法人 ……………… 28, 93, 95, 101	
申告手続 ………………… 152, 165, 176	
生存退社 …………………………… 36	
施行の日 …………………………… 147	
設立認可基準 ……………………… 24	
相続 ……………………………… 16, 35	
相続開始前3年以内贈与加算 ……… 151	
相続時清算課税制度 ………… 152, 161	
相続税納税猶予 …………………… 28	
相続税の申告期限 ………………… 174	
相続税の税額控除 …………… 174, 176	
相続税の納税猶予 ………………… 122	
相続税の納税猶予及び免除 …… 169, 171	
相続税法22条 ……………………… 42	
相続税法66条 ……………………… 42	
相続税法66条4項 …… 46, 260, 253, 256, 262	
相続税法9条 …………………… 16, 36, 42	
相続税法施行令32条 …………… 43, 44	
贈与 ……………………………… 16, 35	
贈与者 …………………… 147, 149, 160	
贈与税 ……………………………… 166	
贈与税納税猶予 …………………… 29	
贈与税の課税関係 ………………… 29	
贈与税の納税猶予 ………………… 122	
贈与税の納税猶予及び免除 ……… 152	
組織変更 ………… 11, 13, 19, 21, 93, 94, 179	
組織変更3方法 …………………… 178	
租税回避行為 ……………………… 289	
租税特別措置法40条 ……………… 61	

【た行】

第三者間での取引 ………………… 188
退社 ………………… 16, 18, 184, 185
退職金 ……………………………… 95
脱退 …………………………… 35, 184
他の出資者の持分が増加 ………… 102
担保 ……………………… 147, 150, 171
知事の認可 ………………………… 93
中間法人 …………………………… 101
定款 ………………………………… 33
定款変更 ……………………… 24, 35, 269
定款変更の認可 …………………… 105
停止条件付債務 …………………… 9
東京弁護士会 ……………………… 64
同族会社の行為又は計算の否認規定 ……… 191
同族関係者 ………………………… 260
同族要件 …………………………… 145
当分の間 ………………… 28, 33, 34, 183
特定医療法人 ……………… 30, 103, 197
特定医療法人の定款例 …………… 209
特定医療法人への移行 …………… 199
取り消す …………………………… 99
取下げ可 …………………………… 149
入社 ………………………………… 18
任意 ………………………………… 103
認可 ……………… 13, 70, 73, 105, 106, 197
認可主義 …………………………… 94
認可申請 …………………………… 7
認定医療法人 ………… 28, 30, 101, 147, 171
認定医療法人を経由しない医療法人 …… 155
認定制度 ……………………… 28, 102, 103
認定制度の流れ …………………… 108
認定通知書 …………………… 104, 177
認定取消 …………………………… 105

295

認定の日	147
納税が免除	94, 102
納税猶予	147, 149
納税猶予制度及び税額免除制度	101
納税猶予等の手続き	122
納税猶予特例制度	94
納税猶予の活用	190
納税猶予分の贈与税額	147
納税猶予割合	158
納付	156
納付義務の承継	159
納付税額	149
配当期待	189
払戻し	185, 191
払戻裁量権	22
払戻請求権の算定	25
払戻しを受けて退社	78
非営利性	288
非営利の法人	75
ビックリ贈与	16, 93, 94
福岡県弁護士会	65
附帯業務	197
負担が不当に減少する結果	184, 255
負担不当に減少の意義	253
分割が確定	93
分割要件	173
別表二	73
別表五(一)	155
変更の手続	70
放棄	23
放棄相当相続税額	175
放棄申出書	177
法人化	20
没収	34

【ま行】	
みなし譲渡所得課税	191
みなし贈与	16, 29, 185, 192
みなし配当	95, 184
みなす譲渡	180
無償消却	14
無償譲渡	152
免除	154
持分権	35
持分なし医療法人	27, 103
持分なし医療法人への移行	108
持分の定めのない法人	24
持分の定めのない法人に対する 贈与税の取扱い	46
持分の放棄	29, 155
モデル定款旧第9条	23
【や行】	
役員等	145
有価証券	14
融資制度	142
有償譲渡	152
猶予税額が免除	102
猶予税額免除の手続き	123
【ら行】	
利益の贈与	187
理事会	197
利子税	148, 159
理事長退職金	181
理事長の死亡	22
立証	260
立法権	72

【著者紹介】

安部　勝一（あんべ　かついち）

　新潟県出身（昭和19年生まれ）。税理士。
　安部経営会計事務所所長，（有）東京経営研究所所長，病・医院経営指導所所長。
　M・J・S税経システム研究所客員研究員（医療部会）。

【主要著書等】

『Q&A定期借地権活用マニュアル』（ぎょうせい・TH会共著）

『役員と会社の税務』（大蔵財務協会・TH会共著）

『資産の譲渡と相続税をめぐる時価』（ろっぽう新社・TH会共著）

『税務疎明辞典〈法人税編〉』（ぎょうせい・TH会共著）

『税務疎明辞典〈資産税編〉』（ぎょうせい・TH会共著）

『税務疎明辞典〈クロスセクション編〉』（ぎょうせい・TH会共著）

『資産税判例研究100選CD-ROM』（ろっぽう新社ＴＨ会共著）

『最新・租税基本判例80』（日本税務研究センター共著）

『医療法人への出資持分払戻請求事件から課税関係を考察する』（日本税務研究センター）

『医療法人の理事等の報酬』（ぎょうせい）

『Q&A改正される医療法人制度』（大蔵財務協会）

『重要税務相談シリーズ　医療機関の税務編』（大蔵財務協会・M・J・S税経システム研究会医療研究部会編著）

『業種別　税務・会計実務マニュアル〈医療〉』（新日本法規）

『医療法人の税務実務』（税務経理協会）

『高裁判決に惑わされるな　医療法人の出資と評価ここが間違う，DVD』（レガシイ）

『対応が迫られる医療法人の出資持分あり・なしの選択，DVD』（レガシイ）

『第５次医療法改正に完全対応「医療法人制度の見落とせないポイント」DVD』（アックスコンサルティング）

『さすが医療専門と言われる会計事務所の気の利いた一言　24ヶ月分DVD』（レガシイ）

『MS法人の税務の難問解決　〜裁決例から是認を導く〜，DVD』（レガシイ）

『医療機関エキスパート税理士を目指すための開業医・医療法人税務調査対策の指南書』（税務経理協会）

『医療機関エキスパート税理士を目指すための医療会計・税務の指南書（改訂版）』（税務経理協会）

著者との契約により検印省略

平成27年7月30日　初版第1刷発行	「出資持分なし」医療法人への 移行に関する指南書 組織変更と相続税・贈与税の 納税猶予等

著　者　安　部　勝　一
発行者　大　坪　嘉　春
印刷所　税経印刷株式会社
製本所　株式会社　三森製本所

発行所　〒161-0033　東京都新宿区下落合2丁目5番13号　株式会社　税務経理協会
振　替　00190-2-187408　　電話　(03)3953-3301（編集部）
Ｆ Ａ Ｘ　(03)3565-3391　　　　　(03)3953-3325（営業部）
URL　http://www.zeikei.co.jp/
乱丁・落丁の場合は，お取替えいたします。

Ⓒ　安部勝一　2015　　　　　　　　　　　　　Printed in Japan

本書の無断複写は著作権法上での例外を除き禁じられています。複写される場合は，そのつど事前に，(社)出版者著作権管理機構（電話 03-3513-6969，FAX 03-3513-6979，e-mail：info@jcopy.or.jp）の許諾を得てください。

JCOPY　＜(社)出版者著作権管理機構　委託出版物＞

ISBN978-4-419-06267-5　C3032